国家重点研发计划项目"南海长棘海星灾害暴发机理、监测预警与
防控技术研究"（2022YFC3106300）资助出版

南海有毒有害与危险海洋生物

NANHAI YOUDU YOUHAI YU
WEIXIAN HAIYANG SHENGWU

林龙山　李　海　张　静　李袁源　李　渊　等　著

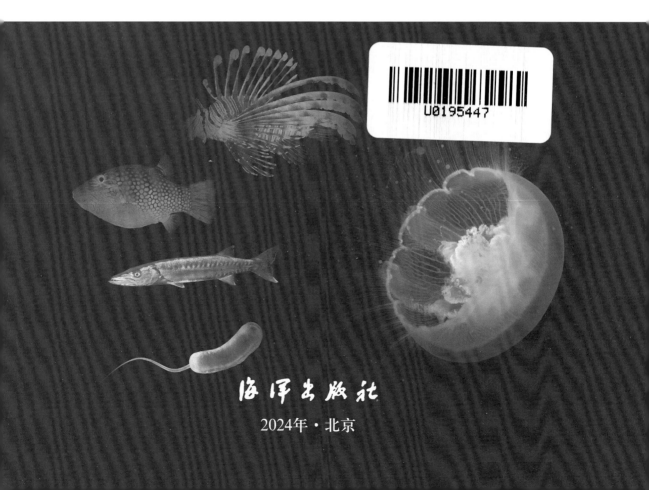

海洋出版社

2024年·北京

内容提要

　　本书对南海有毒有害与危险海洋生物作了概述，重点针对328种有害微生物、有毒藻类、有毒海洋无脊椎动物、有毒海洋脊索动物和危险海洋生物的物种组成、形态图片、形态特征与分布、危害类型、危险等级、毒器、伤害症状、预防及处置等进行了阐述。

　　本书可供从事南海海洋渔业、海洋生物、海洋生态、海洋环境研究的工作者和有关涉海活动人员以及大专院校师生参阅。

图书在版编目（CIP）数据

南海有毒有害与危险海洋生物/林龙山等著.
北京：海洋出版社，2024.11. -- ISBN 978-7-5210
-1416-7

Ⅰ.R846

中国国家版本馆 CIP 数据核字第 2024NJ8115 号

责任编辑：程净净
责任印制：安　淼

海洋出版社　出版发行

http://www.oceanpress.com.cn
北京市海淀区大慧寺路 8 号　邮编：100081
北京博海升彩色印刷有限公司印刷　　新华书店发行所经销
2024 年 11 月第 1 版　2024 年 11 月北京第 1 次印刷
开本：787mm×1092mm　1/16　印张：20.25
字数：500 千字　定价：298.00 元
发行部：010-62100090　总编室：010-62100034
海洋版图书印、装错误可随时退换

《南海有毒有害与危险海洋生物》
编写人员名单

主编：林龙山　李　海　张　静　李袁源　李　渊

编者：林龙山　李　海　张　静　李袁源　李　渊　牛文涛

　　　王　伟　宋普庆　刘世刚　妙　星　张　然　王　芮

　　　孙　军　曾晓起　邓宗靖　王兴宙　李金钟　方　妍

前　言

海洋生物是一个非常庞大的类群，它们分布于全球海洋的各个海区，包括近岸滨海区、近海区和远洋区，以及海洋上层、中层和底层等各水层，除了海洋透光带外，深海无光带区域亦有不同生物类群的生存活动，而且它们之间通过食物链互相关联或彼此制约。在漫长的进化过程中，海洋生物逐渐演变成复杂多样的各种类群，有毒有害与危险海洋生物便是其中一支重要而且特殊的类群，它们具有特殊功能的生物活性物质或毒素、信息系统和攻击自卫行为，其中不乏对其他生物甚至人类造成伤害的能力，严重者或导致死亡，因而直接或间接地威胁着从事海洋活动包括捕捞养殖、观光旅游、潜水、科学考察、生物保护以及其他涉海人员的生命健康和安全。

据估计，海洋生物中有毒有害者大约有数千种，涵盖海藻、海绵、腔肠、软体、棘皮、环节、节肢、爬行和鱼类等不同门类。在中国已知的海洋生物中，据粗略统计，约有1000 余种有毒有害与危险海洋生物分布在不同海域。南海海域的生物种类多样、形态各异，是世界上生物多样性最高的海区之一，同时也是中国有毒有害与危险海洋生物分布最为集中、活动最为频繁的地区之一，南海周边国家每年都有人员被有毒有害与危险海洋生物蜇伤、刺伤、咬伤或者因误食有毒海洋生物而中毒的报道。南海海域沿岸居民、渔民和潜水爱好者等普通民众，都有遭遇有毒有害与危险海洋生物，受其伤害的风险。

然而，南海海域尚缺乏关于有毒有害和危险海洋生物的生物学和生态学基础资料，对分布在南海海域有毒有害和危险海洋生物的种类识别方法、分布规律及其季节性变化趋势、规避、预防和处置危害的手段等，亦缺乏系统性的实地调查数据和资料的归纳总结，严重制约了普通民众对南海有毒有害和危险海洋生物的有效防护。因此，编撰有毒有害与危险海洋生物危害识别、预防和处置相关著作，对于防止南海海域沿岸居民、渔民和潜水爱好者等普通民众被有毒有害和危险海洋生物伤害具有显著的应用效果和重要的实际意义。

为此，通过梳理国内外研究文献和以往有关南海调查和研究的历史资料，结合作者团队历次现场调查和调研素材，编撰了《南海有毒有害与危险海洋生物》一书，该书系统性地介绍了有毒有害与危险海洋生物的概况，分别概述了有害微生物、有毒藻类、有毒海绵类、有毒腔肠类、有毒环节类、有毒贝类、有毒海兔类、有毒头足类、有毒蟹类、有毒棘皮动物类、刺毒鱼类、皮肤黏液毒鱼类、鲀毒鱼类、珊瑚礁毒鱼类、血清毒鱼类、鲭毒鱼类和蛇鲭毒鱼类、有毒海蛇类和危险海洋生物等，重点针对各类生物的中文名、学名、形态特征、分布、生态习性、危害类型、危险等级、毒素、伤害症状、预防及处置等进行介绍。

本书海洋生物伤害类别分为有毒有害和危险两大类，其中，有毒有害海洋生物包括感染毒害、刺细胞毒害、接触性毒害、棘刺毒害和误食中毒五种类型，危险海洋生物包括刺伤或咬伤两种类型；生物伤害的危险等级分为 A、B、C 三大级别，其中，A 级为可能死亡或产生严重后遗症，需直接送医院，当场可能需要正确地迅速简易处理；B 级为可能会重伤或威胁到生命安全，或受伤部分无法自行处理，需要送医院治疗，当场可能需要正确地迅速简易处理；C 级为轻伤或身体不适，正确地迅速处理即可，但症状严重时仍需送医院治疗。

本书的出版得到了国家重点研发计划项目"南海长棘海星灾害暴发机理、监测预警与防控技术研究"（2022YFC3106300）资助。除了封面标注的本书编撰人员外，参与本书部分章节撰写的人员还有中国海洋大学的曾晓起、邓宗靖，天津科技大学的孙军、王兴宙，以及自然资源部第三海洋研究所的牛文涛、王伟、宋普庆、刘世刚、王芮、妙星、张然等。此外，本书编撰过程中，得到了中国水产科学研究院东海水产研究所郑元甲研究员、厦门大学苏永全教授、福建省水产研究所戴天元研究员、自然资源部第三海洋研究所唐森铭研究员和李荣冠研究员的审阅和指导，集美大学本科实习生张才先、雍李明、高安东对资料录入亦有贡献。在此一并表示衷心的感谢。

笔者期望，本书的出版，能够增进读者对有毒有害与危险海洋生物多样性的了解，并做好相应的防护措施。同时寄望有关部门在开展南海活动时能提醒相关人员注意此类生物，防患于未然。

由于编者水平所限，书中错误和不足之处在所难免，恳请读者批评指正！

林长山

2024 年 10 月

目　录

第一章 有毒有害与危险海洋生物概述

第一节　有毒有害与危险海洋生物定义

根据国内外文献资料综合解译，有毒有害海洋生物的伤害类别可分为感染、刺细胞毒害、接触性毒害、棘刺毒害和误食中毒五种类型。各类毒害生物主要种类、毒害类型和毒害症状如下。

感染是指海洋中病原微生物，包括海洋细菌、海洋真菌和病毒等侵入人体所引起的局部组织和全身性炎症反应。其中，海洋细菌中的革兰氏阴性菌是目前海洋细菌中致害研究的主要内容。一般而言，该类微生物主要通过污染水源或食物经口传染，如被弧菌属的霍乱弧菌感染后，会产生可导致剧烈反应的致泻毒素（肠毒素），并作用于肠壁促使肠黏膜细胞极度分泌从而使水和盐过量排出，导致严重脱水虚脱，进而引起代谢性酸中毒和急性肾功能衰竭。

刺细胞毒害包含水母、海葵和珊瑚等，这些生物都具有刺细胞，位于表皮层，当它们受刺激时，就会发射出刺丝和毒液，穿透人的皮肤。该类生物具有的刺细胞是一种特殊的毒器官，所含毒素大多为蛋白毒素。被毒性较强的刺细胞生物刺伤，可能引起红肿、痒、水肿、腹痛、发热、肌肉坏死、呼吸困难、意识不清、麻痹，甚至死亡。虽然刺细胞具有毒性，但不同种类的珊瑚或水母毒性差异非常大，例如，大部分石珊瑚、软珊瑚和柳珊瑚等的刺细胞毒性非常微弱，大多对人无害；但是，属于水螅纲的多孔螅及水螅虫、水母纲及立方水母纲的物种就有较强的毒性，尤其是立方水母的毒性强烈，被刺伤时可能有致命危险。

接触性毒害常因接触生物的有毒黏液，或被刚毛刺伤而受害，代表生物有海参、海绵、刚毛虫、海兔等。尤其是海参，虽然不是每种海参都有毒，但在海边常看到的黑色类似黄瓜的荡皮参，其泄殖腔相接的细管状居维尔氏小管内含有海参毒素（有溶血作用），它的体表黏液也有毒，这些毒素成分为皂素，对热稳定不易分解，接触部位会痛、发红、肿胀。海绵也是常见的海洋生物，常附着在近海水域桩柱等人工基底、船坞等垂直坚硬的基体上。海绵体内具有多种毒素，主要为细胞毒素和溶血毒素，少数为阻滞神经肌肉传导的毒素。接触到活的或死的海绵，都可能造成发炎，其骨针也会伤害人的皮肤、眼睛，若吸入干燥的海绵粉屑，会造成严重的呼吸道过敏。

棘刺毒害是指如芋螺的齿舌，以及长棘海星、有些鱼类（如虹、狮子鱼、鳗鲇、臭肚鱼）及海蛇等在毒牙或鱼鳍或尾柄部位棘刺含有毒腺，可分泌蛋白毒素、河豚毒素等。当齿舌或棘刺刺到皮肤，黏液进入人体，会引起伤口肿痛，严重者则导致呼吸困难、痉挛、甚至死亡。

误食中毒中因误食有毒的鱼、蟹、贝类的案例多见，导致死亡的案例也频繁发生。常见的毒素有河豚毒素、麻痹性贝毒和下痢性贝毒。

除了以上能够产生毒害的海洋生物以外，还存在一类通过物理伤害威胁人类的危险海洋生物，主要包括吻端尖锐鱼类和一些凶猛的咬害海洋动物。常见的吻端尖锐鱼类包括颌针鱼、鱵鱼、剑鱼和旗鱼，这类生物一般是颌骨突出或有延伸，其颌骨质地坚硬、外形尖锐，当它们高速运动或剧烈挣扎时，其锐利的颌骨可以刺伤人体四肢、躯干或其他部位，造成穿刺伤。常见的咬害海洋动物主要包括鲨鱼类、鲸类、鲆类、裸胸鳝类等，这类生物一般是凶猛的食肉类脊椎动物和少数体型巨大、破坏力极强的无脊椎动物，它们种类不同，形态各异，但都具有强大的咬害能力，攻击力十足，对人类特别是海上作业人员造成极大的威胁。

本书将能导致感染、刺细胞毒害、接触性毒害、棘刺毒害和误食中毒的海洋生物称为有毒有害海洋生物；将吻端尖锐鱼类和凶猛咬害海洋动物归为危险海洋生物。以上两类统称为有毒有害与危险海洋生物。

第二节　代表性有毒有害与危险海洋生物

海洋环境比较特殊，为求得个体和种群的生存与延续，海洋生物进化演变形成了复杂的形态学性状、独特的生物学特征和生态学习性。海洋生物相当普遍地存在各种功能特异的生物活性物质，对海洋生物间的生态联系、信息传递、化学防御和进攻机制具有重要意义。海洋生物物种的形态特性及其种间联系远比陆生生物复杂，相互作用和联系多通过种间化学物质实现。有毒有害与危险海洋生物亦是如此，不仅形态各异，生态习性互相不同，种类也不少。到目前为止，全世界已知有毒海洋生物估计达数千种，中国已查明的有千余种。某些藻类、海绵、腔肠动物等低等海洋生物是许多重要海洋生物毒素的初级生产者。

一、有害微生物

海洋细菌是目前报道较多、研究也较为详尽的海洋微生物，包括革兰氏阳性菌和革兰氏阴性菌。革兰氏阴性菌仍是目前海洋细菌研究的主要内容，以弧菌属为主，还有假单孢菌、杆菌、非发酵菌等。海洋弧菌和海洋假单孢菌明显与陆地菌属不同源。分离的大多数海洋细菌除了好氧或兼性厌氧，还包括绝对厌氧细菌（如硫还原细菌），以及黏细菌、螺旋菌、附肢或突柄状细菌、弯曲细菌等。革兰氏阳性菌中的放线菌以其形态发生的多样化而较受关注。从海洋环境中可分离出放线菌、生孢的芽孢杆菌、梭菌、不产孢的球菌（微球菌科）和棒状菌。

二、有毒藻类

藻类是古老的浮游生物，繁衍、生长非常迅速，年产有机物相当于陆生生物所产的有机物总和。藻类既是海洋动物的重要食粮，又能通过光合作用吸收二氧化碳，排出氧气补充入水，是整个海洋生态系统中最为重要的一环，包括甲藻门、蓝藻门、金藻门、绿藻门、褐藻门及红藻门等 10 个门，约 3 万种，其中有些为有毒藻类，生产许多重要海洋生物毒素和其他生物活性物质。藻类毒素往往通过食物链（有毒藻类→鱼贝类毒化→人畜摄食）进入人体，引起人类食物中毒，但以前不了解鱼、贝类毒素的真正来源，往往根据引起人体中毒的海洋生物称其为鱼类毒素或贝类毒素，而不是称之为藻类毒素。甲藻门和蓝藻门的某些种属，在特定理化条件下呈暴发性生长，在水面上形成藻片或团块状的漂浮物，这一现象称"藻华"（algal bloom）。在周期性的"藻华"期间，海水颜色随着生物种类不同而呈现黄色、红色、棕色、绿色等变化，因以红色居多，故又称"赤潮"（red tide）。赤潮的暴发，特别是有毒藻类引发的赤潮，对海洋环境和海洋渔业影响巨大。

三、有毒海洋无脊椎动物

按照不同门类，有毒海洋无脊椎动物主要分布在以下几类动物中。

（一）多孔动物门（海绵动物门）

该类动物是最原始的多细胞动物，细胞已分化，但未形成组织，体态多不对称，体内有骨针或海绵丝，体表多小孔，分进水小孔和排水小孔。全球已发现有毒海绵数十种，如鞘美丽海绵、红网海绵、细芽海绵、寄居蟹皮海绵、掘海绵、居苔海绵、绿蜂海绵等。海绵中毒主要由于直接接触所致，摄食海绵中毒的现象尚未见报道。海绵毒素研究报道比较多的有皮海绵毒素（subertine）、蜂海绵毒素（halitoxin）、大田软海绵酸（okadaic acid，OA）、大环内酯类海绵毒素（latrunculin）、核苷类海绵毒素海绵胸腺嘧啶（spongothymidine）和海绵尿核苷（spongouridine）等，其中海绵胸腺嘧啶和海绵尿核苷是临床用药阿糖胞苷和腺苷的重要原料。

（二）腔肠动物门（刺胞动物门）

该类动物是较原始的多细胞动物，由内、外两层细胞组成（内胚层、外胚层），体呈辐射对称，许多触手环绕于口周，具有刺细胞或蜇刺细胞，毒液即存于刺细胞。有毒种类约 70 多种，中国已发现 50 余种，包括水螅纲、钵水母纲和珊瑚虫纲。

1）水螅纲：代表性有毒种类有多孔水螅（*Millepora alcicornis*），或称蜇火珊瑚（stinging fire coral），分布于太平洋、印度洋、红海和加勒比海，其毒素可引起接触性皮炎。僧帽水母（*Physalia physalis*），又名葡萄牙战舰（Portuguese Man-of-War），分布广，可致接触性皮炎或全身中毒。

2）钵水母纲：代表性有毒种类为一种澳大利亚方水母（*Chironex fleckeri*）或海黄蜂（sea wasp），是海洋中最危险的致死性蜇伤动物。水母毒素对人体血压和血糖水平具有极显著影响，深入研究水母毒素对心血管药物和降血糖药物的研制具有指导意义。

3）珊瑚虫纲：包括海葵和珊瑚。代表性有毒种类有等指海葵、岩沙海葵、角孔珊瑚等。海葵毒素大多是分子量为 3000~5000 的小分子多肽，含 2~3 个二硫键。山东省海洋药物研究所与复旦大学共同研究的海葵毒素 anthopleurin-Q（AP-Q）有显著的强心作用。岩沙海葵毒素是已知最毒的海洋生物毒素之一。

（三）环节动物门

该类动物由两侧对称、三胚层和身体分成系列相似体节的蠕虫状动物组成，多数具刚毛，有较完善的循环、消化、生殖和神经系统。已报道 10 种以上有毒海洋环节动物，通过颚或刚毛使人畜致伤，如黄斑海毛虫、绿海毛虫等。

（四）软体动物门

该类动物身体柔软，不分节，具有由皮肤折叠而成的外套，肛门、排泄孔和生殖孔均开口于外套腔内。甲藻等藻类是多种软体动物毒素的根源，软体动物仅是毒素传播的中间媒介，通过食物链导致人体中毒。有毒的软体动物约 100 种，可直接对人类构成危害，包括腹足纲、双壳纲和头足纲。

1）腹足纲：是软体动物中有毒种类最多的一类，毒素类型也多种多样。节香螺与间肋香螺含四甲铵，具箭毒样作用；胴骨螺含骨螺毒素（乙酰胆碱样毒素）；日本东风螺含骏河毒素（神经毒素）；某些海兔含海兔毒素（细胞毒素）；某些芋螺含芋螺毒素（神经毒素）；鲍鱼含鲍鱼毒素，会导致光过敏症。

2）双壳纲：有毒的 50 余种。代表性有毒种类为大石房蛤，含石房蛤毒素。

3）头足纲：有毒的 20 余种，毒素存在唾液腺中，能麻痹作为食饵的小动物，已从商乌贼、真蛸、大腕蛸分离出章鱼毒素（cephalotoxin），从蓝环章鱼分离出蓝环章鱼毒素。

（五）节肢动物门

该类动物两侧对称、三胚层、带有关节附肢，是动物中最大的一类，约占已知动物的 85%，分肢口纲、海蜘蛛纲、蛛形纲、甲壳纲、唇足纲、倍足纲、昆虫纲等。已明确肢口纲和甲壳纲的多种节肢动物对人类具有毒性，代表性有毒种类有中国鲎、铜铸熟若蟹等。

（六）棘皮动物门

该类动物皮肤表面通常有保护性的突出棘，分海星纲、海胆纲、海参纲、海百合纲和海蛇尾纲等，全球约 6000 余种，全部海生，中国沿海地区有 500 余种，有毒的数十种，包括海星、海胆和海参等。

1）海星：星形或五角形，体表有棘刺，代表性有毒种类有长棘海星等。

2）海胆：具有尖锐叉棘毒液器官，代表性有毒种类有白棘三列海胆等。

3）海参：体表有保护性突出棘，背面常有疣足或肉刺，代表性有毒种类有阿氏辐肛参、白斑海参、日本刺参等。

四、有毒海洋脊索动物

脊索动物门是动物界中最高等的一个门类，分头索动物亚门、尾索动物亚门和脊椎动物亚门。有毒种类主要集中在脊椎动物亚门的软骨鱼纲、辐鳍鱼纲、两栖纲和爬行纲。

（一）软骨鱼纲

有毒软骨鱼类主要包括以下类群。

1）鲨类：该类鲨鱼背鳍棘有毒刺和毒腺，如角虎鲨、白斑角鲨等。食用有些鲨鱼的肝脏可引起中毒，某些大型热带鲨鱼的肌肉亦有毒性。

2）鳐类：该类鳐鱼一般尾细长，具尾刺，是有毒腺鱼类中最大一类，毒器由尾刺、外包皮膜和皮膜中的毒腺构成，尾刺有倒钩，当刺入皮肉再拔出时，造成严重撕裂伤，刺伤同时，毒液立即注入患部。代表性种类有扁魟、赤魟等。

3）银鲛类：该毒鱼类一般体延长，向后渐细小，背鳍棘有毒刺和毒腺。

（二）辐鳍鱼纲

有毒辐鳍鱼类主要包括以下类群。

1）刺毒鱼类：被该类鱼刺伤主要是用手抓取时发生机械性创伤引起的，但也有部分刺毒鱼类有主动攻击的习性，通过锐利的鳍棘穿透受害者皮肤，毒液即渗入皮肤、肌肉，可使人中毒。也有在游泳或在浅湾涉水靠近刺毒鱼栖息的沙底时，遭受埋藏在沙子下面而露出的头部上的锐棘及背鳍棘、鳃盖棘袭击而严重刺伤中毒。也有的人是在把手伸入岩礁缝隙捕捞鱼虾时被伪装隐藏的毒鱼刺伤，而刺尾鱼往往是被人抓住尾柄时，突然将尾柄棘竖起将人手划伤。刺毒鱼类包括鲇形目、金眼鲷目、鲈形目、鲉形目和鲼鳐目。

2）皮肤黏液毒鱼类：误食该类鱼时，会出现恶心、腹痛、上吐下泻、运动失调，再则口唇及四肢麻痹、呼吸困难，严重时血压下降、昏睡、死亡。但一般中毒症状严重者不多，少有死亡。此类鱼包括鲈形目、鲽形目和鲀形目。

3）鲀毒鱼类：主要指鲀形目中的鲀科鱼类，其肝脏、卵巢、血液、皮肤和肠道含有河豚毒素，被误食时会发生中毒。

4）珊瑚礁毒鱼类：指栖息于各大洋热带、亚热带陆棚边缘及岛屿沿岸珊瑚礁的有毒鱼类，鱼体肌肉或内脏含有雪卡毒素等有毒成分，食后能引起中毒，称为珊瑚礁毒鱼中毒。珊瑚礁毒鱼种类繁多，全世界有 200~250 种，中国有 50 余种。

5）血清毒鱼类：主要是海鳝、康吉尔鳗、鳗鲡这 3 种鳗鱼，摄食其新鲜血清可导致严重中毒，乃至死亡。

6）鲭毒鱼类：一般情况下，当食入的鱼类中每 100 g 含 200 mg 组胺时就有中毒危险。从中毒患者发病情况来看，其特点是发病快，症状一般较轻，恢复得也快。通常进食后

15~90 min 内开始发病，但也有在数分钟内出现症状，而最长者在 12 h 以后才出现中毒症状。发病率较高，一般为 30%~50%（占进食人数）左右。中毒症状表现为颜面、颈部、胸部或全身皮肤潮红，发热感、出汗、口腔咽喉烧灼感。一部分人伴有恶心呕吐、腹泻与腹痛等胃肠症状。

7）蛇鲭毒鱼类：以鲭科鱼类为主的中上层鱼类，栖息于海洋表层，游泳迅速。由于这类鱼活动力强，运动量大，肌肉血管发达，常呈红色，体内酶活性也较强。假如捕获后储存不妥，鱼肉极易变质，分解产生大量游离组胺酸和其他毒素，食用后引起中毒性过敏反应。代表性种类有粒唇鲻、异鳞蛇鲭和棘鳞蛇鲭等。

（三）爬行纲

有毒爬行纲主要是海蛇。包括扁尾海蛇亚科和海蛇亚科，其终生栖息于海洋，体后部及尾侧扁，鼻孔朝上，有瓣膜可关闭。除扁尾海蛇产卵外，其余均产仔，为卵胎生。全世界已知有毒海蛇 50 余种，中国有约 15 种，代表性种类有青环海蛇、平颏海蛇和长吻海蛇等。

五、危险海洋动物

危险海洋动物一般具有外形尖锐、颌骨坚硬突出或凶猛等特点，一般是造成刺伤或咬伤等危害。具体包括吻端尖锐鱼类和凶猛咬害海洋动物。

（一）吻端尖锐鱼类

该类动物一般生活在海洋或咸淡交界处，具有颌骨突出、延伸等特点，因其颌骨质地坚硬、外形尖锐，当这类鱼高速运动或剧烈挣扎时，其锐利的颌骨可以刺伤人体四肢、躯干或其他部位，造成穿刺伤。常见吻端尖锐鱼类包括颌针鱼、鱵鱼、剑鱼和旗鱼。

（二）凶猛咬害海洋动物

该类动物一般是海洋中凶猛的食肉类动物，绝大部分属于海洋脊椎动物，目前明确的有数十种。它们种属不同，形态各异，共同特点是具备咬害能力、攻击性强，主要包括鲨鱼类、鲸类、魟、裸胸鳝类等。

第三节　有毒有害与危险海洋生物国内外研究进展

一、国外研究进展

国际上对有毒有害与危险海洋生物的研究较早，也较为全面和系统。Russell（1965；1984）最早开展了有毒有害海洋生物相关研究，他系统性地回顾了世界上一些较强毒性的海洋动物的毒素，阐述了涉及毒素、动物的毒液装置的化学、动物毒理学和免疫学特性，以及中毒的机制，同时介绍了海洋毒素学新兴领域的几个更有趣的问题。另外，指出当时已知大约有 1000 种海洋生物是有毒或有害的，并对其中的主要类群做出了详细介绍。Southcott（1977）提供了澳大利亚领水内有毒生物中的鱼类和一些其他脊椎动物造成伤害的识别、症状和处理的指南。Underwood（1979）记载了世界范围内有毒蛇类的分类和分布信息。Fenner（2004）总结了主要有毒海洋动物的主要类群、形态特征、地理分布、中毒症状和急救措施等信息，并为预防这些海洋有毒生物的伤害提出了建议。此外，Fenner（2005）还系统性回顾了世界上的有毒水母，总结了有毒水母的外观、分布、中毒症状，以及被它们蜇伤后的急救和医学处理的相关信息。Jong（2016）的研究表明，海洋生物毒素由食藻类的小型鱼类获得，其毒素集中在皮肤、肌肉组织和脏器、生殖器官或血液中。大型食肉鱼吃小鱼，毒素随着食物链上传，浓度增加，毒力增强。贝类从以藻类为食的过滤器中获得海洋生物毒素。与双壳类软体动物消费有关的四大中毒综合征导致健康问题，症状包括瘫痪性贝类中毒、神经毒性贝类中毒、腹泻性贝类中毒和失忆性贝类中毒。

此外，美国潜水员警报网络（Diverse Alert Network）从 2000 年以来多次出版了有毒有害海洋生物手册（*Hazardous Marine Life*）和相应的急救指南（*First Aid for Hazardous Marine Life Injuries*），以及发布了避免有毒有害海洋生物伤害的音像资料，美国海军潜水员和海军陆战队要求掌握有毒有害海洋生物创伤与中毒的救治方法，美国国防部从军事医学角度，每年推荐需研究的有毒有害动植物种类清单和内容。澳大利亚研制了海蛇、水母等抗毒血清以及鲨鱼趋避剂。以色列研制了预防水母蜇伤的皮肤防护剂。日本研制了河豚毒素的单克隆抗体。

二、国内研究进展

国内对有毒有害与危险的海洋生物的总结归纳和深入研究工作相对落后，但目前也取得了一定的成果。夏雨等（1988a；1988b；1988c；1988d）将海洋有毒鱼类分为剧毒鱼类、肝毒鱼类、刺毒鱼类，且强调了科普有毒鱼类的重要性。何玉华和虞以新（2002）对海洋有害生物及其防护做了几点探讨，提出了解决有害生物防护问题的四个方面措施，即要查清中国有毒海洋生物的本底分布，要建立海洋有害生物的测报信息系统，要积极运用和推广海洋生物毒素学研究的成果，要加强有害海洋生物及其防护知识的宣传教育等。刘金华和杨阳（2007）研究了中国东南沿海有毒海洋生物的危害方式和防治，其研究表明有毒海洋动物主要通过两种方式危害人类，一是刺、蜇、咬伤人体，注入毒素引起伤者中毒；二是通过进食河豚、毒贝等海洋生物而引起中毒。在预防方面我们需要做好调查、普及知识、加强防护、加强监督以及强化研究；在治疗方面主要分为外伤处理和进食中毒处理。钟文等（2008）对南海海域落水人员继发海洋生物的伤害进行分析，收集了一些临床资料，表明南海海域有毒有害生物伤害主要为海蛇伤、鲨鱼攻击、腔肠动物蜇伤以及锥形贝、章鱼类、辐鳍刺毒鱼类刺伤和海洋细菌感染。

伍汉霖（2002）主编了《中国有毒及药用鱼类新志》，收集了中国有毒及药用鱼类的大量资料，对各种类型的毒鱼重点进行了概述，对中毒症状、治疗、预防等方面进行了讲解。中国台湾海洋生物博物馆编写了《常见的有毒海洋生物》，作为一本科普读物，该书阐述了有毒海洋生物的毒素来源、毒害类型，对常见的有毒海洋生物进行了介绍，对中毒后的紧急处理进行了讲解，并展望了毒素的开发和利用。海军军医大学（原第二军医大学）的张黎明（2016）主编了《海洋生物毒素与生物伤防治》，针对中国沿海代表性和常见的有毒海洋生物种类按生物学分类进行介绍，内容侧重于海洋生物毒素的生物来源、理化性质、结构特点、生理活性以及开发应用现状与前景，海洋生物伤的中毒症状和预防、急救与治疗方法等。张黎明（2019）还主编了《有毒与危险海洋生物》一书，该书针对具有代表性和常见的有毒与危险海洋生物种类，结合生物学类群和危害方式依次进行介绍，是对有毒与危险海洋生物较为系统和全面的介绍，也是相关领域的最新研究成果之一。

第四节　有毒有害与危险海洋生物危害防治的目的与意义

海洋生物是一个非常庞大的类群，它们生存的海洋环境又是内涵复杂的特殊生态环境。无论是水平位置的近岸带和远洋带或垂直方向的水层区和底栖区，以及透光带和无光带，各有不同生物类群在生存活动，通过食物关系互相制约，而海洋食物链在海洋生物毒素的传播、积累、毒化和致毒等环节起着重要而特殊的作用。在特殊的环境中，海洋生物在生存竞争中演变成复杂的各类类群，有毒有害与危险海洋生物便是其中重要的一支，包括海藻、海绵、腔肠、软体、棘皮、环节、爬行、节肢动物和鱼类等不同门类，它们具有特殊功能的生物活性物质、信息系统和自卫行为，其中不乏对接触人员造成伤害的能力，严重者甚至能致死，因而直接威胁着海滨居民和近海渔业等人员的健康。据估计，在40万种海洋生物中有毒害者占1/10，大约4万余种。在中国已知的海洋生物中，据粗略统计，约有近1000种有毒有害与危险海洋生物分布在不同海域。南海海域生物种类多样、形态各异，是世界上生物多样性最高的海区之一，同时也是有毒有害与危险海洋生物分布最为集中、活动最为频繁的地区之一，南海周边国家每年都有人员被有毒有害与危险海洋生物蜇伤、刺伤、咬伤或者因食用海洋生物而中毒的报道。然而，对于沿海居民、渔民和潜水爱好者等普通民众而言，他们却面临着有毒有害与危险海洋生物种类数量繁多、形态特征各异、区分和辨别难度较大、分布和出没规律不明、风险和危害评估不足、防护和应对手段缺乏等一系列问题和挑战。另外，由于被有毒有害与危险海洋生物伤害后，存在着症状不易察觉、发作迅速、毒性大和致死性高等诸多可能，加之部分南海岛礁远离祖国大陆且相较于大陆地区医疗条件相对有限，一旦有人员被有毒有害与危险海洋生物伤害的事件，尤其是群体性的伤害事件发生，后果不堪设想。由此可见，南海有毒有害与危险海洋生物的存在对沿海居民、渔民和潜水爱好者等人群构成了重大挑战，更对他们的身体健康和生命安全构成了不可忽视的威胁。

然而，目前尚缺乏有关南海海域有毒有害与危险海洋生物的生物学和生态学本底数据资料，对南海海域有毒有害与危险海洋生物的种类识别方法、分布规律及其季节性变化趋势，以及规避、预防和处置危害的手段等，亦缺乏系统性的实地调查数据和资料归纳总结，严重制约了普通民众对南海有毒有害与危险海洋生物的有效防护。建立一套针对南海有毒有害与危险海洋生物的危害识别、预防和处置体系应当是当前生物防护工作中的当务之急和优先事项。因此，构建有毒有害与危险海洋生物危害识辨、预防和处置方法体系，对于保障沿海居民和从事渔业生产的渔民的生命安全具有显著的应用效果和重要的实际意义，最终将为普通民众免受有毒有害与危险海洋生物的伤害提供有力保障。

基于有毒有害与危险海洋生物危害防治的必要性和迫切性，本书通过整合国内外研究资料和以往调查数据，系统性地介绍了南海海域有毒有害与危险海洋生物的形态特征、分布信息、生态习性、危害类型、危险等级和伤害症状等内容，并提出了认识、预防和处置此类有毒有害与危险海洋生物伤害的有效措施，增进人们对有毒有害与危险海洋生物的了解，并做好相应的防护措施。

第五节　有毒有害与危险海洋生物危害防治存在的问题

一、缺乏针对水母蜇伤的特效治疗药物

中国沿海地区分布的常见有毒水母约 20 种，所访渔民绝大多数亲身经历或看到过水母蜇伤，故谈到有毒水母而色变。在海南近海海域，据所访渔民指认，最常见的有毒水母为僧帽水母和细斑指水母，它们具有特殊的刺毒装置刺丝，其刺丝上附有倒刺结构，刺入机体后，便无法拔除。刺丝囊既是有毒水母的防御装置，也是其进攻的武器，可进行主动性攻击。水母蜇伤后常诱发严重过敏反应和局部疼痛，一般无生命危险，但严重影响正常工作、生活，有时需要渔船中途返航救治伤者。有毒水母蜇伤缺乏特效治疗药物，现在一般采用常规伤口冲洗，抗炎、抗过敏药物对症治疗。因此，研究开发水母毒素的单价或多价抗体是解决问题的有效途径。

二、国产抗海蛇毒血清产品研发有待加强

张黎明等（2001）走访调研，海南、广西沿海的水产市场随处可见海蛇干出售，饭店及菜市场亦可见鲜活海蛇。海蛇无鳃，肺呼吸，间隔一定时间必须到海面呼吸，多栖息于近海暖水海域，捕捉、宰杀海蛇或游泳、潜水时均可能遭海蛇咬伤。南海最常见的有青环海蛇、平颏海蛇、长吻海蛇，其毒液的主要成分是神经毒素，中毒者多在 3~6 h 内出现呼吸麻痹，甚至是呼吸麻痹导致伤员窒息死亡。海蛇毒素毒性极强，比陆地上的蛇毒要强得多，被咬伤者死亡率高达 50% 以上；截至 2024 年 6 月，中文文献检索仅有 5 篇有关咬伤后处理的相关报道，一般采取与陆地上毒蛇咬伤相同的治疗方法，但疗效欠佳。有报道在三亚一例海蛇咬伤者，尽管在伤后立即进行局部排毒并结扎，且 10 min 内即入院治疗，但仍在治疗 20 多天后因呼吸衰竭并发急性心衰、肾衰和肝功能衰竭而死亡。海蛇因其生活

环境相对一致，一种抗蛇毒血清往往能中和多种海蛇毒素，因此，开发抗蛇毒血清是最有效的急救方法。国外已有几种抗海蛇毒血清产品，国内也曾有人做过研究，但最终产品并未走向市场，有必要继续深入研究。

三、抗河豚毒素单克隆抗体尚无法面向市场

鲀毒鱼类（河豚）是有毒鱼类中最著名的类群，人们对河豚一直采取十分慎重的态度，但因其味道鲜美，沿海各地食用者很多，每年都有食用河豚中毒事件发生。虽然渔民都能讲出一套处理、烹饪河豚的经验，但南海沿岸各地每年都曾发生河豚中毒致死事故，由此看来这些所谓的经验也并非十分可靠。

河豚毒素是一种氨基全氢喹唑啉型化合物，主要作用于中枢神经系统，所致呼吸麻痹是最主要的死亡原因，对心血管、平滑肌和腺体也有影响。河豚中毒一般采用催吐、洗胃、促排等对症治疗措施，治疗后患者死亡率仍很高。有报道称海军军医大学张黎明团队曾采用细胞单克隆技术制备了高度专一性抗河豚毒素单克隆抗体，对原位坐骨神经动作电位有很好的保护作用。但该研究成果要走向市场尚需时日。

四、鱼类刺伤需研制特异性抗毒剂

鲀、魟鱼类造成的刺伤最常见。该两种鱼类是分布最广泛的刺毒鱼类，南海中南部和北部湾近海海域分布的主要刺毒鱼类是蓑鲉类、玫瑰毒鲉等。鲉鱼的毒器是背棘、腹棘及臀棘，涉水时脚踩到埋于沙中的鲉鱼或捕捉网获鲉鱼时可能被刺伤，鲉鱼有时也主动袭击靠近它的生物。毒液进入伤口后立即产生剧烈的跳动性疼痛，进入人体后还可通过血液循环对心脏、骨骼肌及平滑肌产生直接麻痹作用。所访渔民均认为鱼刺伤无生命危险，但文献中有死亡报道。不小心触及活的魟鱼个体时易被尾刺刺中，魟鱼刺伤的特点是造成严重撕裂伤。鲉鱼刺伤的治疗方法目前主要是止痛和防止继发感染，盐酸依米丁（盐酸吐根碱）被认为有一定的抗毒效果，但还没有针对性的鱼毒液的特效抗毒剂。因此，最有效的治疗方法仍是研究其特异性抗血清。

总之，中国对有毒有害与危险海洋生物的认识总体有限，主要原因是与其有密切接触的渔民、潜水员、急救医生和海军作战部队官兵等对这类海洋生物的认识较为局限，另外，目前中国对此类生物的专门研究不足，尚缺乏科学性和科普性并重、涵盖所有海洋生物类群、能够全面系统介绍其外部形态特征、生态习性、危害方式、危险等级、预防、处置和应对措施的著作或成果；而且，对于一些河豚毒素、芋螺毒素和海蛇毒液缺乏相关的急救措施，对于受这些海洋生物伤害目前均无特效治疗药物，也没有规范化的治疗方法，沿海各级医疗单位都只是对症用药，治标不治本，效果欠佳，有待进行系统、深入的研究。在这两方面，我们需要加强研究和提升科普宣传力度，以及研发针对这些毒素的特效性药物并制定相应的急救措施。

第二章 有害微生物

一、概述

海洋细菌是目前研究报道较多也较为详尽的海洋微生物，包括革兰氏阴性菌和革兰氏阳性菌。革兰氏阴性菌仍是目前海洋细菌研究的主要内容，以弧菌属为主，还有假单孢菌、杆菌、非发酵菌等，其中，海洋弧菌和海洋假单孢菌明显与陆地菌属不同源；分离的大多数海洋细菌除了好氧或兼性厌氧，还包括绝对厌氧细菌（如硫还原细菌），以及黏细菌、螺旋菌、附肢或突柄状细菌、弯曲细菌等。革兰氏阳性菌中的放线菌以其形态发生的多样化而较受关注。从海洋环境中可分离出放线菌、生孢的芽孢杆菌、梭菌、不产孢的球菌（微球菌科）和棒状菌。

（一）伤害症状

霍乱弧菌能在人体组织内繁殖并产生肠外伤口感染，导致胃肠炎、菌血症和暴露于海水中的伤口感染，重者引起胃肠、耳感染及败血症，死亡率较高。创伤弧菌所致疾病分胃肠道感染和胃肠外感染两类，包括原发败血症、创伤感染和急性胃肠炎，多数还会发展成脓毒血症、严重蜂窝组织炎和坏死性筋膜炎，偶尔还可致肺炎、自发性腹膜炎和脑膜炎。副溶血弧菌大多导致肠道感染，是引起食物中毒暴发的重要原因，除引起胃肠炎外，还可引起肝病以及免疫妥协患者开放性伤口感染和败血症。

（二）预防及处置

霍乱弧菌必须贯彻预防为主的方针，做好对外交往及入境口岸的检疫工作，严防本菌传入，此外应加强水、粪管理，注意饮食卫生。对病人要严格隔离，必要时实行疫区封锁，以免疾病扩散蔓延。人群的疫苗预防接种，可获良好效果，用加热或化学药品杀死的古典型霍乱菌苗皮下接种，能降低发病率。一般使用抗生素治疗创伤弧菌，用点滴方式注入，若是短时间内没有效果，就必须将溃烂部分切除。人们到海边戏水或生吃海鲜时一定要做好保护措施，特别是肝功能不良者或身体有伤口时，以免被此菌侵袭导致感染；处理海鲜时应戴手套，以防止扎伤；且建议海产类食物一定要煮熟再吃，因高温可以杀死创伤弧菌。副溶血弧菌的预防应加强海产品卫生处理。对海产品清洗、腌渍、冷藏、运输应严格按卫生规定管理。防止生熟食物交叉污染，不生吃海产品。

二、主要种类

1. 中文名：霍乱弧菌（图 2.1）

学名：*Vibrio cholerae* Pacini, 1854

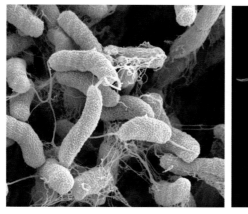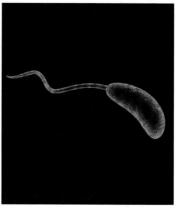

图 2.1　霍乱弧菌

（图片引自：http://yandex.com）

主要形态特征：霍乱弧菌属革兰氏阴性弧菌。菌体弯曲呈弧状或逗点状，菌体一端有单根鞭毛和菌毛，无荚膜与芽孢。经人工培养后，易失去弧形而呈杆状。取霍乱病人米泔水样粪便作活菌悬滴观察，可见细菌运动极为活泼，呈流星穿梭运动。在液体培养基内常呈单个、成对成链状，有的相连呈"S"形，甚至螺旋状。

分布：分布于全球大多数地区；在中国南海海域有分布。

生态习性：在大部分自然环境中均可生存。

危害类型：感染，引起烈性肠道传染病——霍乱（为中国的甲类法定传染病）。人类在自然情况下是霍乱弧菌的唯一易感者，主要通过污染的水源或食物经口传染。霍乱弧菌产生肠毒素，是一种剧烈的致泻毒素。该毒素作用于肠壁促使肠黏膜细胞极度分泌从而使水和盐过量排出，导致严重脱水虚脱，进而引起代谢性酸中毒和急性肾功能衰竭。

危险等级：C 级。

伤害症状：霍乱弧菌能在人体组织内繁殖并产生肠外伤口感染，导致胃肠炎、菌血症和暴露于海水中的伤口感染，重者引起胃肠、耳感染及败血症，死亡率较高。该菌不侵入肠上皮细胞和肠腺，也不侵入血液，仅在局部繁殖和产生霍乱肠毒素，此毒素作用于黏膜上皮细胞与肠腺使肠液过度分泌，从而使患者出现上吐下泻，泻出物呈"米泔水样"并含大量弧菌，此为本病典型的特征。

预防及处置：必须贯彻预防为主的方针，做好对外交往及入口的检疫工作，严防本菌传入，此外应加强水、粪管理，注意饮食卫生。对病人要严格隔离，必要时实行疫区封锁，以免疾病扩散蔓延。人群的疫苗预防接种，可获良好效果，现用加热或化学药品杀死的古典型霍乱菌苗皮下接种，能降低发病率。

2. 中文名：创伤弧菌（图2.2）

学名：*Vibrio vulnificus* Farmer，1980

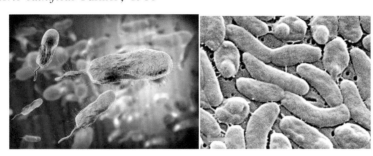

图2.2 创伤弧菌

（图片引自：http://yandex.com）

主要形态特征：创伤弧菌属革兰氏阴性弧菌。在液体培养基中菌体大小为长2~3 μm，宽0.7 μm，稍弯曲。在固体培养基中呈多样性。有极端单鞭毛。

分布：分布于全球大多数地区；在中国南海海域有分布。

生态习性：创伤弧菌大多生长在热带及亚热带的海洋地区，且自然生存于河海交汇处，需要一定盐分（0.7~1.6）和适宜的温度（20~40℃）才可生长。

危害类型：感染，创伤弧菌广泛分布在海水中，可从牡蛎等海产品中分离得到。本菌主要通过伤口接触海水造成感染，也可经口感染。经伤口感染时可导致蜂窝组织炎及骨髓炎等多种炎症，经口感染时常迅速导致菌血症或败血症。感染此菌后如不及时治疗，病死率很高。

危险等级：C级。

伤害症状：创伤弧菌所致疾病分胃肠道感染和胃肠外感染两类，包括原发败血症、创伤感染和急性胃肠炎，多数还会发展成脓毒血症、严重蜂窝组织炎和坏死性筋膜炎。偶尔还可致肺炎、自发性腹膜炎和脑膜炎。往往通过生食海产品及开放性伤口接触海水后发生侵袭性败血症，多数败血病患者还有潜在疾病，如肝损伤或酒精性肝硬化。感染后的症状包括呕吐、发烧、腹泻、低血压、肿胀和疼痛等。若感染此弧菌，临床最常出现的两种表现为伤口感染以及原发性败血病。如果伤口接触到海水、贝壳或鱼类，便有可能感染到此弧菌。一般来说这样的感染多半很轻微，但在高风险的族群上，此类弧菌感染可以很快速地传播，并导致严重的肌筋膜炎进而引发严重的坏疽。

预防及处置：一般使用抗生素治疗创伤弧菌，用点滴方式注入，若是短时间内没有效果，就必须将其溃烂部分切除。人们到海边戏水或生吃海鲜时一定要做好保护措施，特别是肝功能不良者或身体有伤口时，以免被此菌侵袭导致感染；处理海鲜时应戴手套，以防止扎伤；且建议海产类食物一定要煮熟再吃，因高温可以杀死创伤弧菌。

3. 中文名：副溶血弧菌（图 2.3）

学名：*Vibrio parahaemolyticus*（Sakazaki，Iwanami & Fukumi，1963）

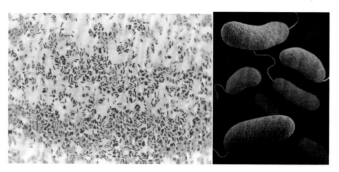

图 2.3 副溶血弧菌

（图片引自：http：//www.microscopemaster.com）

主要形态特征：副溶血弧菌为革兰氏阴性杆菌，兼性厌氧菌，呈弧状、杆状、丝状等多种形状，为多形态杆菌，无芽孢。

分布：分布于全球大多数地区；在中国南海海域有分布。

生态习性：在大部分自然环境中均可生存。

危害类型：感染，副溶血弧菌的致病因子包括肠毒素、耐热性溶血素及类似溶血素，且不同浓度的溶血素可产生不同的损伤。低浓度可启动细胞本身的平衡离子流入机制，高浓度则可引起细胞内渗透压剧增，导致细胞肿胀、坏死。

危险等级：C 级。

伤害症状：副溶血弧菌大多导致肠道感染，是引起食物中毒暴发的重要原因。除引起胃肠炎外，还引起肝病和免疫妥协患者开放性伤口感染及败血症。根据发病季节、食海鲜制品史、集体发病的状况，临床表现为腹痛、腹泻、呕吐、腹部压痛、血压下降以及水样或血水样便、脓血黏液便等，可作出初步诊断，如从可疑食品、粪便中检出副溶血性弧菌即可确诊。

预防及处置：加强海产品卫生处理。对海产品清洗、腌渍、冷藏、运输应严格按卫生规定管理。防止生熟食物交叉污染，不生吃海产品。做到生菜和熟菜分开，防止交叉感染。对海产品要煮熟炒透。贮存的食品在进食前要重新煮透。不吃生蟛蜞、生梭子蟹、咸烤虾等，如生吃，可用醋泡 5 min，抑制或杀死病原菌。控制食品中细菌生长。通常食品应放在凉爽通风处，或保存在冰箱内。隔餐的剩菜，食前应充分加热，不宜在室温下放置过久。

4. 中文名：海洋分枝杆菌（图 2.4）

学名：*Mycobacterium marinum* Aronson

主要形态特征：海洋分枝杆菌是一类细长略弯曲、可呈分枝状生长的杆菌，时常相互交叉。

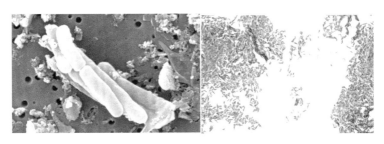

图 2.4　海洋分枝杆菌

（图片引自：http://bkimg.cdn.bcebos.com）

分布：分布于全球大多数地区；在中国南海海域有分布。

生态习性：在大部分自然环境中均可生存。

危害类型：感染，海洋分枝杆菌为非共生细菌，在入侵人体后能引起机会性感染。海洋分枝杆菌在水温 28~32℃时最为活跃，超过 37℃则较难生存。所以一旦入侵人体，只会在人体的筋膜蔓延，不会入侵温度较高的内脏器官。海洋分枝杆菌感染多存在于宰杀鱼类、家禽的情况中。一旦被海洋生物刺伤而感染了这种细菌，伤口只会不断肿胀，而没有明显痛楚。因此，患者可能因此而轻视问题，使病况拖延。一般就海洋分枝杆菌的感染都会被延误，原因是感染的罕有性及未能及时想起与海水接触的经历。长时间延误诊断可以导致严重及破坏性的感染。海洋分枝杆菌可能在水族箱中出现，假若饲养的鱼类已受到细菌感染，它们亦会把细菌带到水族箱内。处理水产品时也应注意，避免被蜇伤引起细菌感染。

危险等级：C 级。

伤害症状：海洋分枝杆菌所造成的皮肤损害可以是单独的，更经常的是多重的。一般来说，感染海洋分枝杆菌后在皮肤上会出现瘤或疹，曾经发生出现红色斑块的现象。这些损害可以是疼痛的或没有痛楚，并且会反复不定。

预防及处置：海洋分枝杆菌感染可以用抗分枝杆菌的药物来治疗。对海洋分枝杆菌感染的治疗须据感染的严重程度而定。使用抗生素对表面的感染能有效用，而对扩大及深入的感染则要依靠外科手术。

第三章　有毒藻类

第一节　麻痹性贝毒藻类

一、概述

麻痹性贝毒（paralytic shellfish poisoning，PSP）是一种神经毒素，因人们误食了含有此类毒素的贝类而产生麻痹性中毒的现象，所以称之为麻痹性贝毒。其毒理与河豚毒素（TTX）相似，主要是通过对 Na^+ 通道的影响而抑制神经的传导。麻痹性贝毒在许多种不同的贝毒中毒事件中属最严重，因其毒性强烈，经常造成消费者中毒甚至死亡，具有普遍性与高发性。

有毒赤潮发生时，贝类大量摄食有毒藻，其藻毒素在贝类体内累积，当毒素含量超过人类食用安全标准时，人类食用此类贝类产品往往会有中毒的危险。

（一）伤害症状

PSP 毒素中毒的最初症状为唇、口和舌感觉异常和麻木，这是由于口腔黏膜局部吸收了 PSP 毒素。继而这些感觉波及靠近脸和脖子的部位，指尖和脚趾常有针刺般痛的感觉，并伴有轻微的头痛和头晕。在早期阶段可能出现恶心和呕吐。中毒稍微严重时，会出现胳膊和腿麻痹，随意运动受到障碍，经常有眩晕感。中毒严重时，则会出现呼吸困难，咽喉紧张；随着肌肉麻痹不断扩展加重，最终导致死亡。中毒致死的突出特点是患者临终前意识始终清醒。危险期为 $12\sim14\ h$，度过此期者，可望恢复。PSP 毒素中毒的严重程度由摄入的 PSP 毒素的特异毒性、摄入数量和排出速率决定。

（二）预防及处置

PSP 毒素中毒很难诊断，一般诊断主要是依据进食史，即发病前摄入过可能含有麻痹性贝毒的水产品，临床症状是以神经系统和神经机能支配紊乱为主，以及是否有很明显的心脏血管病的表现等进行综合判断，并且需要与抗胆碱酯酶（如毒扁豆碱）杀虫剂中毒、河豚中毒等进行鉴别。没有特效的实验室检测方法来协助诊断，可以收集中毒水产品的捕捞地水样，检测有毒双鞭甲藻及对可疑食物 PSP 定量定性检测来确定是否为麻痹性贝毒中毒。中毒早期可皮下注射盐酸阿扑吗啡 5 mg 引吐，或洗胃后灌入 2% 的碳酸氢钠 1 L，口服活性炭吸附剂使毒素被吸附排出。对肌肉麻痹者可在急性期后给予士的宁 2~3 mg 皮下或肌肉注射。一旦发现呼吸困难，必须立即实行人工呼吸、气管插管或机械呼吸，及时供氧。目前对 PSP 毒素中毒尚无特效解毒药。

二、主要种类

1. 中文名：塔玛亚历山大藻（图 3.1）

学名：*Alexandrium tamarense* (Lebour) Balech，1995

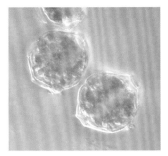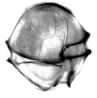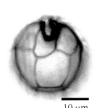

10 μm

图 3.1　塔玛亚历山大藻

（图片引自：http://www.marinespecies.org）

主要形态特征：塔玛亚历山大藻是一种光合甲藻，含有许多橙棕色色素体。细胞为球形且体积相对较小，细胞长 22~51 μm，细胞宽 22~50 μm。为单个细胞，细胞之间无连接。塔玛亚历山大藻的休眠孢囊呈卵圆形，壁光滑。其休眠孢囊为圆柱形，端部圆形，长 36~56 μm，宽 23~32 μm，含有红色脂类，并有黏液覆盖。塔玛亚历山大藻生活在盐度 20.8~29.5，温度 −2~28℃ 的水域中，能适应多种硝酸盐浓度。

分布：广泛分布于北大西洋和北海南部海域；中国南海东沙群岛海域有分布。

生态习性：常见于寒冷的沿海、河口水域。塔玛亚历山大藻的局部赤潮发生在微咸、较浅的河堤和潟湖中。大范围赤潮发生在开阔沿海地区和大型河口。

危害类型：误食中毒。

危险等级：C 级。

伤害症状：见本章第一节概述中伤害症状。

预防及处置：按照本章第一节概述中预防及处置方法来处理。

2. 中文名：微小亚历山大藻（图 3.2）

学名：*Alexandrium minutum* Halim，1960

主要形态特征：微小亚历山大藻为单个细胞，且细胞体积较小（长 15~30 μm，宽 13~24 μm），呈圆形至稍长，有时有点反尖扁平，皱褶，边缘加厚。含有黄褐色色素体，细胞核背向。甲板或多或少具网状，有 48 个小而分散的孔。微小亚历山大藻的小孢子通

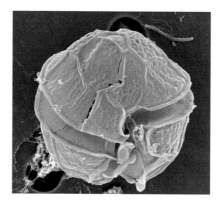

图 3.2　微小亚历山大藻

（图片引自：http：//www. marinespecies. org）

过二分裂进行无性繁殖。这个物种也有一个性周期，产生一个特征性的休眠孢囊，其休眠孢囊形状从半球形到圆形不等：顶部为圆形（直径 24～29 μm），侧面为肾形（长 15～19 μm），孢囊壁被黏液覆盖。

　　分布：全球广布种；中国南海海域有分布。

　　生态习性：在沿岸海水中广泛分布。

　　危害类型：误食中毒。

　　危险等级：C 级。

　　伤害症状：见本章第一节概述中伤害症状。

　　预防及处置：按照本章第一节概述中预防及处置方法来处理。

3. 中文名：多边舌甲藻（图 3.3）

学名：*Lingulodinium polyedra* J. D. Dodge，1989

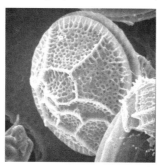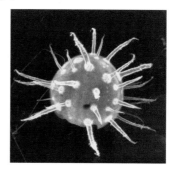

图 3.3　多边舌甲藻

（图片引自：http：//www. marinespecies. org）

　　主要形态特征：多边舌甲藻是一种光合藻类，为中型沟鞭藻（长 40～54 μm，宽 37～53 μm）。细胞有角，大致呈五边形和多面体形状，既不是顶角也不是反尖刺。色素体呈深橙棕色，含有类胡萝卜素、多甲藻黄素，还有一个液泡、一个"U"形细胞核和闪光体

（发光细胞器）。甲板厚，轮廓分明且呈粗糙的网眼状。沿着板缝有明显的脊。顶部包含一个凸起的椭圆形脊。通过二分裂进行无性繁殖，也进行有性繁殖。休眠孢囊（直径 35 ~ 50 μm）无色，呈球形，具许多刺，许多逐渐变细的棘长度可达 17 μm，所有棘的远端都有小刺。多边舌甲藻的休眠孢囊能够化石化（在化石沉积物中发现，一直到白垩纪晚期）。

分布：全球广布种；中国南海海域有分布。

生态习性：常见于浅海水域，是一种广泛分布于沿海暖温带和亚热带水域的物种。

危害类型：误食中毒。

危险等级：C 级。

伤害症状：见本章第一节概述中伤害症状。

预防及处置：按照本章第一节概述中预防及处置方法来处理。

4. 中文名：链状裸甲藻（图 3.4）

学名：*Gymnodinium catenatum* H. W. Graham，1943

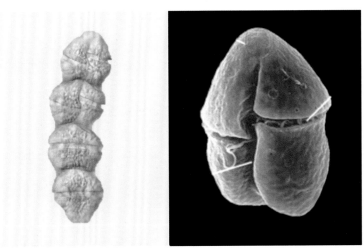

图 3.4　链状裸甲藻

（图片引自：http://www.marinespecies.org）

主要形态特征：链状裸甲藻是一种无甲板的海洋浮游性鞭毛藻，能进行光合作用，具有许多黄棕色色素体和明显的蛋白核。细胞核较大且位于中心。脂质小球也很常见。这物种通常以链状结构出现，形成链的细胞最多可达 64 个。其形态在单细胞和链状结构之间变化。通常，成链细胞呈前后压迫的方形卵球状。细胞很小，单个细胞（长 34 ~ 65 μm，宽 27 ~ 43 μm）通常是细长的卵球形，先端截形或稍圆锥形，而反向点则是圆形的且有凹口。链状细胞稍小，大小一般为宽 27 ~ 43 μm，长 23 ~ 60 μm，链末端细胞稍大，类似于单细胞。链状裸甲藻通过二分裂进行无性繁殖，但也有一个相反的交配类型的性循环。孢囊：链状裸甲藻孢囊是一种褐色至深红褐色的球形孢囊，孢囊直径为 42.5 ~ 46.3 μm。孢囊仅有一层有机质壁，壁的表面有许多微网状的花纹。据报道链状裸甲藻孢囊有 3 种大小类型，一种正常大小类型，直径为 42 ~ 60 μm，是澳大利亚、日本、西班牙的有毒链状裸甲藻的孢囊；另外一种小型类型，直径为 19~28 μm，曾报道在澳大利亚与正常大小类型同时出现；而欧洲海域出现较多的类型则大小介于两者之间，直径为 30~40 μm。中国海域出现的链状裸甲藻孢囊形态稍有差异，位于温带黄海海域的孢囊颜色较深；而热带、亚热带南海出现的孢囊则颜色较浅，为黄褐色。

分布：国外分布于墨西哥、阿根廷、欧洲、澳大利亚和日本海域等；中国南海海域有分布。

生态习性：一般栖息于温暖的温带沿岸海域。

危害类型：误食中毒。

危险等级：C 级。

伤害症状：见本章第一节概述中伤害症状。

预防及处置：按照本章第一节概述中预防及处置方法来处理。

5. 中文名：多纹膝沟藻（图 3.5）

学名：*Gonyaulax polygramma* F. Stein, 1883

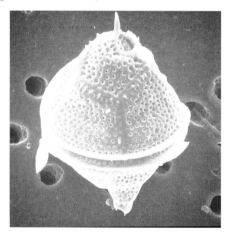

图 3.5　多纹膝沟藻

（图片引自：http://www.marinespecies.org）

主要形态特征：多纹膝沟藻是一种带鞘的浮游海洋甲藻物种，具有色素体，可进行光合作用。其细胞（长 29~66 μm，背腹深度 26~56 μm）为中等大小，细长，呈五角形。细胞核大，呈椭圆形，位于后方。通过二分裂进行无性繁殖。锥状上鞘具有突出的顶角，并超过对称的下鞘。纵向的脊缀着壳的表面；脊之间有网纹。在成熟细胞上，纵脊可能厚而多刺。

分布：全球广布种；中国南海海域有分布。

生态习性：常见于世界范围内寒温带至热带的浅海和大洋水域。

危害类型：误食中毒。

危险等级：C 级。

伤害症状：见本章第一节概述中伤害症状。

预防及处置：按照本章第一节概述中预防及处置方法来处理。

6. 中文名：海洋卡盾藻（图 3.6）

学名：*Chattonella marina* var. *ovata* Demura & Kawachi, 2009

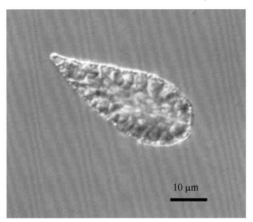

图 3.6　海洋卡盾藻

（图片引自：http://baike.baidu.com）

主要形态特征：海洋卡盾藻是一种沿岸性鞭毛藻类。为营养体单细胞，中型至大型单细胞（长 30~70 μm，宽 20~30 μm），呈长圆形至卵圆形，呈黄褐色，背腹纵扁，后端有一个微小的突起。色素体多为椭圆形，呈黄褐色，由中心向四周呈辐射状排列，蛋白核裸露，无黏液泡。无细胞壁，细胞外覆盖一层薄黏液层。通过二分裂进行无性繁殖，有性生殖为异配生殖。易在低光照、低气压条件下大量繁殖。海洋卡盾藻的最适生长条件为温度25℃，盐度 25~30。其孢囊（长 25~35 μm，宽 15~25 μm）大多呈半球形，表面光滑，呈黄绿色或褐色，常附着在硅藻壳表面或沙粒上，内含数个黑色或暗褐色颗粒。

分布：分布于温带、亚热带和热带海域；中国南海海域有分布。

生态习性：海洋卡盾藻是广温广盐性种，多在温带海域发生赤潮，也在热带和亚热带海域出现。

危害类型：误食中毒。

危险等级：C 级。

伤害症状：见本章第一节概述中伤害症状。

预防及处置：按照本章第一节概述中预防及处置方法来处理。

7. 中文名：巴哈马梨甲藻（图 3.7）

学名：*Pyrodinium bahamense* L. Plate, 1906

主要形态特征：巴哈马梨甲藻是中型甲藻（直径 37~52 μm）。单个细胞，或成链。细胞呈圆形，单个标本中有明显的顶刺和反尖刺，或前后压扁成链状，刺仅在末端个体上可见。色素体伸长，或多或少呈放射状排列。甲板表面覆盖有微小的刺和大的突出的孔。

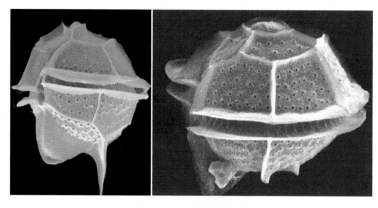

图 3.7　巴哈马梨甲藻

（图片引自：http://yandex.com）

顶孔板（Po）呈三角形。产生的主要毒素通常是石房蛤毒素（STX）、脱氨甲酰基石房蛤毒素（dcSTX）和膝沟藻毒素（GTX5）。它们存在于贻贝、牡蛎、扇贝、蛤蜊中，也存在于草食性鱼类的鳃中。

分布：国外在北美（佛罗里达、墨西哥）、中美洲（哥斯达黎加、萨尔瓦多、危地马拉、尼加拉瓜）、东南亚（菲律宾、马来西亚、文莱、印度尼西亚、巴布亚新几内亚）等海域均有发现；中国南海海域有分布。

生态习性：巴哈马梨甲藻赤潮只在盐度不小于 20 和温度大于 20℃的海域发生。

危害类型：误食中毒。

危险等级：C 级。

伤害症状：见本章第一节概述中伤害症状。

预防及处置：按照本章第一节概述中预防及处置方法来处理。

8. 中文名：具齿原甲藻（图 3.8）

学名：*Prorocentrum dentatum* F. Stein，1883

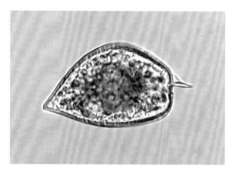

图 3.8　具齿原甲藻

（图片引自：http://yandex.com）

主要形态特征：具齿原甲藻细胞（长 14~22 μm，宽 9~13 μm）似枪锋形，肩平或一侧稍突，后部尖或微圆，厚度因生长期不同而变化较大，一般 5~6 μm。无顶刺或顶刺不明显，色素体黄褐色，在自然样品中经常发现细胞以链状群体形式存在，一般 2~5 个，这一特征也有别于这个属的其他种类。

分布：中国东南沿海和南海东沙群岛海域有分布。

生态习性：主要分布于盐度较高的海域，5 月是繁殖盛期，易发生赤潮。

危害类型：误食中毒。

危险等级：C 级。

伤害症状：见本章第一节概述中伤害症状。

预防及处置：按照本章第一节概述中预防及处置方法来处理。

9. 中文名：多环旋沟藻（图 3.9）

学名：*Cochlodinium polykrikoides* Margalef，1961

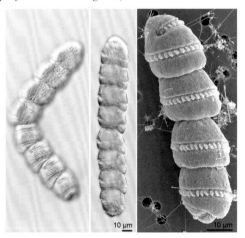

图 3.9 多环旋沟藻

（图片引自：http://www.marinespecies.org）

主要形态特征：多环旋沟藻是一种无甲的海洋浮游性甲藻。具有单细胞和链状群体两种形态，单细胞（长 30~40 μm，宽 20~30 μm）呈椭圆形，有背腹之分。链状群体的细胞数一般 8 个以下，偶尔可见 16 个。多环旋沟藻是一种光合作用种，色素体数量众多，黄绿色到棕色，呈杆状或椭圆形。通过二分裂进行无性繁殖，分裂平面是倾斜的。细胞核位于上鞘的前部。上鞘为圆锥形，顶端为圆形，下鞘二裂。多环旋沟藻具有独特的螺旋状横沟，约是细胞长度的 0.6 倍，明显左旋螺旋线下降环绕在细胞周围 1.8~1.9 圈。纵沟向着底点越深、越宽，并将下鞘分成不对等的两裂。

分布：全球广布种；中国南海海域有分布。

生态习性：常见于暖温带和热带海域。

危害类型：误食中毒。

危险等级：C 级。

伤害症状：见本章第一节概述中伤害症状。

预防及处置：按照本章第一节概述中预防及处置方法来处理。

第二节　腹泻性贝毒藻类

一、概述

腹泻性贝毒（Diarrhetic Shellfish Poisoning，DSP）毒素主要来源于可形成有毒赤潮的鳍藻，包括渐尖鳍藻、具尾鳍藻、倒卵形鳍藻等。导致 DSP 事件的生物通常包括浮游藻鳍藻（*Dinophysis* spp.），也可能包括一部分附生或底栖的双鞭甲藻原甲藻属（*Prorocentrum*）的物种。

腹泻性贝毒是由有毒赤潮藻类鳍藻属和原甲藻属的一些种类产生的脂溶性多环醚类生物活性物质组成。腹泻性贝毒可在贝类等滤食性动物体内富集，危害食用者健康。腹泻性贝毒在全球沿岸海域均有分布，是世界范围内具有最严重威胁的赤潮藻毒素之一。

（一）伤害症状

腹泻性贝毒中毒症状主要有腹泻、呕吐、恶心、腹痛和头疼。发病时间可在食后 30 min 至 14 h 不等。

（二）预防及处置

一般在 48 h 内恢复健康。一般止泻药无效。DSP 不是一种可致命的毒素，通常只引起轻微的胃肠疾病，而症状也会很快消失，没有剧烈的急性中毒反应症状，但大田软海绵酸是强烈的致癌因子。

二、主要种类

1. 中文名：具尾鳍藻（图 3.10）

学名：*Dinophysis caudata* Saville-Kent，1881

主要形态特征：具尾鳍藻是一种带鞘的海洋浮游甲藻。细胞大、长而呈不规则卵形，细胞大小：长 70~110 μm，背腹宽 37~50 μm。具尾鳍藻具有色素体和大的后核，细胞常成对出现。甲板厚，具大量网纹，每个网纹空隙中都含有一个孔。在下鞘上有一个很长的腹侧突起，延长的突起的长度和形状各不相同，并且通常在其后端呈锯齿状。具尾鳍藻通过二分裂进行无性繁殖。

分布：分布于全球温带到热带浅海水域；中国南海海域有分布。

生态习性：栖息于暖水浅海海域。

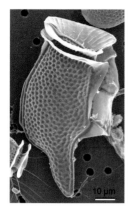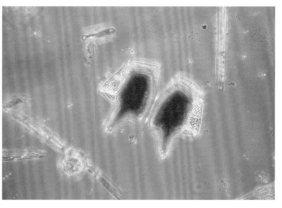

图 3.10 具尾鳍藻

（图片引自：http：//www.marinespecies.org）

危害类型：误食中毒。

危险等级：C 级。

伤害症状：见本章第二节概述中伤害症状。

预防及处置：按照本章第二节概述中预防及处置方法来处理。

2. 中文名：倒卵形鳍藻（图 3.11）

学名：*Dinophysis fortii* Pavillard，1924

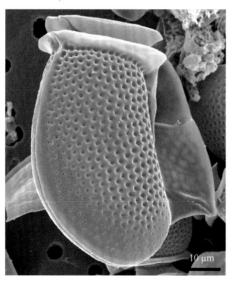

图 3.11 倒卵形鳍藻

（图片引自：http：//www.marinespecies.org）

主要形态特征：倒卵形鳍藻是一种光合甲藻，通过二分裂进行无性繁殖。细胞（长 56~83 μm，背腹宽 43~58 μm）较长，近卵圆形，末端在宽圆形的后部（背部隆起），后端最宽。细胞有弯曲的背缘和几乎笔直的腹缘，且细胞表面有深孔。细胞也有两个发育良好的沟。左侧纵沟大约是细胞长度的4/5。右纵沟也很长，可以延伸到第二根肋骨（细胞壁的突出物）之外。甲板较厚，其下鞘具有网状结构，每个网眼状空隙中具有一个孔。倒卵形鳍藻细胞有许多大的中央色素体。

分布：分布于全球冷温带海域，但也见于亚热带到热带海域；中国南海海域有分布。

生态习性：喜出现在低温和高盐度海域。

危害类型：误食中毒。

危险等级：C级。

伤害症状：见本章第二节概述中伤害症状。

预防及处置：按照本章第二节概述中预防及处置方法来处理。

3. 中文名：渐尖鳍藻（图3.12）

学名：*Dinophysis acuminata* Claparède & Lachmann，1859

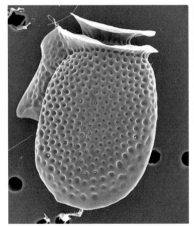
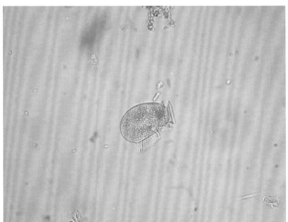
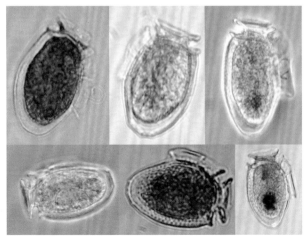

图3.12　渐尖鳍藻

（图片引自：http://www.marinespecies.org）

主要形态特征：渐尖鳍藻是混合营养物种。通过二分裂进行无性生殖。从侧面看，细胞（长 38~58 μm，背腹纵深 30~38 μm）呈蛤壳状，为椭圆形或圆形，顶部有冠，侧面有翼或鳍，后部为圆形。细胞有一个位于中央的细胞核和一个浅的上鞘。后部轮廓为圆形，有时腹侧有小的底部突起。左侧纵沟发育良好，并延伸到细胞中点以外。细胞有 3 根纵沟，第三根也是最长的一根指向后端。甲板厚，呈疏松状。细胞中有几个大的红棕色色素体，但其色素体数目可变。

分布：分布于全球温暖到寒冷的海域；中国南海海域有分布。

生态习性：可生活在温度、盐度和光照条件广泛的不同地理环境中。经调查，该物种生活在温度范围为 12~22℃、盐度为 28~34.5 的环境条件下。在峡湾以及封闭海域中易发生赤潮。

危害类型：误食中毒。

危险等级：C 级。

伤害症状：见本章第二节概述中伤害症状。

预防及处置：按照本章第二节概述中预防及处置方法来处理。

4. 中文名：圆鳍藻（图 3.13）

学名：*Phalacroma rotundatum* Kofoid & J. R. Michener, 1911

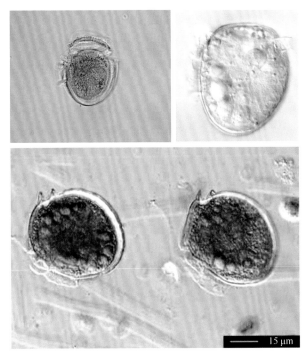

图 3.13　圆鳍藻

（图片引自：http://www.marinespecies.org）

主要形态特征：圆鳍藻是一种带鞘的海洋浮游甲藻。圆鳍藻无色素体，原生质体清晰，有许多食物液泡，为异养生物，细胞核向后，经常见到巨细胞阶段。圆鳍藻通过二分裂进行无性繁殖。其细胞中等大小（长 36~56 μm，腹背深 36~43 μm），细胞在侧视图上呈宽圆形，腹侧和背侧边缘凸起。左侧纵沟延伸超过细胞长度的 1/2~3/4。甲板表面覆盖着多孔和散布的毛孔。

分布：广泛分布于全球各海域；中国南海海域有分布。

生态习性：广温广盐种。

危害类型：误食中毒。

危险等级：C 级。

伤害症状：见本章第二节概述中伤害症状。

预防及处置：按照本章第二节概述中预防及处置方法来处理。

5. 中文名：帽状鳍藻（图 3.14）

学名：*Phalacroma mitra* F. Schütt，1895

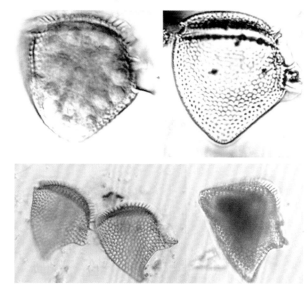

图 3.14　帽状鳍藻

（图片引自：http://www.marinespecies.org）

主要形态特征：帽状鳍藻是一种具有色素体的带鞘海洋浮游甲藻物种。其细胞（长70~95 μm，背腹宽 58~70 μm）大、宽，呈楔形。在左侧纵沟下方，下鞘边缘明显凹陷。左侧纵沟相对较短，长度仅为总细胞长度的一半。细胞最宽处是左侧纵沟的第二根肋骨的底部。甲板厚且有粗糙的网状结构，有些具有一个小的中心孔，其通过二分裂进行无性生殖。

分布：广泛分布于全球暖温带至热带的浅海水域；中国南海海域有分布。

生态习性：广温广盐种。

危害类型：误食中毒。

危险等级：C 级。

伤害症状：见本章第二节概述中伤害症状。

预防及处置：按照本章第二节概述中预防及处置方法来处理。

6. 中文名：卵圆鳍藻（图 3.15）

学名：*Dinophysis ovum* Schütt，1895

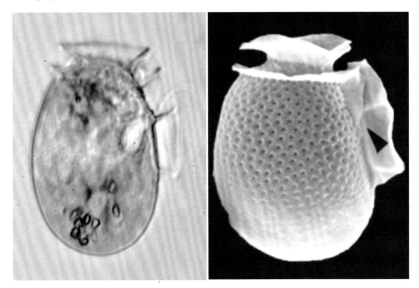

图 3.15　卵圆鳍藻

（图片引自：http://www.marinespecies.org）

主要形态特征：卵圆鳍藻为小型至中型细胞（长 32～42 μm）。侧视图中，呈有点不规则的卵形，相当不对称，底部圆形较宽，顶端较窄；腹侧轮廓直到中部较上侧略有凸起，从那里开始，或多或少的宽和圆；背侧轮廓总是比腹侧轮廓凸出得更强烈。细胞的较宽深度位于细胞中部。质膜板具有粗糙的网状结构，并且大多数网眼状空隙中有一个中心小孔。

分布：全球范围内广泛分布；中国南海海域有分布。

生态习性：常见于近海及河口地区。

危害类型：误食中毒。

危险等级：C 级。

伤害症状：见本章第二节概述中伤害症状。

预防及处置：按照本章第二节概述中预防及处置方法来处理。

7. 中文名：尖头鳍藻（图 3.16）

学名：*Dinophysis acuta* Ehrenberg，1839

主要形态特征：尖头鳍藻可进行光合作用。通过二分裂进行无性繁殖。细胞（长 54～94 μm，宽 43～60 μm）呈蛤壳状，顶部有冠，侧面有翼或鳍，后部略尖。细胞横向扁平，后端形成一定方向的较钝的腹侧凸起。细胞的最宽宽度在下鞘的中部以下。细胞有 3 个发

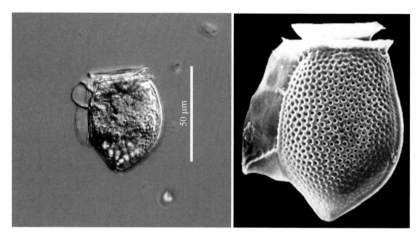

图 3.16　尖头鳍藻

（图片引自：http://species-identification.org）

育良好的纵沟，左侧纵沟向后端增宽。下鞘的前 2/3 具有平缓的凸边，后 1/3 处有直的背侧边缘。从第三根肋骨起下鞘的一侧是直的，对侧是圆形的，在连接处形成锐角。色素体呈红棕色。

分布：分布于全球温带的浅海和大洋水域；中国南海海域有分布。

生态习性：通常从 7 月初开始形成赤潮，在 8 月下旬达到顶峰。也可以看到零星的较小的春季藻华或赤潮现象。较大的赤潮通常出现在夏季。

危害类型：误食中毒。

危险等级：C 级。

伤害症状：见本章第二节概述中伤害症状。

预防及处置：按照本章第二节概述中预防及处置方法来处理。

8. 中文名：三角鳍藻（图 3.17）

学名：*Dinophysis tripos* Gourret，1883

主要形态特征：三角鳍藻是一种带鞘的海洋浮游甲藻，具色素体，可营光合作用。三角鳍藻是细胞个体大（长 90～125 μm，背腹宽 50～60 μm），容易辨认，有两个长的反尖角。三角鳍藻通过二分裂进行无性繁殖，其有性繁殖可能具有性别二型性，是该物种生命周期的一部分。细胞向前向后伸长且不对称，有两个向后的突起；一个较长的腹突和一个较短的背突，呈"V"形。"V"形突起通常在后端有锯齿（小的节状棘突）。左侧纵沟向后增宽，常呈网状。厚厚的甲板有很大的锯齿。细胞侧向压缩，有一个小的帽状上鞘和一个大得多的下鞘（上鞘的背腹深度是下鞘的 1/3～1/2）。细胞先端宽阔的横沟形成一个狭窄的漏斗状结构，遮挡了底部的上鞘。下鞘包含 4 个大的板，构成了细胞的大部分。细胞较长，缩小变窄形成两个锥形或尖状的后凸：一个短的位于背侧，另一个长的位于腹侧。在腹侧，下鞘笔直或略有波状。背缘在横沟下面是凹的，然后是凸的，一直向下直到背部的凸起部位。

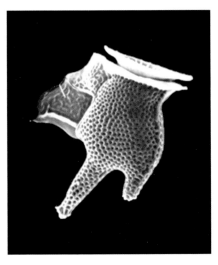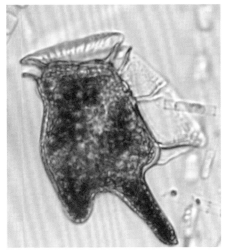

图 3.17 三角鳍藻

（图片引自：http：//species-identification. org 和 http：//www. marinespecies. org）

分布：分布于全球暖温带到热带水域；中国南海海域均有分布。

生态习性：广温广盐种。

危害类型：误食中毒。

危险等级：C 级。

伤害症状：见本章第二节概述中伤害症状。

预防及处置：按照本章第二节概述中预防及处置方法来处理。

9. 中文名：墨西哥原甲藻（图 3. 18）

学名：*Prorocentrum mexicanum* Osorio-Tafall，1942

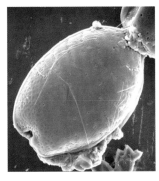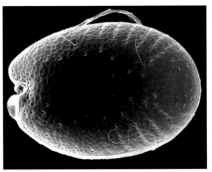

图 3. 18 墨西哥原甲藻

（图片引自：http：//species-identification. org 和 http：//www. marinespecies. org）

　　主要形态特征：墨西哥原甲藻是一种光合物种。墨西哥原甲藻细胞（长 30~40 μm，宽 20~30 μm）呈卵形至长圆形，年轻细胞的甲板表面是光滑的，但在较老的细胞中可能出现褶皱。间插带宽且有横向的条纹。墨西哥原甲藻通过二分裂进行无性繁殖。在自然种群中也观察到有性生殖。甲藻细胞自由游动或附着在漂浮的碎屑上，带有黏液链，细胞常嵌在黏液中。

分布：分布于太平洋和大西洋；中国南海海域有分布。

生态习性：通常存在于热带浅海湾中。

危害类型：误食中毒。

危险等级：C 级。

伤害症状：见本章第二节概述中伤害症状。

预防及处置：按照本章第二节概述中预防及处置方法来处理。

10. 中文名：利玛原甲藻（图 3.19）

学名：*Prorocentrum lima* F. Stein, 1878

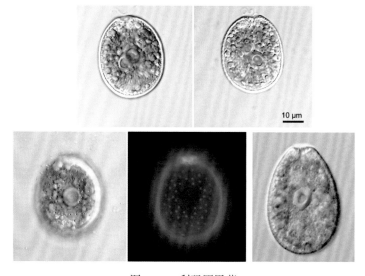

图 3.19　利玛原甲藻

（图片引自：http://www.marinespecies.org）

主要形态特征：利玛原甲藻是一种光合物种，含有两个色素体、一个蛋白核和一个大的后核。利玛原甲藻为中小型细胞（长 30~57 μm，宽 21~46 μm），呈卵球形到圆形、椭圆形或长圆形。细胞中部最宽，前端狭窄。右侧壳面的鞭毛周区宽"V"形，由 8 个薄片和两个小孔组成。甲板厚而光滑，表面有分散的孔。有显著的蛋白核（淀粉环），可见于甲板。在较老的细胞中，甲板表面会变弯曲。间插带在甲板周围表现为一个厚的、光滑的和清晰的边缘；它可以表现为一个向外扩张的脊状突起。这种物种的外形具有很大的变异性。利玛原甲藻通过二分裂进行无性繁殖，其中每一个新的子细胞与母细胞膜分离并产生两个新的壳面。本种还表现出另一种形式的无性繁殖，其中一对细胞链封闭在薄壁孢囊内。有性生殖在这个物种中也有记录。利玛原甲藻在其生命周期中产生一个浅颜色的休眠孢囊（直径 70~75 μm），为圆形，壁光滑，呈 3 层。

分布：分布于全球温带和热带海域；中国南海海域有分布。

生态习性：见于温带和热带海域，近岸海域或河口，底栖，偶尔浮游生活。该物种栖息于沙中，附着在红藻和褐藻及底栖碎屑的表面，多见于珊瑚礁区，也见于红树林栖息地的漂浮碎石上。

危害类型：误食中毒。

危险等级：C 级。

伤害症状：见本章第二节概述中伤害症状。

预防及处置：按照本章第二节概述中预防及处置方法来处理。

11. 中文名：波罗的海原甲藻（图 3.20）

学名：*Prorocentrum balticum* Loeblich Ⅲ, 1970

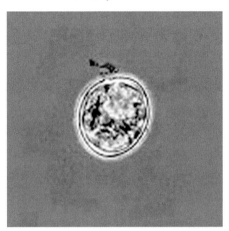

图 3.20　波罗的海原甲藻

（图片引自：http://species-identification.org）

主要形态特征：波罗的海原甲藻细胞个体微小，长约 13~18 μm，宽约 11~15 μm。顶刺很小，在光镜下难以辨认。壳面呈宽椭圆形或卵圆形，甚至近圆形；电镜下可观察到甲板上分布着大量的小孔，且有许多呈六角形排列的小刺。

分布：在全球海域广泛分布；中国南海海域有分布。

生态习性：主要分布于近岸海域。

危害类型：误食中毒。

危险等级：C 级。

伤害症状：见本章第二节概述中伤害症状。

预防及处置：按照本章第二节概述中预防及处置方法来处理。

12. 中文名：微小原甲藻（图 3.21）

学名：*Prorocentrum cordatum* J. D. Dodge, 1976

主要形态特征：微小原甲藻是一种混合营养的甲藻。它通过二分裂进行无性生殖。细胞（长 14~22 μm，宽 10~15 μm）形状从三角形到心形不等（有时为叶形），宽端稍有凹

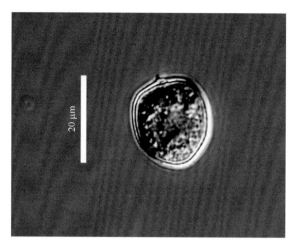

图 3.21　微小原甲藻

（图片引自：http://www.marinespecies.org）

陷。它的表面覆盖着非常小的刺。微小原甲藻有许多金棕色色素体和一个大的蛋白核。它有两个鞭毛，上面有许多微孔。在水中移动速度很快。

　　分布：分布于全球温带和热带；中国南海海域有分布。

　　生态习性：分布于温带和热带地区的半咸水、河口水域，如峡湾、海湾和其他沿海水域。夏季，尤其是 8 月和 9 月，易暴发出现水华，常在河口水域形成赤潮。

　　危害类型：误食中毒。

　　危险等级：C 级。

　　伤害症状：见本章第二节概述中伤害症状。

　　预防及处置：按照本章第二节概述中预防及处置方法来处理。

13. 中文名：凹形原甲藻（图 3.22）

学名：*Prorocentrum concavum* Y. Fukuyo，1981

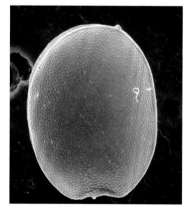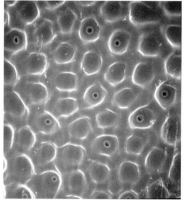

图 3.22　凹形原甲藻

（图片引自：http://www.marinespecies.org）

主要形态特征：凹形原甲藻经常在视图中观察到呈双瓣状，是一种带鞘的海洋底栖甲藻，其细胞既可以活动，也可以嵌入附着在碎屑上的黏液中。凹形原甲藻的细胞（长38～58 μm，宽35～48 μm）呈宽椭圆形至卵圆形。通过二分裂进行无性繁殖，可进行光合作用，色素体呈金黄色。还存在两个杯状的蛋白核。右侧壳面的鞭毛周区呈"V"形，由9个小薄片组成，没有纹饰，有一个大的鞭毛孔和小得多的副孔。左侧甲板稍向前凹陷，与鞭毛周区接触的顶部脊（凸缘）加厚。裂片凹陷，间插带平滑或颗粒状具有条纹。小孔散布在甲板表面，甲板中心无孔。细胞核为圆形到椭圆形。壳面中心是凹的或扁平的。甲板表面覆盖有1000～1100个突出的网眼状空隙。网眼状空隙呈圆形到椭圆形，边缘光滑，通常有一个中心小孔（直径0.8 μm）。

分布：分布于全球热带和浅海水域；中国南海海域有分布。

生态习性：常见于热带和浅海水域。

危害类型：误食中毒。

危险等级：C级。

伤害症状：见本章第二节概述中伤害症状。

预防及处置：按照本章第二节概述中预防及处置方法来处理。

14. 中文名：霍夫曼原甲藻（图3.23）

学名：*Prorocentrum hoffmannianum* M. A. Faust，1990

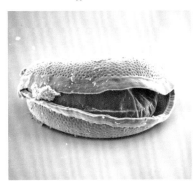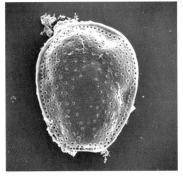

图3.23　霍夫曼原甲藻

（图片引自：http://www.marinespecies.org）

主要形态特征：霍夫曼原甲藻是一种带鞘的海洋底栖甲藻，细胞可移动或通过黏液附着在碎屑上。经常在视野中观察到呈双瓣状。是一种光合作用物种，含有金黄色的色素体和位于中心位置的类蛋白核。一个大的细胞核位于后面。通过二分裂进行无性繁殖。细胞（长45～55 μm，宽40～45 μm）呈卵圆形，中部最宽，顶部稍变细。两个壳面的中心都略微凹陷。间插带是平滑的，在细胞周围看起来像一个张开的脊。光镜下观察，边缘网孔具有条纹。甲板表面呈深深的网状结构，网孔致密、大、圆形到长圆形。深部网孔内有小的圆形到卵形的孔，这些孔边缘光滑，直径1.0～1.5 μm。每个甲板上大约有650～700个网孔。右侧壳面的鞭毛周围区域是一个位于右瓣顶部的宽三角形。它有8个鞭毛周围小薄片和两个鞭毛周围孔，一个鞭毛孔和一个副孔（大小相等）。左侧壳面和右侧壳面都是顶端开挖的。左侧壳面与鞭毛周围区域相接触。可产生脂溶性毒素，同时还具有很强的鱼毒活性。凹形原甲藻不仅能产生大田软海绵酸，而且还能产生速效毒素（FAT）、鳍藻毒素（DTX-5-a 和 DTX-5-b）、原内酯 B 和霍夫曼内酯。

分布：国外分布于加勒比海的热带沿海地区；中国南海海域有分布。

生态习性：多分布于漂浮的碎屑或粘在沉积物上。

危害类型：误食中毒。

危险等级：C 级。

伤害症状：见本章第二节概述中伤害症状。

预防及处置：按照本章第二节概述中预防及处置方法来处理。

15. 中文名：斑点原甲藻（图 3.24）

学名：*Prorocentrum hoffmannianum* M. A. Faust，1990

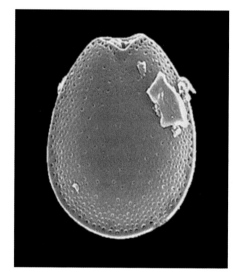

图 3.24　斑点原甲藻

（图片引自：http://species-identification.org）

主要形态特征：斑点原甲藻是一种带鞘的海洋底栖甲藻物种。在壳面视野中经常观察到呈双瓣状。该藻可进行光合作用，含有金黄色的色素体和位于中心位置的类蛋白核。一个大的圆形后核位于肾核附近。通过二分裂进行无性繁殖。细胞（长 40~50 μm，宽 30~40 μm）呈椭圆形至卵圆形，中部后面最宽，前端狭窄。右侧壳面的鞭毛周区呈 "V" 形，由 8 个小薄片和两个小孔组成。左侧壳面上的一个薄的尖嵴（凸起的边缘）包围鞭毛周围区域。鞭毛和其周围的辅助孔的大小大致相等。在辅助孔和鞭毛孔附近有一个圈和小薄片。甲板表面为有褶皱，甲板上的孔明显分散（每个壳面 85~90 个）。甲板凹陷，有散布的毛孔和边缘的一排大毛孔。孔的大小不一，从肾形到圆形或椭圆形，平均直径 0.6 μm。孔洞之间的间距为 2~4 μm。甲板中心没有孔。其甲板边缘形成一个明显的脊，它看起来像一个围绕细胞的凸缘。它有等间距的边缘孔（每个壳面 65～75 个），看起来比壳面孔大，尺寸更均匀。边缘的毛孔表现为边缘凸起的圆形凹陷，被更小的毛孔穿透。

分布：分布于中美洲（伯利兹、英属维尔京群岛、巴拿马）海域；中国南海南沙群岛海域有分布。

生态习性：以黏液链附着在碎屑或沉积物上，细胞可移动，多见于漂浮碎屑中。

危害类型：误食中毒。

危险等级：C 级。

伤害症状：见本章第二节概述中伤害症状。

预防及处置：按照本章第二节概述中预防及处置方法来处理。

16. 中文名：*浮士德原甲藻*（图 3.25）

学名：*Prorocentrum faustiae* S. L. Morton，1998

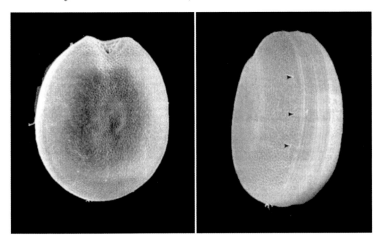

图 3.25　浮士德原甲藻

（图片引自：http：//species-identification.org）

主要形态特征：浮士德原甲藻是一种带鞘的海洋底栖甲藻，在壳面视野中观察到呈双瓣状。通过二分裂进行无性繁殖。是一种光合作用物种，含有大量的金黄色色素体和位于中心位置的类蛋白核。一个大的肾形核位于后方。宽阔的椭圆形细胞（长 43～60 μm，宽 38～53 μm），外观具皱纹。甲板中心是凹的。鞭毛周区宽，鞭毛周区是位于右瓣顶部的一个宽阔的三角形 "V" 形区域，由 16 个顶端小薄片组成。还包括两个孔：一个大的鞭毛孔和一个较小的辅助孔。小孔（直径 0.1 μm）在壳面表面和沿着壳面周缘致密。间插带具有横向条纹。

分布：常见于大洋洲（澳大利亚珊瑚海）、印度洋（欧罗巴岛）；中国南海海域有分布。

生态习性：是附生在大型藻类上的底栖生物，本种与来自澳大利亚大堡礁的巨型珊瑚礁有关。

危害类型：误食中毒。

危险等级：C 级。

伤害症状：见本章第二节概述中伤害症状。

预防及处置：按照本章第二节概述中预防及处置方法来处理。

第三节　记忆缺失性贝毒藻类

一、概述

由一种海洋硅藻——伪菱形藻（*Pseudo-nitzschia* sp.）产生的强神经性生物毒素，化学名称为多莫酸（domoic acid, DA），是一种兴奋性脯氨酸衍生物和神经毒素，是浮游植物代谢的产物，可以在被藻类污染的海洋食物特别是贝类中检测到，其结构与红藻氨酸和谷氨酸相似，是红藻氨酸受体的兴奋剂，当硅藻大量繁殖时，双壳贝类等低等的海洋动物，能通过摄食藻类饵料而在体内积累大量的多莫酸；一旦被其他动物摄食，就可能引起这些动物中毒或死亡。如果与人类中枢神经系统（大脑海马体）的谷氨酸受体结合，可引起神经系统麻痹，并能导致大脑损伤而失去记忆。

当某些种类的硅藻大量发生时，双壳贝类、虾蟹类、头足类等较为低等的海洋动物，能通过摄食藻类而在体内积累大量的多莫酸，它们一旦被海洋哺乳类摄食，就可能引起这些动物中毒或死亡。当人类食用该类海产品的时候会产生中毒症状。

（一）伤害症状

受害者表现出头痛和短期记忆缺失，极少数引起死亡。

（二）预防及处置

多莫酸作为一类神经毒素、递质和阻断剂在贝类组织中积累，进而间接地影响着人类的健康。对由多莫酸引起的记忆缺失性贝中毒还没较好的疗法，仅在小鼠实验中发现用苯二氮䓬（Diazepan, 5 mg/kg）可减少震颤行为，但无法完全恢复受损的海马结构或空间记忆能力。

二、主要种类

1. 中文名：尖刺伪菱形藻（图 3.26）

学名：*Pseudo-nitzschia pungens* Lundholm, Churro, Carreira & Calado, 2009

主要形态特征：尖刺伪菱形藻可以进行有性繁殖和无性繁殖。细胞长 74~142 μm，宽 3~8 μm，细胞形状窄，为船形，呈黄棕色，被硅质外壳覆盖，含有两个色素体，呈板状，位于中心面的两侧。细胞通过与相邻细胞的末端重叠形成链。细胞重叠约为细胞长度的

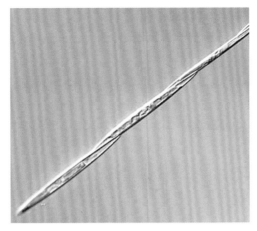

图 3.26　尖刺伪菱形藻

（图片引自：http：//www.marinespecies.org）

1/4~1/3。甲板轮廓对称。没有中央空隙，壳面 10 μm 内有 8~14 个壳面内部成排的小结节或壳面条纹，每一条带有 3~4 个一端被小板塞住的小孔，即拟孔，每 1 μm 带有 5~7 个一端被小板塞住的小孔。

　　分布：广泛分布于世界各地的浅海地区；中国南海海域有分布。

　　生态习性：夏天细胞密度较低。

　　危害类型：误食中毒。

　　危险等级：C 级。

　　伤害症状：见本章第三节概述中伤害症状。

　　预防及处置：按照本章第三节概述中预防及处置方法来处理。

2. 中文名：多列伪菱形藻（图 3.27）

学名：*Pseudo-nitzschia multiseries* Hasle，1995

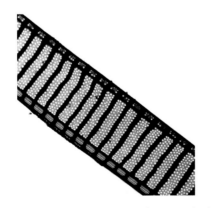
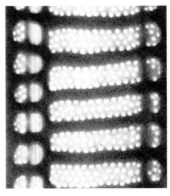

图 3.27　多列伪菱形藻

（图片引自：http：//www.marinespecies.org）

主要形态特征：营海水浮游生活。细胞长度为 80~140 μm，宽度为 3.4~4.5 μm，束腰状棱形。细胞可连接成短链，在链中，细胞重叠是显著的（约 1/3 的细胞长度）。甲板对称，壳面线舟形到披针形。两端对称，中部膨大显著，向链端渐尖。缺少中心间隙。点条纹由多列孔纹组成，肋突和肋纹的密度接近。壳面 10 μm 内有 10~15 个壳面内部成排的小结节或壳面条纹，在每个条纹内有 3~4 排一端被小板塞住的小孔，即拟孔，在 1 μm 内有 5~7 个拟孔。

分布：全球性广泛分布；中国南海海域有分布。

生态习性：多栖息于近岸海域。

危害类型：误食中毒。

危险等级：C 级。

伤害症状：见本章第三节概述中伤害症状。

预防及处置：按照本章第三节概述中预防及处置方法来处理。

3. 中文名：多纹伪菱形藻（图 3.28）

学名：*Pseudo-nitzschia multistriata* Takano，1995

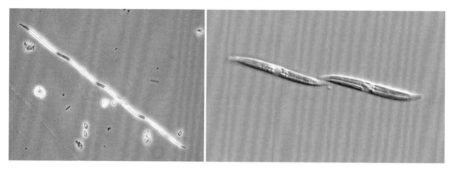

图 3.28　多纹伪菱形藻

（图片引自：http://www.researchgate.net）

主要形态特征：细胞长度为 46~75 μm（顶端轴），宽度为 2.9~3.7 μm（心尖轴），束腰状为"S"形，从而使菌落具有特征性的波状形状。在链中，细胞重叠很短（细胞长度的 1/8~1/11）。壳面中部呈线形，边缘向圆形末端逐渐变细。缺少中心间隙。壳面 10 μm 内有 22~28 个壳面内部成排的小结节和 36~46 个壳面条纹，在每个条纹内有两排一端被小板塞住的小孔，即拟孔，在 1 μm 内有 10~12 个拟孔。

分布：在欧洲、北美洲、南美洲、亚洲和大洋洲海域均有发现；中国南海海域有分布。

生态习性：多分布于近岸海域。

危害类型：误食中毒。

危险等级：C 级。

伤害症状：见本章第三节概述中伤害症状。

预防及处置：按照本章第三节概述中预防及处置方法来处理。

4. 中文名：拟柔弱伪菱形藻（图 3.29）

学名：*Pseudo-nitzschia pseudodelicatissima* Hasle，1993

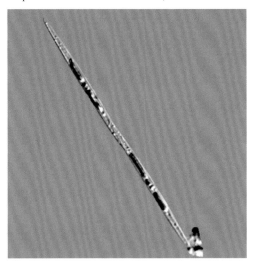

图 3.29 拟柔弱伪菱形藻

（图片引自：http://baynature.org）

主要形态特征：拟柔弱伪菱形藻属于硅藻，可以进行有性繁殖和无性繁殖。细胞长度为 54~87 μm，宽度为 0.9~1.6 μm，细胞宽度小于 3 μm。在束带视图中，呈线形或披针形。细胞通过重叠细胞末端形成链，细胞重叠部分约为细胞长度的 1/9。壳面狭窄，呈线形，向尖端逐渐变细。存在一个大的中央空隙。壳面 10 μm 内有 20~25 个壳面内部形成的小结节和 36~43 个壳面条纹，每个条纹内有一排一端被小板盖住的小孔，即拟孔，1 μm 内有 5~6 个拟孔。

分布：世界范围内的浅海和大洋广泛分布；中国南海海域有分布。

生态习性：主要在夏季出现，早春易形成赤潮。

危害类型：误食中毒。

危险等级：C 级。

伤害症状：见本章第三节概述中伤害症状。

预防及处置：按照本章第三节概述中预防及处置方法来处理。

第四节 神经性贝毒藻类

一、概述

目前仅从短裸甲藻（*Karenia brevis*）细胞提出液中分离出过神经性贝毒（neurotoxic

shellfish poison，NSP）毒素。神经性贝毒主要是因贝类摄食短裸甲藻后在体内蓄积，被人类食用后的中毒症状主要是神经麻痹。它的毒性较低，对小鼠的半致死量 LD_{50} 为 50 μg/kg。由于产毒藻短裸甲藻也曾称为 *Ptychodiscus breve*，因此这些毒素也称为 Ptychodiscus brevetoxin（PbTx）。

NSP 可以引起鱼类的大量死亡，当人吸入含有其毒素的气雾时也会引起咳嗽、呼吸困难等中毒症状，它的毒性较低，对小鼠的半致死量 LD_{50} 为 50 μg/kg。

（一）伤害症状

主要胃肠症状是腹痛、恶心、腹泻和呕吐；感觉神经症状包括神经性麻痹、体温逆差、肌痛；脑神经症状有眩晕、共济失调；运动神经症状有无力；其他全身症状包括全身不适、寒战、头痛等。一般病情比较缓和，无死亡病例。

（二）预防及处置

神经性贝类中毒的毒性和危险度随着牡蛎食用量增多而增加，因此，对易被短裸甲藻污染的海域及时做好海水常规检测，及早了解赤潮影响的海域，在贝类可能受污染之时，做好宣传工作和终止销售可食用贝类，是有效预防 NSP 发生的关键。

二、主要种类

1. 中文名：短裸甲藻（图 3.30）

学名：*Karenia breve* Gert Hansen & Moestrup，2000

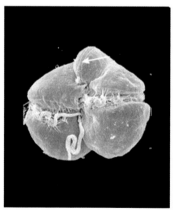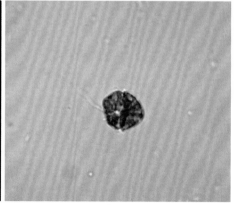

图 3.30　短裸甲藻

（图片引自：http：//species-identification.org）

主要形态特征：短裸甲藻是一种无甲板的海洋浮游甲藻，是一种光合植物，其色素体为黄绿色，色素体为多链蛋白。圆形细胞核较大，直径为 6~9 μm，细胞内还存在脂质球。

细胞较小，背腹侧平，有一个凸出的背侧和凹陷的腹侧。细胞轮廓为正方形。细胞的尺寸范围从 20~40 μm 的宽度至 10~15 μm 的深度，并且比长稍宽。该物种没有多甲藻黄素作为主要的辅助色素。短裸甲藻通过二分裂进行无性繁殖；细胞在有丝分裂期间为斜分裂。这个物种也有一个性周期：等配子的产生，融合和形成一个双配子。双配子与营养细胞形态相似，但较大。配子更圆，稍小于营养细胞（直径 18~24 μm）。据推测，温度会控制性周期的开始，因为性阶段只发生在秋季和冬季，无论是在野外种群还是在培养物中。

　　分布：分布于温暖的温带到热带水域；中国南海海域有分布。

　　生态习性：在高温、高盐环境中易发生赤潮。

　　危害类型：误食中毒。

　　危险等级：C 级。

　　伤害症状：见本章第四节概述中伤害症状。

　　预防及处置：按照本章第四节概述中预防及处置方法来处理。

第五节　雪卡毒素藻类

一、概述

　　雪卡毒素（ciguatoxin），又名西加毒素，这个名字来源于雪卡鱼类，是 20 世纪 60 年代由夏威夷大学 Scgeuer 教授首次从毒鱼中发现的。该毒素曾从 400 余种鱼中分离得到过，但其真正来源是一种双鞭藻岗比毒甲藻（*Gambierdiscus toxicus*）。雪卡毒素是一种脂溶性高醚类物质，毒性非常强，是河豚毒素的 100 倍，是已知的危害性较严重的赤潮生物毒素之一，无色无味，脂溶性，不溶于水，耐热，不易被胃酸破坏，主要存在于珊瑚鱼的内脏、肌肉中，尤以内脏中含量为高。已发现三类雪卡毒素，即太平洋雪卡毒素（Pacific ciguatoxin）、加勒比海雪卡毒素（Caribbean ciguatoxin）和印度雪卡毒素（Indian ciguatoxin）。无论在数量上还是在毒性上，雪卡毒素是已知的对哺乳动物毒性最强的毒素之一。

　　深海藻类分泌的毒素或活性物质被食草鱼蓄积，并在鱼体内受氧化酶的作用转化成毒性更强、反应更大的毒素。当人食用有毒鱼类时发生中毒。

（一）伤害症状

　　雪卡毒素中毒最显著的特征是"干冰的感觉"和热感颠倒，即当触摸热的东西会感觉冷，把手放入水中会有触电或摸干冰的感觉。常有胃肠道系统症状（50%以上的患者），食雪卡鱼毒后 12~14 h 后发生，主要表现为恶心、呕吐、腹泻和腹痛。这些症状与其他的食物中毒症状极为相似，有时与神经症状同时出现，包括手指和脚趾尖的麻木，局部皮肤瘙痒和出汗；感觉紊乱或热感颠倒；心血管系统症状，包括血压过低、心搏徐缓或心动过速，严重者会导致呼吸困难甚至瘫痪；幻觉症状，即身体失衡、缺乏协调性、产生幻觉、精神消沉和噩梦等；其他症状，包括寒冷、盗汗、眩晕、头痛、刺痛感、灼热感、干冰感和点击感。不经治疗者其自然死亡率为 17%～20%，经积极抢救治疗者死亡率不足 1%，死因多为呼吸肌麻痹所致。

（二）预防及处置

由于缺乏方便、快速的检测技术，雪卡毒鱼的卫生监管存在困难，因此，应加强预防控制。勿吃鱼的内脏、鱼头、鱼皮，尤其是卵巢。曾有过中毒的人，应忌食花生、果仁、芝麻，忌酒，控制 3～6 个月不食海鱼。当前无特异性抗毒素治疗方法，主要为对症处理。20% 甘露醇能竞争性阻断钠通道的开放，缓解神经系统症状，需在补足血容量基础上才能使用，并且要在出现症状早期使用，在发病 24 h 内使用最好，但也有文献不支持该观点。对神经感觉异常有用加巴喷丁治疗数周者。

二、主要种类

1. 中文名：剧毒冈比亚甲藻（图 3.31）

学名：*Gambierdiscus toxicus* R. Adachi & Y. Fukuyo，1979

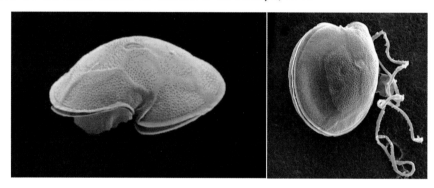

图 3.31　剧毒冈比亚甲藻

（图片引自：http：//species-identification.org）

主要形态特征：剧毒冈比亚甲藻是一种带鞘的海洋底栖甲藻物种，具有光合作用，含有黄色到金棕色的色素体。通过二分裂进行无性繁殖。剧毒冈比亚甲藻的细胞大（深 94～103 μm，宽 78～85 μm，长 53～57 μm），外形透镜状，呈圆形到椭圆形。藻体细胞前后扁平，表面光滑，有许多深而密的气孔，均匀分布。甲板很厚，表面光滑。其细胞月牙形的核是腹面的。上鞘和下鞘呈盘状，高度大致相同。上鞘和下鞘在大小上没有明显的不同。顶孔板呈椭圆形。

分布：分布于法属波利尼西亚的甘比尔群岛等海域；中国南海海域有分布。

生态习性：剧毒冈比亚甲藻常以附生植物的形式存在于大型藻类和死珊瑚上，细胞很容易通过黏液链附着到基质上，在法属波利尼西亚的甘比尔群岛发现附着在棕色巨藻表面。

危害类型：误食中毒。

危险等级：C 级。

伤害症状：见本章第五节概述中伤害症状。

预防及处置：按照本章第五节概述中预防及处置方法来处理。

第四章 有毒海绵类

一、概述

海绵是最原始、结构最简单的多细胞动物，在分类学上隶属多孔动物门。海绵结构简单，没有明显的组织和器官的分化，仅仅依靠海水在体壁内外穿行来完成摄食、吸收及排泄等功能。海绵动物是单细胞动物向多细胞动物过渡的类群，是动物从低级向高级发展的一个重要过程，代表了生物进化史上一个极为重要的阶段。海绵也是迄今为止海洋天然产物的最大来源，在海洋生物资源的开发利用，尤其是海洋药物和海洋天然产物的研究开发中具有重要地位。

海绵的外观并不像动物，不会游动，营固着生活，附着于水中的岩石、贝壳、珊瑚礁、水生植物和其他物体上，甚至生活在海底火山口附近。大多数种类栖息于海水中，少数生活在淡水里。海绵浑身都是小孔，像个过滤器，其生命活动就是通过这些小孔"过滤"海水来完成的。海绵的身体形状千姿百态、五颜六色，形体大小、重量也相距甚远，有扁管状群体的白枝海绵，有圆筒形单体的樽海绵，有形态逼真的枇杷海绵，有宛如杯盏的水杯海绵等。

海绵固着在礁石上生长，由于缺乏物理防御能力，在长期的进化过程中产生了各种次生代谢产物，发展出了化学防御能力，以抵御掠食者和其他附着生物的黏着生长。因此，来自海绵的天然产物结构新颖，具有广泛的生物活性，包括抗肿瘤、抗菌、抗病毒、抗炎和免疫调节等功效。

海绵毒素结构多种多样，包括聚醚类、大环内酯类、核苷类及卤代氨基酸等。海绵毒素的毒理作用主要是细胞毒性和溶血毒性，少数表现为神经肌肉传导阻滞毒性。

(一) 伤害症状

海绵分布广、种类多，但海绵毒素致伤中毒病例却相对少见。由于海绵不能食用，通常只是在海洋环境中遇到海绵刺伤皮肤的情况，病人有瘙痒或针刺感，几小时后局部肿胀、发红，形成风团块，患处有僵硬感，持续 2~3 d 才消失。严重病例在几小时内起疱，疱液可能清亮，也可能慢慢转变为脓性和脓血性，而后发生溃烂。有毒海绵对骨针的机械刺激及其组织内毒素释放，则可能引起明显的全身症状及迟发性过敏反应。

（二）预防及处置

预防：海绵附着于水中的岩石、贝壳、珊瑚礁、水生植物和其他物体上，在水中作业时，注意辨别附着于岩礁上的海绵，尽量避免接触。

处置：刺伤处涂稀醋酸可缓解患处疼痛。可用医用胶布等黏性材料反复粘贴于刺伤处，移走残留颗粒物质，然后与临床上过敏性皮炎做类似处理。必要时口服抗组胺药或使用糖皮质激素。

二、主要种类

1. 中文名：丰头皮海绵

学名：*Suberites tylobtusus* Lévi，1958

主要形态特征：本种隶属韧海绵目（Hadromerida）皮海绵科（Suberitidae）皮海绵属（*Suberites*）。皮层里由呈束状密集的小大头骨针和成束的大头骨针组成，体内层即领细胞层里，有分散的较大的大头骨针。

分布：中国南海西沙群岛海域有分布。

生态习性：暂缺资料。

毒器：含有坚硬的骨针，易刺伤。

危害类型：接触性毒害。

危险等级：C 级。

伤害症状：见本章概述中伤害症状。

预防及处置：按照本章概述中预防及处置方法来处理。

2. 中文名：球形杯星海绵

学名：*Rhabdastrella distincta*（Thiele，1900）

俗名：黄色海绵

主要形态特征：本种隶属星骨海绵目（Astrophorida）小锚海绵科（Ancorinidae）杯星海绵属（*Rhabdastrella*）动物。小锚海绵科中的三叉骨针构造简化，或无三叉骨针，真星骨针为粗大的类型；球星骨针、刺球星骨针和实球星骨针都分布于皮层中。

分布：中国南海西沙群岛海域有分布。

生态习性：暂缺资料。

毒器：含有坚硬的骨针，易刺伤。

危害类型：接触性毒害。

危险等级：C 级。

伤害症状：见本章概述中伤害症状。

预防及处置：按照本章概述中预防及处置方法来处理。

3. 中文名：扇风扁海绵（图4.1）

学名：*Phakellia ventilabrum*（Linnaeus，1767）

俗名：棕色扁海绵、棕扁海绵

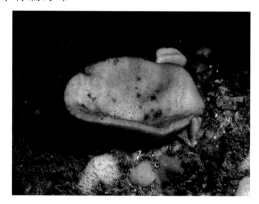

图4.1　扇风扁海绵

（图片引自：http://www.marinespecies.org）

　　主要形态特征：本种隶属软海绵目（Halichondrida）小轴海绵科（Axinellidae）扁海绵属（*Phakellia*）动物。形如风扇或卷成漏斗形，体内骨骼由略弯的棒状骨针构成多轴形骨骼，各轴由单个棒状骨针连接。橘红色片状海绵，内部黄色。

　　分布：中国南海西沙群岛海域有分布。

　　生态习性：暂缺资料。

　　毒器：含有坚硬的骨针，易刺伤。

　　危害类型：接触性毒害。

　　危险等级：C级。

　　伤害症状：见本章概述中伤害症状。

　　预防及处置：按照本章概述中预防及处置方法来处理。

4. 中文名：酥脆掘海绵（图4.2）

学名：*Dysidea fragilis*（Montagu，1814）

　　主要形态特征：本种隶属网角海绵目（Dictyoceratida）掘海绵科（Dysideidae）掘海绵属（*Dysidea*）动物。海绵体垫子形，或块状，表面有刺状突起，体表面常有沙粒附着，体内海绵质骨骼纤维内有大量的沙粒，但海绵体仍有弹性。

　　分布：中国南海西沙群岛海域有分布。

　　生态习性：暂缺资料。

　　毒器：含有坚硬的骨针，易刺伤。

　　危害类型：接触性毒害。

　　危险等级：C级。

　　伤害症状：见本章概述中伤害症状。

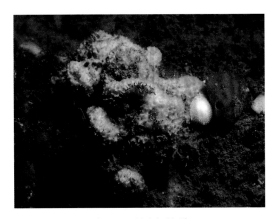

图 4.2　酥脆掘海绵

（图片引自：http：//www.marinespecies.org）

预防及处置：按照本章概述中预防及处置方法来处理。

5. 中文名：鞘美丽海绵 （图 4.3）

学名：*Callyspongia* （*Cladochalina*） *aculeata* （Linnaeus，1759）

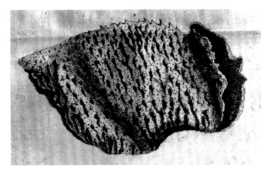

图 4.3　鞘美丽海绵

（图片引自：http：//www.marinespecies.org）

主要形态特征：本种隶属网角海绵目 （Dictyoceratida） 海绵科 （Spongiidae） 海绵属 （*Spongia*） 动物。海绵体圆柱形，具有漏斗形状管，表面光滑或有刺状圆锥体。

分布：中国南海西沙群岛和南沙群岛海域有分布。

生态习性：暂缺资料。

毒器：含有坚硬的骨针，易刺伤。

危害类型：接触性毒害。

危险等级：C 级。

伤害症状：见本章概述中伤害症状。

预防及处置：按照本章概述中预防及处置方法来处理。

6. 中文名：掘海绵（图4.4）

学名：*Dysidea etheria* de Laubenfels，1936

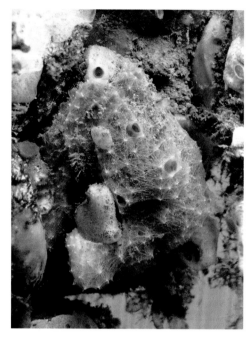

图4.4 掘海绵

（图片引自：http：//www. marinespecies. org）

主要形态特征：本种隶属网角海绵目（Dictyoceratida）掘海绵科（Dysideidae）掘海绵属（*Dysidea*）动物。海绵体圆形，外部灰色到明亮的蓝色，内部浅蓝色到暗黑色。柔软的海绵状，可压缩，易撕裂。

分布：中国南海西沙群岛和南沙群岛海域有分布。

生态习性：暂缺资料。

毒器：含有坚硬的骨针，易刺伤。

危害类型：接触性毒害。

危险等级：C 级。

伤害症状：见本章概述中伤害症状。

预防及处置：按照本章概述中预防及处置方法来处理。

第五章　有毒腔肠类

第一节　有毒水母类

一、概述

水母是水生环境中重要的浮游生物，属于刺胞动物门钵水母纲。它的身体外形就像一把透明伞，伞状体的直径有大有小，大水母的伞状体直径可达 2 m。伞状体边缘长有一些须状的触手，有的触手可长达 20~30 m。水母身体的主要成分是水，并由内、外两胚层所组成，两层间有一个很厚的中胶层，不但透明，而且有漂浮作用。利用体内喷水反射前进，在海洋中分布广泛。水母是一种低等的无脊椎浮游动物，肉食动物，水母一词广义也指具水母型（钟形或碟形）的刺胞动物，如水螅水母、管水母、德明水母，以及不属于钵水母纲的栉水母和海樽等。营固着生活的形似水螅的种类构成十字水母目（Stauromedusae）。全世界有 250 余种的水母，它们分布于全球各地的海洋中。

中国常见的有毒水母分属于 3 纲 8 目 14 科 17 属，包括水螅水母类 3 种、管水母类 2 种、立方水母类 2 种、钵水母类 12 种，其中，钵水母纲旗口水母目和根口水母目种类较多（各 5 种）。

（一）伤害症状

蜇伤后立即有触电样刺痛感，后局部逐渐出现线状排列的红斑、丘疹，斑痕多与触手接触方向一致，犹如鞭痕，痒感明显加剧。严重者出现风团块、水疱、瘀斑，甚至表皮坏死等，剧痛难忍。同时出现头痛、冷或热感、眩晕、运动失调、痉挛性或弛缓性麻痹，多发性神经炎、谵妄、晕厥、虚脱或休克，溶血，心律失常，心率减慢，低血压，以致充血性心力衰竭，恶心、呕吐、腹泻、吞咽困难、唾液分泌等。部分有出现结膜炎、流泪等。

（二）预防及处置

远离危险之地，就地用海水冲洗蜇咬处，可在伤口处涂抹碱性溶液中和毒素，如明矾水或 1% 碳酸氢钠液（肥皂水也可以），擦涂时要小心，无须太多次，防止二次刺伤；经过如上的初步处理后，可将伤者送至医院，不太严重者可口服一些抗过敏药物，如出现伤口快速扩大，呼吸不畅或其他明显不适症状，应迅速前往医院就诊，避免延误病情，危及生命。

二、主要种类

1. 中文名：僧帽水母（图5.1）

学名：*Physalia physalis*（Linnaeus，1758）

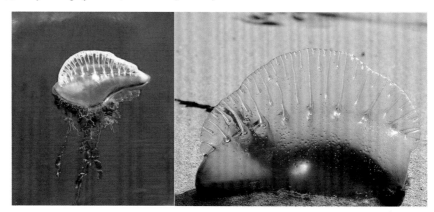

图5.1　僧帽水母

（图片引自：http://species-identification.org）

主要形态特征：僧帽水母是刺胞动物的一种，它属于水螅纲，呈蓝青色，浮囊两头尖，底平，形如僧侣的帽子，故称之"僧帽水母"或"蓝色酒瓶"。它的浮囊上有发光的膜冠，能自行调节方向，借风像帆船似的在水面漂行，僧帽水母个体由伞部和口腕部两部分组成。伞部呈扁平圆盘形或球形，伞的腹面有口，口下悬垂口腕部，口腕上有许多小触手，有的可达30 cm，其上多达75万个刺丝囊。

分布：分布于大西洋的热带海域，有时也会出现在地中海；中国南海海域均有分布。

生态习性：僧帽水母喜欢集体生活，以营浮游生活为主。

毒器：口腕上小触手，触须中密布着微小的刺细胞。

危害类型：刺细胞毒害。

危险等级：C级。

伤害症状：见本章第一节概述中伤害症状。

预防及处置：按照本章第一节概述中预防及处置方法来处理。

2. 中文名：沙海蜇（图5.2）

学名：*Rhopilema esculentum* Kishinouye，1891

主要形态特征：沙海蜇是钵水母纲根口水母目的一种水母，成体伞径为25～60 cm，最大近1 m。外伞表面光滑，中胶层厚而硬。外伞面具有较密的粒状凸起，伞缘约有96～

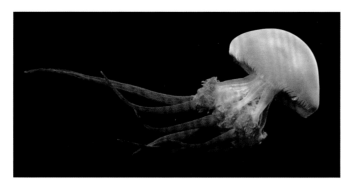

图 5.2　沙海蜇

（图片引自：http://deepoceanfacts.com）

112 个缘瓣。伞柄部粗短，有 8 条二翼形口腕，各口腕末端均无棒状附器。口腕各翼有许多丝状附器及触指。口腕基部有 8 对肩板，肩板上亦有许多丝状附器和触指。触指基部均有许多吸口。内伞面有发达的环状肌和 4 个马蹄形的生殖腺下腔，每个下腔外侧均无生殖乳突。体呈灰白色或淡褐色。

分布：广泛分布于中国沿岸水域。浙江、江苏、辽宁盛产，8—9 月在黄海出现，然后逐渐向南漂浮。中国南海海域均有分布。

生态习性：螅状体营附着生活，一般附着于贝壳、岩石等基质上，主要分布在河口区。沙海蜇横裂生殖产生的碟状体，漂浮在近岸水深 5~15 m 的海区。

毒器：口腕上的小触手，触须中密布着小型刺细胞。

危害类型：刺细胞毒害。

危险等级：C 级。

伤害症状：伤口处会出现红斑的血疹，痒且灼痛。敏感性强的患者局部可出现风团、红斑水肿、瘀斑、水泡甚至表皮坏死。特别是过敏性体质的患者可出现急性水肿。

预防及处置：按照本章第一节概述中预防及处置方法来处理。

3. 中文名：海月水母（图 5.3）

学名：*Aurelia aurita*（Linnaeus，1758）

主要形态特征：海月水母的水母体有呈伞状的膜及连于底部的触手。它们胃部下有 4 个鲜明的环形生殖腺。食物会进入到其垂管，而辐水管则帮助扩散食物。它们有一层中胶层，胃循环腔内有胃皮及表皮。神经网络负责控制肌肉及觅食反应。水母体的直径可以阔达 40 cm。海月水母没有鳃、肺或气管等呼吸系统。由于它们细小，故是通过渗透的氧气呼吸。

分布：分布于 70°N—40°S 的海域，大西洋、太平洋和印度洋都有分布；中国南海海域均有分布。

生态习性：一般而言，生活在近岸，可以在河口及港湾。栖息在水温 6~31℃的海水中，最适为 9~19℃的水温。喜欢水流稳定的温带海洋。浮浪幼体有细小的纤毛细胞，可

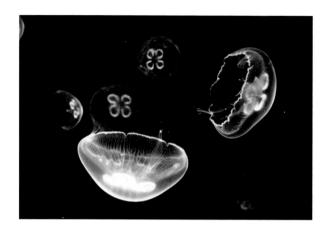

图 5.3　海月水母

（图片引自：http：//species-identification.org）

以浮游一日之久，接着会在适当的底层定居，并会转变成为水螅体，水螅体透过横裂会分裂成细小的碟状幼体，长大后就会成为水母体。由最初的浮浪幼体到碟状幼体，其体型会由 1 mm 增长至约 1 cm，以后会成长至几厘米直径的水母体。海月水母吃浮游生物，包括软体动物、甲壳类、被囊动物幼虫、轮形动物门、幼生多毛纲、原生动物、硅藻、鱼卵及其他小型生物。

毒器：口腕上小触手，触须中密布着微小的刺细胞。

危害类型：刺细胞毒害。

危险等级：C 级。

伤害症状：绝大多数受害者会出现皮肤红肿、瘙痒、疱疹、溃烂和过敏等水母皮炎症状。

预防及处置：按照本章第一节概述中预防及处置方法来处理。

4. 中文名：火水母（图 5.4）

学名：*Tamoya gargantua* Haeckel，1880

主要形态特征：本种伞部呈立方形，外伞部有许多刺胞。本种个体较大，伞高达 220 mm。伞顶 4 个间辐角的胶质较厚，并略突出形成 4 个隆起。由这 4 个隆起部分与主辐面之间形成浅沟的凹面，并各有一条浅沟延伸到伞缘，从这 4 个间辐隆起的正中，也各有一条狭长的浅凹伸到基垫，由此外伞部呈 8 个瓣状。外伞有较多的刺胞群分布，尤其在伞顶、间辐部以及伞缘处较密集。纵切面观，在中胶层有许多发达的肌肉束。4 条触手分别长在 4 个间辐面的触手基垫上，基垫呈弯刀状。触手较粗长，空心，伸缩性强。

分布：广泛分布于印度洋和太平洋的热带、亚热带海域；中国南海海域均有分布。

生态习性：营浮游生活。

毒器：口腕上小触手，触须中密布着微小的刺细胞。

危害类型：刺细胞毒害。

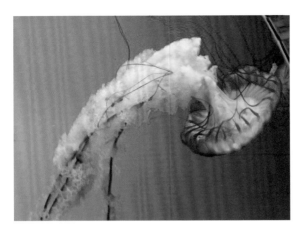

图 5.4　火水母

（图片引自：http：//bkimg. cdn. bcebos. com）

危险等级：C 级。

伤害症状：刺细胞剧毒，皮肤受到蜇刺后，伤处有强烈的灼烧感。

预防及处置：按照本章第一节概述中预防及处置方法来处理。

5. 中文名：夜光游水母（图 5.5）

学名：*Pelagia noctiluca*（Forsskål，1775）

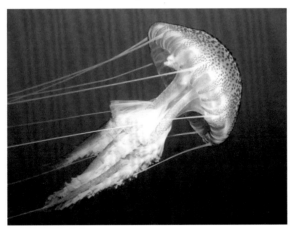

图 5.5　夜光游水母

（图片引自：http：//species-identification. org）

主要形态特征：本种伞体宽可达 65 mm，伞缘有 16 个缘瓣，8 条触手，8 个感觉器，触手与感觉器相间排列。本种是一种具有很强发光能力的水母类，这是由于其生殖腺具有发光功能。

分布：国外分布于日本、菲律宾和印度尼西亚等海域；中国东海、南海海域有分布。

生态习性：热带性种类。

毒器：口腕上的小触手，触须中密布着微小的刺细胞。

危害类型：刺细胞毒害。

危险等级：C 级。

伤害症状：引发皮肤疼痛，局部灼痛，轻者在刺伤局部出现线状排列的红斑、丘疹，瘢痕多与触手接触方向一致，重者在数分钟内出现红斑、风团块、水疱、瘀斑，甚至表皮坏死，且可能剧痛难忍，继而全身皮肤潮红、感觉奇痒等。

预防及处置：按照本章第一节概述中预防及处置方法来处理。

6. 中文名：红斑游船水母（图 5.6）

学名：*Nausithoe punctata* Kölliker，1853

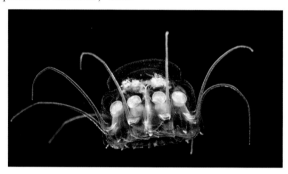

图 5.6　红斑游船水母

（图片引自：http：//www. marinespecies. org）

主要形态特征：本种伞部呈圆盘状，一般伞径为 7~10 mm，伞顶部中央处胶质较厚。外伞无辐射沟，有斑点。8 个大的近球形的纵辐位的生殖腺。16 个舌状的缘瓣，在缘瓣之间有 8 条触手和 8 个感觉器相间排列。触手短，长不及伞径。本种伞部无色或稍呈褐色。缘瓣含晶体者呈黄褐色，生殖腺为黄褐色。

分布：分布于日本、马来西亚、澳大利亚、马尔代夫群岛、地中海、刚果（布）和安哥拉等海域；中国南海西沙群岛海域有分布。

生态习性：营浮游生活。

毒器：触手。

危害类型：刺细胞毒害。

危险等级：C 级。

伤害症状：红斑游船水母是少数具有强烈毒性的水螅水母之一，被蜇后会引起剧痛，虽然没有被这种水母蜇死的报告，但有被蜇导致休克的病例。

预防及处置：按照本章第一节概述中预防及处置方法来处理。

7. 中文名：灯罩水母（图 5.7）

学名：*Linuche draco*（Haeckel，1880）

主要形态特征：本种伞部呈灯罩状，伞顶平坦，在靠近伞顶 1/4 处有一条冠沟。伞高

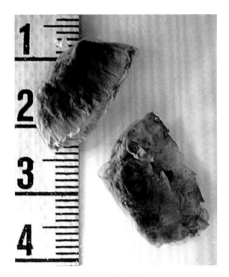

图 5.7　灯罩水母

（图片引自：http：//www. marinespecies. org）

15~16 mm，宽6~7 mm，伞缘有16个卵圆形的缘瓣。有8个感觉器和8条短小触手相间排列。口柄有4个主辐位口唇。4对生殖腺呈"八"字形排列，在每一对生殖腺之间有3个空心大泡囊，其中两个分别悬附在每一条生殖腺上，各对生殖腺之间还有一个大泡囊，每个内伞部共有16个大泡囊。此外，在靠近环肌又有一圈小泡囊。环状肌发达，缘瓣内有分歧的胃管。

分布：中国南海西沙群岛海域有分布。

生态习性：营浮游生活。

毒器：触手。

危害类型：刺细胞毒害。

危险等级：C级。

伤害症状：灯罩水母是少数具有强烈毒性的水螅水母之一，被蜇会产生剧痛，虽然没有被这种水母蜇死的报告，但有被蜇导致休克的病例。

预防及处置：按照本章第一节概述中预防及处置方法来处理。

8. 中文名：金黄水母（图5.8）

学名：*Chrysaora fuscescens* Brandt，1835

主要形态特征：本种伞部呈半球形，伞径70~90 mm，外伞表面覆盖许多小颗粒疣状突起，外观似鳞片状。感觉缘瓣和触手缘瓣近钝三角形，在两者之间还有一个长舌形的缘瓣，故每1/8伞缘有触手3条，共24条。8个感觉器位于主辐与间辐位，感觉器无眼点。口为"十"字形，四角具4条飘带状的口腕，口腕长轴部有沟的地方较厚，两缘形成细皱褶，其上布满白色的刺细胞。4个马蹄形的生殖下穴，位于间辐位上。没有生殖乳突。生殖腺具脑纹状皱褶，附于胃腔上。

分布：分布于印度东海岸和太平洋北部沿海等海域；中国南海海域有分布。

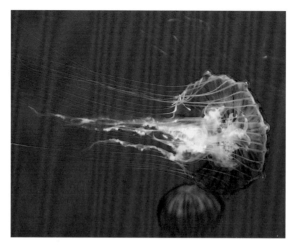

图 5.8　金黄水母

(图片引自：http://www.marinespecies.org)

生态习性：暖水种。

毒器：触手。

危害类型：刺细胞毒害。

危险等级：C级。

伤害症状：金黄水母是少数具有强烈毒性的水螅水母之一，被蜇会引起强烈疼痛，虽然没有被这种水母蜇死的报告，但有被蜇导致休克的病例。

预防及处置：按照本章第一节概述中预防及处置方法来处理。

第二节　有毒海葵类

一、概述

海葵体色鲜艳，身体柔软呈圆柱状，一端为口盘，另一端为基盘，口盘中央是裂缝状口，周围有数圈触手，触手在水中宛如花朵，露出水面时则收缩成团。海葵身体只有两个胚层，外胚层组成身体的外部，内胚层围成内腔。只有一个开口与外界相通，口和肛门合二为一，具有摄食和排泄功能。海葵身体和触手中分布着特有的刺丝囊，与其他刺胞动物一样能分泌大量用于捕食及抵御外敌的毒液。

海葵触手含有丰富的肽类神经毒素和细胞毒素。接触有毒海葵可能遭蜇伤，摄食有毒海葵，特别是在未煮熟的情况下，也会发生全身中毒，严重者偶可致死。

（一）伤害症状

局部症状：接触有毒海葵后不久，皮肤出现小红点、风团块、丘疹疱，6~24 h基底部水肿，自觉奇痒难忍。1~3 d内水疱溃破有渗出，近20%的病人伴有附近淋巴结胀痛。4~7 d痂皮脱落，遗留浅褐色色素沉着。渗出型的丘疹逐渐形成大水疱、糜烂、溃疡，病程持续约两周，恢复后留有浅瘢痕。有的蜇伤部位皮肤呈鞭痕状，有刺痛感，温觉异常，创口易出血。海葵与鼻眼接触可引起黏膜红肿炎症。

全身症状：包括流涎，口唇、舌尖麻木，神经过敏，疲倦，严重者症状如腹痛、心绞痛、全身肌肉疼痛、平衡失调、呼吸困难等。

（二）预防及处置

局部处理：蜇伤部位用海水冲洗或浸泡，勿用淡水冲洗。可局部敷用高渗性干粉等干燥粉剂，或用刀片、镊子等工具小心去除触手和刺丝囊。5%醋酸、饱和明矾溶液或氯化铵溶液可制止刺丝囊进一步发射刺丝，并兼有中和毒素的作用。温热高渗盐水反复冲洗亦有助于中和毒素。皮炎严重者或伤口愈合缓慢者需清创和使用抗生素治疗以防止继发感染。

全身治疗：摄食中毒者尽量洗胃，口服泻剂。刺痛严重者使用止痛剂。出现神经系统症状时，可用阿托品皮下注射、维生素B2肌注。

二、主要种类

1. 中文名：菊花海葵（图5.9）

学名：*Condylactis gigantea*（Weinland，1860）

俗名：千手海葵、有管海葵

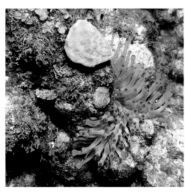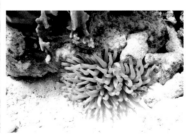

图5.9　菊花海葵

（图片引自：http://www.inaturalist.org）

主要形态特征：具有明亮而茂密的触手，长度约10 cm，通常会将自己压缩在海底的岩层上，以至于看来像气泡般圆鼓鼓的尖顶球状。触手色泽由绿而白而蓝，尖端更可变紫色、紫红或黄色，其刺细胞也具有鲜明的斑点或者花纹。

分布：分布于全球热带珊瑚礁海域；中国南海海域有分布。

生态习性：喜欢单独或疏散在珊瑚礁上，需要石缝或者洞穴以附着隐藏，可与虾类共生。

毒器：触手具有刺丝细胞，含有蛋白质性毒素。

危害类型：刺细胞毒害。

危险等级：B级。

伤害症状：见本章第二节概述中伤害症状。

预防及处置：按照本章第二节概述中预防及处置方法来处理。

2. 中文名：丝角海葵

学名：*Cerianthus filiformis* Carlgren，1922

俗名：千手海葵、有管海葵

主要形态特征：体似海葵，体壁外层细胞分泌之黏液和泥沙混合而成体鞘，无骨骼，触手细长，颜色多变化，多数为白色。

分布：中国南海热带珊瑚礁海域有分布。

生态习性：见于沿岸浅海泥沙地带。

毒器：触手具有刺丝细胞，含有蛋白质性毒素。

危害类型：刺细胞毒害。

危险等级：B级。

伤害症状：见本章第二节概述中伤害症状。

预防及处置：按照本章第二节概述中预防及处置方法来处理。

3. 中文名：汉氏大海葵（图5.10）

学名：*Stichodactyla haddoni*（Saville-Kent，1893）

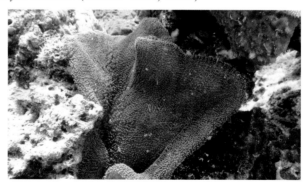

图 5.10 汉氏大海葵

（图片引自：http：//www. marinespecies. org）

主要形态特征：海葵柱体上部为灰色，下部为白色。口盘与触手均呈灰色，触手多，呈瘤状，顶端呈白色放射状或扁平，收缩时脊不缩回到褶内。

分布：分布于日本和澳大利亚大堡礁海域；中国南海海域有分布。

生态习性：底栖固着生活，常与小鱼 *Dascyllus trimaculatus* 共栖，有时也与小锦鱼 *Amphiprion xanthurus* 共栖。

毒器：触手具有刺丝细胞，含有蛋白质性毒素。

危害类型：刺细胞毒害。

危险等级：B 级。

伤害症状：见本章第二节概述中伤害症状。

预防及处置：按照本章第二节概述中预防及处置方法来处理。

4. 中文名：等指海葵（图 5.11）

学名：*Actinia equina*（Linnaeus，1758）

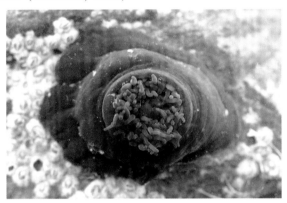

图 5.11　等指海葵

（图片引自：http：//www. marinespecies. org）

主要形态特征：海葵体的基部宽阔，固着于石块或他物上。通常个体足盘宽度略大于柱体直径。柱体短而宽，高与宽几乎相等，体壁光滑，呈深奶油色、褐色或粉红色等。柱体上端的胸壁由光滑的细褶组成，壁上有结节，结节呈蓝色或灰白色，内陷窝呈暗红色。共 24 个结节，成环状等距离排列。每个结节呈圆形隆起物或是分叶状或是简单的圆锥形。口盘呈圆形，呈淡紫红色或红褐色，口盘上间杂有浅灰色斑点，口周为奶油色，围口区以外为浅红色环。触手为中等长度，呈削尖状到顶端呈点状，约 192 个，排成 5 轮，为 12、12、24、48 和 96。触手呈暗褐红色、奶油色或粉红色。

分布：中国南海海域有分布。

生态习性：见于沿海潮间带的礁石上。

毒器：触手具有刺丝细胞，含有蛋白质性毒素。

危害类型：刺细胞毒害。

危险等级：B 级。

伤害症状：见本章第二节概述中伤害症状。

预防及处置：按照本章第二节概述中预防及处置方法来处理。

5. 中文名：瘤状菀葵

学名：*Palythoa tuberculosa*（Esper，1805）

俗名：毒砂水螅

主要形态特征：体直径约3~5 mm，外形似菊花状，但无骨骼，质地如皮草，触手短小，约有32~34只，群体颜色由黄绿色到青褐色，体内常含沙粒。

分布：分布于热带太平洋珊瑚礁海域；中国南海以及台湾珊瑚礁海域有分布。

生态习性：常覆盖在浅水处的礁石上。

毒器：雌体卵巢部位含有菀葵毒，剧毒，易引起心脏障碍而死。

危害类型：刺细胞毒害、误食中毒。

危险等级：A级。

伤害症状：见本章第二节概述中伤害症状。

预防及处置：按照本章第二节概述中预防及处置方法来处理。

6. 中文名：瓜突海葵（图5.12）

学名：*Condylactis aurantiaca*（Delle Chiaje，1825）

俗名：金海葵

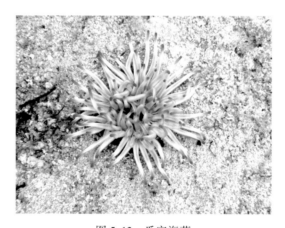

图5.12 瓜突海葵

（图片引自：http://www.marinespecies.org）

主要形态特征：本种隶属海葵目（Actiniaria）海葵科（Actinidae）瘤葵海葵属（*Condylactis*）。躯体平滑，色泽呈橘色，具有12条不太明显的斑纹，最上方1/3的体部呈棕蓝色，并有许多细小的白色乳状肉刺，可用来固定于地面。口部具有许多明暗不一的放射状线条。触手的尖端部为紫色，呈圆锥形。当背景愈亮时，其色泽会愈暗。有时会出现浓绿色状，那是由于身上共生藻类颜色的原因，其所栖息的深度愈深，其色泽也就愈明亮。

分布：中国南海西沙群岛海域有分布。

生态习性：喜欢单独栖息在沙地及泥土，且至少有10 cm深的沙地才能供它附着。

毒器：触手具有刺丝细胞，含有蛋白质性毒素。

危害类型：刺细胞毒害。

危险等级：B 级。

伤害症状：见本章第二节概述中伤害症状。

预防及处置：按照本章第二节概述中预防及处置方法来处理。

7. 中文名：华丽黄海葵（图 5.13）

学名：*Anthopleura elegantissima*（Brandt，1835）

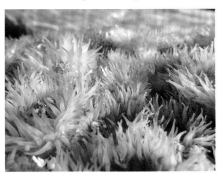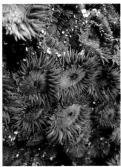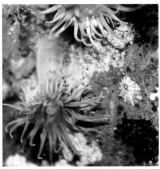

图 5.13　华丽黄海葵

（图片引自：http：//www.inaturalist.org）

主要形态特征：本种隶属海葵目海葵科黄海葵属。体大，呈短筒状。体柱高约 6 cm，体壁有绿色和白色隆状突出，无碧孔和枪丝。口盘呈椭圆形，直径为 8~25 cm，触手粗短，不规则排列成 5 轮，末端为淡红色、紫色或淡紫色。

分布：中国南海西沙群岛海域有分布。

生态习性：栖息于中潮带的岩石缝中。

毒器：触手具有刺丝细胞，含有蛋白质性毒素。

危害类型：刺细胞毒害。

危险等级：B 级。

伤害症状：见本章第二节概述中伤害症状。

预防及处置：按照本章第二节概述中预防及处置方法来处理。

8. 中文名：蛇卷海葵（图 5.14）

学名：*Anemonia sulcata*（Pennant，1777）

主要形态特征：蛇卷海葵呈现两种形式，Ⅰ 型具有 70~192 个触角，直径为 2~5 cm 的基盘，Ⅱ 型体型较大，因为它有大约 192 个或更多触角（甚至高达 348 个），踏板盘直径约为 15 cm；末端经常会凸起成团，呈紫色。

分布：中国南海西沙群岛海域有分布。

生态习性：见于中潮带。

毒器：触手具有刺丝细胞，含有蛋白质性毒素。

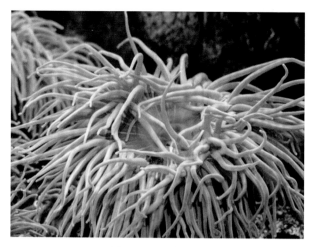

图 5.14　蛇卷海葵

(图片引自：http：//www.sealifebase.org)

危害类型：刺细胞毒害。

危险等级：B 级。

伤害症状：见本章第二节概述中伤害症状。

预防及处置：按照本章第二节概述中预防及处置方法来处理。

第三节　有毒珊瑚与水螅类

一、概述

珊瑚是海洋中最常见的低等无脊椎动物之一，属刺胞动物门珊瑚虫纲，是刺胞动物门中最大的一个纲，有 7000 余种，均为海产。珊瑚虫纲又分为八放珊瑚亚纲及六放珊瑚亚纲。根据骨骼质地和水螅体大小，珊瑚一般分为大水螅体石珊瑚（large polyp scleractinian，LPS）、小水螅体石珊瑚（small polyp scleractinian，SPS）、软珊瑚及海葵等几种类型。珊瑚主要由两个胚层组成：位于外面的细胞层称外胚层；位于里面的细胞层称内胚层。内外两胚层之间有很薄的、没有细胞结构的中胶层。食物从口进入，食物残渣从口排出，这类动物无头与躯干之分，没有神经中枢，只有网状神经系统。当受到外界刺激时，整个动物体都有反应。其生活方式为自由漂浮或固着底层栖息地。

水螅属动物体长通常为几毫米至 15 cm，最长可达 30 cm，呈白色、粉红色、绿色或褐色。水螅体呈圆筒状，辐射对称，通常透明、柔软，体壁由两层细胞组成，中隔一薄的、由无结构的结缔组织组成的中胶层。水螅体底端称足或基盘，为附着器官，能分泌黏液，当遇到外界或内部刺激时，均可引起基盘的滑动或翻筋斗式运动。有的种类基盘能分泌气泡形成气囊，使水螅自底层悬浮于水面。水螅体的一端为口，食物和残屑均由此进出，内通肠腔，下端封闭。口的周围有 5~6 条细长的触手，触手上有成堆的刺细胞，每条触手能单独动作，具有行动、捕食和御敌的功能。当触手触碰到食物时，触手上密布的刺细胞即射出刺丝和毒液，将捕获的小动物麻醉或杀死。

(一) 伤害症状

被蜇伤的最初反应是疼痛、红斑和瘙痒，依种类和刺伤大小而异。前臂、肘和膝通常易被蜇伤，潜水员未戴手套防护的手常被蜇伤。蜇伤伤口周围在几分钟内出现红斑，1~2 h 消失。未处理的伤口愈合较慢，需 3~6 周，并有感染倾向。极少数病例会发生蜂窝组织炎、淋巴管炎、滑囊膜炎及局部溃疡和坏死等。某些底栖生长的羽状水螅外观似海草，接触即可被严重蜇伤，痛肿剧烈。

(二) 预防及处置

1. 局部治疗

1）物理疗法：①蜇伤后尽快用各种方法去除皮肤表面的触手和刺细胞，这是简便、有效又极为重要的治疗手段，用海水、盐水等冲洗，用镊子、胶带等移除触手、珊瑚微粒等任何碎片等异物。②民间多用热水、暖瓶塞、木熏、溶蜡等局部加热法处理蜇伤处。③在被蜇肢体扎止血带以防毒素吸收。

2）化学方法：可用 4%~6% 的醋酸反复冲洗伤处以抑制刺细胞释放刺丝。其他报道有效的外用化学制剂有醋酸铝、醋酸钙液、硼酸、苦味酸、酒精、过氧化氢、硫酸镁、硫酸铵、汽油、糖水、肥皂水、葡萄酒、化肥、硼砂、香水、淀粉、樟脑、薄荷、明矾等。还有苯佐卡因、普鲁卡因等局麻药以及各种类固醇皮质激素制剂。

3）生物疗法：一些天然植物汁液也曾被报道用于刺胞动物蜇伤，如柠檬汁、番木瓜汁、无花果、芥子、芦荟、菠萝、藤壶、番石榴、仙人掌、葡萄等。

2. 全身治疗

1）一般治疗：减少活动以免加剧毒素吸收。可用抗组胺药、类固醇皮质激素等药物治疗。

2）维持生命体征：严重蜇伤者应取平卧位，清除口腔内分泌物，保持呼吸道通畅，注意呼吸、脉搏、血压的变化，及时给氧，维持血压等。

3）对症治疗：若蜇伤者出现全身剧痛、恶心呕吐、心慌、躁动、萎靡、唇甲发绀、呼吸急促、面色苍白、头晕等症状时往往是病情危重的先兆，应尽快给予对症处理。①止痛。②止吐。③抗心律失常。④对急性肺水肿、肾功能衰竭、高血压等症的病人可用人工呼吸器、给氧等。⑤过敏性休克者应尽快注射肾上腺素。珊瑚擦伤首先用肥皂水洗涤，然后用清洁水或生理盐水强力冲洗以除去附着物。如蜇伤是主要症状，即刺丝囊是其主要致伤成分，则应用 5% 的醋酸冲洗或温敷，常可以减轻疼痛，也可用过氧化氢泡沫清除珊瑚微粒。遗留于伤口的任何碎片等异物均会增加疼痛并促进肉芽形成。

4）其他治疗：可使用全身性麻醉药。

二、有毒珊瑚类主要种类

1. 中文名：圆盘肉芝软珊瑚（图5.15）

学名：*Sarcophyton trocheliophorum*（von Marenzeller，1886）
俗名：软珊瑚

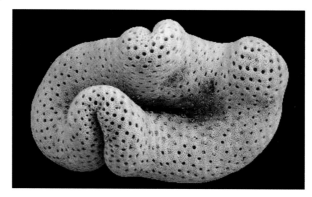

图5.15　圆盘肉芝软珊瑚

（图片引自：http://www.marinespecies.org）

主要形态特征：体呈蕈形，具明显的头冠和柱部，头冠部边缘的褶呈波纹形，稍微下垂。珊瑚虫分化为两种形态，一为伸展呈细长管状的营养体，而在两营养体之间具1~3个管状体。生活群体呈金黄色或黄褐色。

分布：中国南海海域有分布。

生态习性：生长在水深5~15 m，海流稍强的海底平台或斜坡上。

毒器：刺丝囊，含软珊瑚毒素。

危害类型：刺细胞毒害。

危险等级：B级。

伤害症状：见本章第三节概述中伤害症状。

预防及处置：按照本章第三节概述中预防及处置方法来处理。

2. 中文名：箭排孔珊瑚（图5.16）

学名：*Seriatopora hystrix*（Dana，1846）
俗名：石珊瑚

重要形态特征：群体分枝交错分布，呈灌木形，形态多变，分枝呈两叉状，夹角约30°~90°，顶端尖细，珊瑚在分枝上呈现纵向排列。

分布：中国南海南沙群岛和西沙群岛海域有分布。

生态习性：群体形态随生长环境而异，呈淡褐色，其分布与海流强弱和沉积物的多少

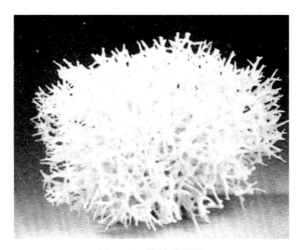

图 5.16　箭排孔珊瑚

（图片引自：http://www.marinespecies.org）

有关。

毒器：刺丝囊，具刺毒，另分枝尖锐，易刺伤。

危害类型：刺细胞毒害。

危险等级：B 级。

伤害症状：见本章第三节概述中伤害症状。

预防及处置：按照本章第三节概述中预防及处置方法来处理。

三、有毒水螅类主要种类

1. 中文名：两列海笔螅（图 5.17）

学名：*Pennaria disticha* Goldfuss，1820

俗名：水螅虫

主要形态特征：群体水螅虫，呈羽毛状，基部网状连结，在羽状分枝上有白色的水螅虫。

分布：中国东海（福建三都澳以南的内湾海域）和南海近岸海域有分布。

生态习性：暖水性种类，丛生于岩石、珊瑚或多毛类的栖管上，以及附着在浮筏、码头和浮标的锚链上。

毒器：体内含有刺丝囊，内含毒腺。

危害类型：刺细胞毒害。

危险等级：B 级。

伤害症状：见本章第三节概述中伤害症状。

预防及处置：按照本章第三节概述中预防及处置方法来处理。

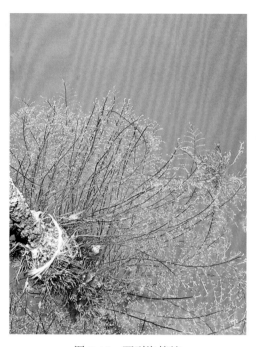

图 5.17　两列海笔螅

（图片引自：http://www.marinespecies.org）

2. 中文名：分叉多孔螅（图 5.18）

学名：*Millepora dichotoma*（Forsskål，1775）

俗名：火珊瑚

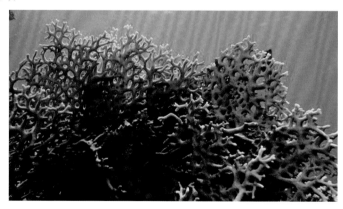

图 5.18　分叉多孔螅

（图片引自：http://www.marinespecies.org）

　　主要形态特征：群体分枝扁平，顶端圆钝，常愈合成板叶，略呈平行排列，而仅板叶边缘部分具分枝，其他则愈合。表面平滑，群体呈黄绿色，分枝尖端为白色，生活时呈淡黄色。

　　分布：中国台湾沿海和南海西沙群岛海域有分布。

生态习性：分布在水深 2~7 m 的珊瑚碎屑海床上，栖息环境安静，不易受到水流的直接冲击。

毒器：体内含有刺丝囊，内含毒腺。

危害类型：刺细胞毒害。

危险等级：B 级。

伤害症状：见本章第三节概述中伤害症状。

预防及处置：按照本章第三节概述中预防及处置方法来处理。

3. 中文名：娇嫩多孔螅（图 5.19）

学名：*Millepora tenera*（Boschma，1949）

俗名：火珊瑚

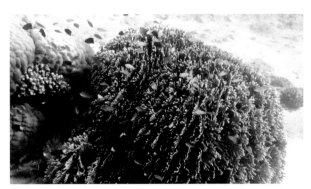

图 5.19　娇嫩多孔螅

（图片引自：http://www.marinespecies.org）

主要形态特征：群体呈分枝形，分枝排列成扇形，自基部起不规则愈合成丛状。表面平滑，尖端稍膨大，圆钝。群体呈棕褐色，尖端白色。

分布：中国台湾沿海和南海沿岸海域有分布。

生态习性：生长于水深 1~10 m 的礁缘带及礁前带。

毒器：体内含有刺丝囊，内含毒腺。

危害类型：刺细胞毒害。

危险等级：B 级。

伤害症状：见本章第三节概述中伤害症状。

预防及处置：按照本章第三节概述中预防及处置方法来处理。

4. 中文名：柏状羽螅（图 5.20）

学名：*Pachyrhynchia cuppressina*（Kirchenpauer，1872）

俗名：水螅虫、鸡毛菜

主要形态特征：群体水螅虫呈羽毛状，可长至 20 cm 高。体内因有虫黄藻共生，常呈红褐色。

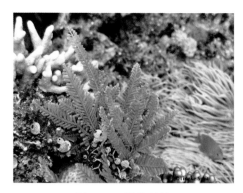

图 5.20 柏状羽螅

（图片引自：http：//www. marinespecies. org）

分布：中国台湾岛和南海沿岸海域有分布。

生态习性：丛生于岩石、珊瑚或多毛类的栖管上。

毒器：体内含有刺丝囊，内含毒腺。

危害类型：刺细胞毒害。

危险等级：B 级。

伤害症状：见本章第三节概述中伤害症状。

预防及处置：按照本章第三节概述中预防及处置方法来处理。

5. 中文名：扁叶多孔螅（图 5.21）

学名：*Millepora platyphylla*（Hemprich & Ehrenberg，1834）

俗名：火珊瑚

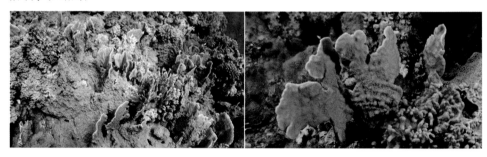

图 5.21 扁叶多孔螅

（图片引自：http：//www. marinespecies. org）

主要形态特征：体呈垂直板叶，往往愈合成蜂巢状。表面平滑、多孔，珊瑚孔不具隔片，珊瑚虫呈细毛状。

分布：中国海南岛、台湾岛沿岸海域有分布。

生态习性：生长在水深 8 m 内的波浪区。

毒器：体内含有刺丝囊，内含毒腺。

危害类型：刺细胞毒害。

危险等级：B级。

伤害症状：见本章第三节概述中伤害症状。

预防及处置：按照本章第三节概述中预防及处置方法来处理。

6. 中文名：菲芙果螅

学名：*Macrorhynchia philippina*（Kirchenpauer，1872）

俗名：单葵羽螅

主要形态特征：是一种丛生的水螅群体，其外形像一棵小树，分枝互生于茎部，水螅体白色透明。

分布：中国台湾岛和南海海域有分布。

生态习性：热带性种类，底栖附着岩礁上。

毒器：体内含有刺丝囊，内含毒腺。

危害类型：刺细胞毒害。

危险等级：B级。

伤害症状：见本章第三节概述中伤害症状。

预防及处置：按照本章第三节概述中预防及处置方法来处理。

7. 中文名：佳羽螅

学名：*Aglaophenia whiteleggei*（Bale，1888）

俗名：鸡毛菜

主要形态特征：群体高7~20 cm，羽毛状的分枝由互生的小枝组成，镜下可见芽鞘，无柄。在小枝上紧密相接排列成一列，内有触手。每个芽鞘上方有一个细长的中央刺细胞鞘，下方有两个短的侧刺细胞鞘，都与芽鞘连在一起。小枝基部也有一短刺细胞鞘。

分布：主要分布在热带、亚热带海区，在西太平洋分布较广；中国厦门、舟山群岛海域皆有发现，南海海域有分布。

生态习性：暖水种。栖息在沿岸浅水区潮下带、低潮时水深2~20 m，附着在礁石、浮标、电缆上，呈集落分布，水流湍急处尤多，全年都可见到。但以夏秋季最盛，经常蜇伤潜水者。

毒器：体内含有刺丝囊，内含毒腺。

危害类型：刺细胞毒害。

危险等级：B级。

伤害症状：见本章第三节概述中伤害症状。

预防及处置：按照本章第三节概述中预防及处置方法来处理。

8. 中文名：黑芙果螅

学名：*Lytocarpia nigra*（Nutting，1906）

俗名：水螅虫

主要形态特征：群体水螅体，高约 20 cm，分枝从干上不规则分歧，分歧末端卷曲，每小枝上有 10 只水螅虫。

分布：中国南海南沙群岛海域有分布。

生态习性：暖水种。栖息在沿岸浅水区潮下带、低潮时水深 2~20 m，附着在礁石、浮标、电缆上，呈集落分布，水流湍急处尤多，全年都可见到。但以夏秋季最盛，经常蜇伤潜水者。

毒器：体内含有刺丝囊，内含毒腺。

危害类型：刺细胞毒害。

危险等级：B 级。

伤害症状：见本章第三节概述中伤害症状。

预防及处置：按照本章第三节概述中预防及处置方法来处理。

第四节　有毒岩沙海葵类

一、概述

岩沙海葵属沙海葵目，栖息于热带、亚热带的珊瑚礁或岩岸，在太平洋、大西洋以及印度洋暖水域均有分布，是珊瑚礁最丰富的生物群落之一。本属的突出特点是群生，虫体由共肉相连固着于珊瑚礁或珊瑚砂基质之上。虫体伸展呈圆柱状，形似海葵目之海葵，但触手明显较短，完全收缩时呈皮壳状。虫体内多含虫黄藻，富集较多沙粒。在热带和亚热带的珊瑚礁平台礁缘的藻脊处常常有大面积的分布，以动物为食，抗海浪冲击能力强。

目前世界上已发现有毒岩沙海葵 50 余种，中国已发现 20 余种，主要分布于台湾岛、海南岛及南海诸岛。常见的有新加坡岩沙海葵（*Palythoa singaporinsis*）、石灰岩沙海葵（*P. titanophila*）、澳大利亚岩沙海葵（*P. austraris*）、好望角岩沙海葵（*P. capensis*）、盘花岩沙海葵（*P. anthoplax*）、南海岩沙海葵（*P. nanhaiensis*）等。岩沙海葵毒素是一种聚醚类非蛋白剧毒性海洋生物毒素。其特点是化学结构独特，毒性强烈，有特异性心血管效应。

与岩沙海葵接触不仅能引起局部中毒损伤，而且毒素吸收后可导致全身中毒，严重者可致死。摄食未经煮沸处理或处理不当的岩沙海葵，或饮用被其污染的水源均可引起全身中毒。如毒汁溅入眼内，即便立即冲洗也会引起急性结膜炎和角膜炎。岩沙海葵属各种类毒性差异很大，即使同一种也有较大的个体差异，有的有毒，有的则无毒，例如，冲绳岛的疣状岩沙海葵毒素只存在于雌性虫体或雌雄同体的虫体内，而且主要是在雌性虫体的卵中，卵成熟期内毒性最高；加勒比海岩沙海葵毒性在夏季最高，也是卵的毒性最大，排卵后失去毒性，1 g 高毒性的卵所含毒素足以杀死约 10 万只体重 20 g 的小鼠。

（一）伤害症状

局部症状：被岩沙海葵蜇伤后局部出现水肿性红斑、丘疹和风团块，经过数日后消退。重者在数分钟内局部出现灼痛、刺痛感，进而出现水疱、出血、坏死或溃疡。部分患者可伴有局部多汗、淋巴结肿大。眼部蜇伤出现结膜炎、角膜溃疡、眼睑及球结膜水肿，愈合后常遗留瘢痕，虹膜粘连，且易发生青光眼。原发性皮疹消退数小时或 10 多天后，还可出现线条状再发性皮疹，有的局部发生荨麻疹样皮疹，痛感虽然减轻，但瘙痒加剧。

全身症状：岩沙海葵毒素吸收中毒主要出现心血管、神经肌肉、消化道及肾功能障碍等症状。早期患者出现全身无力、不适、低热、共济失调、肌肉痉挛、头晕、嗜睡等症状。经消化道中毒，呈现恶心、呕吐、腹痛、腹泻、消化道出血及全身皮疹等症状。由于大量失液、失血，循环血量减少，常发生休克或虚脱。严重中毒者晚期由于循环障碍，重要组织器官严重缺氧，常引起生化代谢障碍，可导致迟发性肾功能衰竭。

岩沙海葵毒素是典型的心脏毒素，为目前已知最强的冠状动脉收缩剂，比血管紧张素 II 的作用至少大 100 倍。冠状动脉收缩，心脏出现变时变力反应，血压升高，心律失常，心电图 S-T 段及 T 波明显升高；然后出现心室收缩力减低，血压下降，心肌供氧不足，心功能严重障碍；最后导致心脏停搏，随之发生呼吸衰竭而死亡。岩沙海葵毒素毒性强烈，发病急骤，患者可在几分钟内死亡。

经病理切片检查发现，患者皮肤表面有大量刺丝，角质层水肿，基底细胞液化变性并出现核固缩。真皮浅层水肿，血管扩张，血管周围炎性细胞浸润。

（二）预防及处置

1. 局部处理

被岩沙海葵蜇伤后，应立即采用各种方法除去皮肤表面的触手、刺丝囊和刺丝。实验证明，活性氯为 5.25% 的漂白粉溶于 1 mol/L 盐酸溶液或 0.5~1 mol/L 氢氧化钠溶液是岩沙海葵毒素皮肤染毒的有效消毒剂。疼痛时应使用苯佐卡因、丁卡因、普鲁卡因等局部麻醉剂治疗。止痒可用止痒擦剂、硫黄软膏及风油精等。必要时应使用类固醇皮质激素类药物。

2. 全身治疗

岩沙海葵毒素抗毒剂罂粟碱和硝酸异山梨醇（消心痛）具有显著疗效。鉴于毒素毒性剧烈，作用极快，应作心室内直接注射，方能获得最佳效果。尽量减少患者活动，以免加速毒素吸收。严重蜇伤者应取平卧位，保持呼吸道通畅，及时给予心血管药物，维持血压，必要时进行人工呼吸、给氧。

3. 对症措施

疼痛时可反复使用吗啡、哌替啶等止痛剂。反复呕吐时可注射甲氧氯普胺（胃复安）

等药物。抗心律失常可用维拉帕米等。根据病情及时应用抗感染、止血、输液、输血、营养及护理等对症支持疗法。

二、主要种类

1. 中文名：新加坡沙群海葵（图 5.22）

学名：*Palythoa singaporensis* Pax & Müller，1956

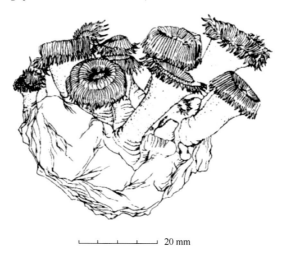

├───┴───┴───┤ 20 mm

图 5.22　新加坡沙群海葵
（图片引自：《中国动物志 腔肠动物门 海葵目》）

主要形态特征：虫体收缩时呈圆柱状，张开时呈喇叭形，领脊清楚，为 18~20 个。下端固着处较细，大小虫体直立于一薄层共肉上，排列紧密，无规则性。共肉薄，呈扁平状固着在苍珊瑚残骸上。每个虫体除上端外，收缩时柱体上均可见到横纹。触手为 64~74 个，排列整齐，呈淡黄色。虫体生活时呈黄色，酒精固定后口盘、柱体和共肉均呈淡黄色。

分布：中国南海西沙群岛海域有分布。

生态习性：主要附着于苍珊瑚残骸上。

毒器：体内含有刺丝囊，内含毒腺。

危害类型：刺细胞毒害。

危险等级：A 级。

伤害症状：见本章第四节概述中伤害症状。

预防及处置：按照本章第四节概述中预防及处置方法来处理。

2. 中文名：杨杰沙群海葵（图 5.23）

学名：*Palythoa yongei*（Carlgren，1937）

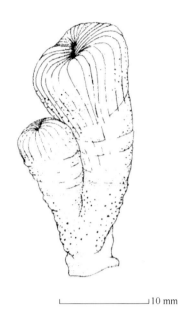

L——————————⌐10 mm

图 5.23　杨杰沙群海葵

（图片引自：《中国动物志 腔肠动物门 海葵目》）

主要形态特征：群体固着在礁石上，虫体收缩时呈圆锥形，上端宽大，下端细小，基部固着点很小。共肉薄，呈不规则的凹凸状，虫体壁也薄，高高地直立在共肉上，体外裹有沙粒等外来物。领脊分别为 20 个、26 个和 30 个。顶端稍下有隆起的横纹。

经酒精固定后的标本，口盘和柱体上部呈苍白色，体下部和共肉呈青灰色。

分布：中国南海西沙群岛海域有分布。

生态习性：群体固着于礁石上。

毒器：体内含有刺丝囊，内含毒腺。

危害类型：刺细胞毒害。

危险等级：A 级。

伤害症状：见本章第四节概述中伤害症状。

预防及处置：按照本章第四节概述中预防及处置方法来处理。

3. 中文名：石灰沙群海葵

学名：*Palythoa titanophila* Pax & Müller, 1957

主要形态特征：群体呈不规则状，表面呈不规则拱形，下部边缘均隆起，虫体不突出或略突出于共肉表面，大小虫体间杂排列。领脊不清楚，外来物主要是石灰质，其余是沙粒和其他碎片。群体呈灰黄色或近灰白色（酒精固定）。触手为 44 个，呈灰白色。

分布：中国南海西沙群岛海域有分布。

生态习性：固着于礁石上。

毒器：体内含有刺丝囊，内含毒腺。

危害类型：刺细胞毒害。

危险等级：A级。

伤害症状：见本章第四节概述中伤害症状。

预防及处置：按照本章第四节概述中预防及处置方法来处理。

4. 中文名：澳大利亚沙群海葵

学名：*Palythoa australiae*（Carlgren，1937）

主要形态特征：群体呈球帽状，浅黄色，酒精固定后呈灰白色，虫体圆形，收缩时口盘内凹或漏斗状。领脊18~20个，清楚易见。虫体间距为1.5~2.0 mm。大小虫体间杂排列。虫体和共肉外裹有一层沙粒和其他外来物。触手为40~42个，呈粗短的圆锥形，淡黄色。

分布：中国南海西沙群岛海域有分布。

生态习性：固着于礁石上。

毒器：体内含有刺丝囊，内含毒腺。

危害类型：刺细胞毒害。

危险等级：A级。

伤害症状：见本章第四节概述中伤害症状。

预防及处置：按照本章第四节概述中预防及处置方法来处理。

5. 中文名：好望角沙群海葵

学名：*Palythoa capensis*（Haddon & Duerden，1896）

主要形态特征：群体呈不规则块状，虫体大，收缩时呈喇叭形。大小虫体相间，排列紧密，间距为1.1~1.7 mm。界限清楚，虫体间窝较深，呈沟渠状（0~2.5 mm）。虫体和共肉外裹有沙粒和其他外来物。虫体收缩时领脊约16~20个，一般情况下，领脊不易辨别。触手为40~42个，呈粗短圆球状，顶端圆形。虫体生活时口盘呈洋红色，体壁和共肉为浅黄色；酒精固定后，口盘呈淡黄色，虫体和共肉变成浅黄白色。

分布：中国南海西沙群岛和南沙群岛海域有分布。

生态习性：群体固着于礁石上。

毒器：体内含有刺丝囊，内含毒腺。

危害类型：刺细胞毒害。

危险等级：A级。

伤害症状：见本章第四节概述中伤害症状。

预防及处置：按照本章第四节概述中预防及处置方法来处理。

6. 中文名：盘花沙群海葵

学名：*Palythoa anthoplax*（Pax & Müller，1957）

主要形态特征：群体呈板状，生活在低潮线下的珊瑚上。群体上大小虫体掺杂排列呈板状。虫体间距为1.5~2.0 mm。领脊模糊，当切除口盘表面，并将口盘表面反转朝上，便可清楚地见到 15~20 个领脊。虫体和共肉含有沙粒和其他外来物。触手短小，为 32~36 个。生活时，虫体口盘呈玫瑰红色。虫体和共肉呈沙黄色。酒精固定后口盘呈暗褐色，虫体呈洋红色，共肉呈浅黄色或灰黄色。

分布：中国南海西沙群岛海域有分布。

生态习性：主要栖息于低潮线下的珊瑚上。

毒器：体内含有刺丝囊，内含毒腺。

危害类型：刺细胞毒害。

危险等级：A 级。

伤害症状：见本章第四节概述中伤害症状。

预防及处置：按照本章第四节概述中预防及处置方法来处理。

7. 中文名：汉登沙群海葵

学名：*Palythoa haddoni*（Carlgren，1937）

主要形态特征：群体呈灰黄色，顶部隆起呈球帽状。共肉呈扁平状。虫体圆形或椭圆形，稍隆起于共肉表面。虫体大小不一，间杂排列，虫体间距为 1.5~3.0 mm。口盘为灰绿色。领脊界限明显，为 16~22 个。虫体下部和共肉紧裹着一层沙粒和外来物。

分布：中国南海西沙群岛和南沙群岛海域有分布。

生态习性：群体固着于礁石上。

毒器：体内含有刺丝囊，内含毒腺。

危害类型：刺细胞毒害。

危险等级：A 级。

伤害症状：见本章第四节概述中伤害症状。

预防及处置：按照本章第四节概述中预防及处置方法来处理。

8. 中文名：纳塔尔沙群海葵

学名：*Palythoa natalensis*（Carlgren，1938）

主要形态特征：群体突出于共肉表面，排列紧，除了群体边缘少数虫体较小外，大部分个体大小相等。虫体间界限不明显，间距甚小（0~2 mm），收缩时口盘内凹。领脊清楚易见，为 18~24 个。群体呈浅肉红色，口盘和触手呈绿色；固定标本呈灰白色，口盘与触手呈灰绿色（触手比口盘色浅），领脊呈浅黄色。触手短小，为 46~48 个。

分布：中国南海西沙群岛海域有分布。

生态习性：群体固着于礁石上。

毒器：体内含有刺丝囊，内含毒腺。

危害类型：刺细胞毒害。

危险等级：A 级。

伤害症状：见本章第四节概述中伤害症状。

预防及处置：按照本章第四节概述中预防及处置方法来处理。

9. 中文名：斯氏沙群海葵

学名：*Palythoa stephensoni*（Carlgren，1937）

主要形态特征：群体呈块状，顶部隆起，虫体均呈圆形，大小间杂，紧密排列。虫体不突出或略突出于共肉表面。彼此间界限不清楚，间距小（0~1 mm），收缩时口盘内凹，有的虫体领脊不清楚，有的可见 12~14 个领脊。群体呈奶油色，虫体口盘和触手呈浅黄色；固定后色略浅些。触手短小，呈圆锥形，为 42~44 个。

分布：中国南海西沙群岛海域有分布。

生态习性：群体固着于礁石上。

毒器：体内含有刺丝囊，内含毒腺。

危害类型：刺细胞毒害。

危险等级：A 级。

伤害症状：见本章第四节概述中伤害症状。

预防及处置：按照本章第四节概述中预防及处置方法来处理。

10. 中文名：中华沙群海葵

学名：*Palythoa sinensis*（Zunan，1998）

主要形态特征：群体呈块状，中部呈拱形，表面光滑。虫体大小均匀，排列整齐而紧密，无间距。虫体圆形，不突出于共肉表面，收缩时口盘内凹，口宽阔，呈圆形或亚圆形。口的直径为 2.5~3.5 mm，虫体杯窝很深（3~7 mm），排列成规则图案，领脊不清楚。虫体与共肉裹有一层沙粒和外来物。群体呈杏黄色，虫体口盘呈黄褐色，触手呈浅黄色；固定后色略浅些，群体呈浅黄色。虫体口盘呈杏黄色，触手呈浅黄色，触手短小，为 32~34 个。

分布：中国南海西沙群岛海域有分布。

生态习性：群体固着于礁石上。

毒器：体内含有刺丝囊，内含毒腺。

危害类型：刺细胞毒害。

危险等级：A 级。

伤害症状：见本章第四节概述中伤害症状。

预防及处置：按照本章第四节概述中预防及处置方法来处理。

11. 中文名：广东沙群海葵

学名：*Palythoa guangdongensis*（Zunan，1998）

主要形态特征：群体固着在薄的共肉上，共肉匍匐在凹凸不平的礁石上。虫体高度突出在共肉表面，体外裹着一厚层沙粒。领脊为 2~32 个，清楚易辨。体壁沿领脊处有明显的纵纹，将虫体体壁分成许多相等的瓣（30~40 个）。壁上部无横纹，仅在基部有些横纹。触手为 64~88 个，小个体为 46 个。触手短小似针状。颜色经酒精固定后的标本呈苍白色，上部体壁上散有零星的小红点，下部呈青灰色。

分布：中国南海西沙群岛海域有分布。

生态习性：群体固着于礁石上。

毒器：体内含有刺丝囊，内含毒腺。

危害类型：刺细胞毒害。

危险等级：A级。

伤害症状：见本章第四节概述中伤害症状。

预防及处置：按照本章第四节概述中预防及处置方法来处理。

12. 中文名：*海燕沙群海葵*（图5.24）

学名：*Palythoa nelliae* Pax，1935

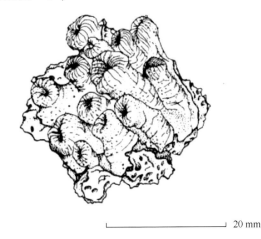

图5.24　海燕沙群海葵

（图片引自：《中国动物志 腔肠动物门 海葵目》）

主要形态特征：虫体直立于共肉之上，收缩时呈圆柱形，有时顶端略为膨大。大小虫体相间，排列不整齐。共肉较厚，呈扁平状。虫体和共肉表面紧裹着一层沙粒等外来物。领脊为30~32个。柱体下部有收缩横纹。虫体生活时呈铁锈色；固定后色略浅些，但在口盘和虫体下部以及共肉等仍显出黄褐色和铁锈色。

分布：中国南海西沙群岛和南沙群岛海域有分布。

生态习性：群体固着于礁石上。

毒器：体内含有刺丝囊，内含毒腺。

危害类型：刺细胞毒害。

危险等级：A级。

伤害症状：见本章第四节概述中伤害症状。

预防及处置：按照本章第四节概述中预防及处置方法来处理。

13. 中文名：平滑沙群海葵（图 5.25）

学名：*Palythoa liscia*（Haddon & Duerden，1896）

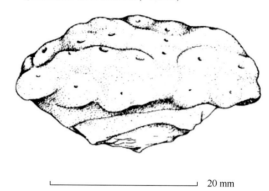

20 mm

图 5.25　平滑沙群海葵

（图片引自：《中国动物志 腔肠动物门 海葵目》）

主要形态特征：群体扁平，表面较光滑，边缘完整。群体形成不规则板状。共肉厚，覆盖在珊瑚礁石上。虫体收缩时稍突出于共肉表面，大小虫体无规则地紧密排列在共肉上，虫体间的界限有的不明显。领脊明显，为 12～15 个。虫体生活时呈黄色；固定后转为浅黄色。触手为 46 个，呈淡黄绿色。

分布：中国南海西沙群岛海域有分布。

生态习性：群体固着于礁石上。

毒器：体内含有刺丝囊，内含毒腺。

危害类型：刺细胞毒害。

危险等级：A 级。

伤害症状：见本章第四节概述中伤害症状。

预防及处置：按照本章第四节概述中预防及处置方法来处理。

14. 中文名：西沙沙群海葵（图 5.26）

学名：*Palythoa xishaensis*（Zunan，1998）

主要形态特征：群体中部拱形，呈球帽状，蜷伏在珊瑚礁石上。虫体呈圆形，不突出或稍突出于共肉表面，彼此界限清楚，大小虫体相间，排列紧密。固定后处于强烈收缩状态。领脊清楚，为 16～20 个。群体和共肉表面包有一层厚沙粒和海绵骨针等外来物。虫体生活时呈浅黄色；固定后呈黄白色。口盘和触手呈黄色。触手为 48～52 个，成轮排列。

分布：中国南海西沙群岛海域有分布。

生态习性：群体固着于礁石上。

毒器：体内含有刺丝囊，内含毒腺。

危害类型：刺细胞毒害。

危险等级：A 级。

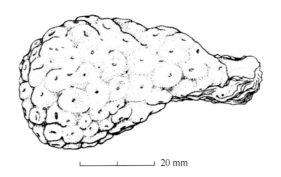

⊢————————⊣ 20 mm

图 5.26　西沙沙群海葵

（图片引自：《中国动物志 腔肠动物门 海葵目》

伤害症状：见本章第四节概述中伤害症状。

预防及处置：按照本章第四节概述中预防及处置方法来处理。

第六章 有毒环节类

一、概述

环节动物身体分成许多体节，有明显的真体腔，通常在每个体节中分成小室，开始出现闭管的血液循环系统，以及位于腹面的一条成对神经索。多数身体长有刚毛，淡水和陆地生活的种类大多数为雌雄同体，直接发育；而在海水里生活的种类大多数是雌雄异体，发育过程要经过担轮幼虫这个变态阶段。

很多环节动物是有毒的，通过颚和刚毛能使其他动物受伤中毒。被其几丁质上颚咬伤，会引起严重的继发性感染和坏疽；人手接触刺毛虫的刚毛 7 h 后，会引起局部水肿和关节肿胀。

（一）伤害症状

刺毛虫是著名的有毒环虫，被其硬刺刚毛刺伤后立即引起皮肤显著红肿，产生红赤、肿大、焦灼、麻痹和发痒的感觉，在刚毛伤害的部位，形成充血的水泡，要 3~4 周才能痊愈。被刺毛虫刺伤很像被仙人掌科植物刺伤。

（二）预防及处置

刺毛虫每个体节有成簇的刚毛，被刚毛刺伤后应立即拔除刚毛。拔除办法是用胶带反复撕贴。用酒精擦拭伤口部位之后再拔除亦可，不应用手拔除。之后再涂抹含有抗组胺成分的类固醇软膏。被沙蚕咬到时，为预防二次感染，应涂抹含抗生素的类固醇软膏。

二、主要种类

1. 中文名：刺毛虫（图 6.1）

学名：*Eurythoe complanata*（Pallas，1766）
俗名：扁犹帝虫
主要形态特征：鳃开始于第Ⅱ节，龙骨突止于第Ⅲ节或第Ⅳ节，具 4 个很显著的眼。背刚毛 3 种：①长石灰质的刚毛，末端细长，带有很少且不明显的小齿；②大的鱼叉形刚毛，边缘具有容易脱落的小齿；③粗直光滑的刚毛。腹刚毛两种：①粗大的叉状刚毛，具

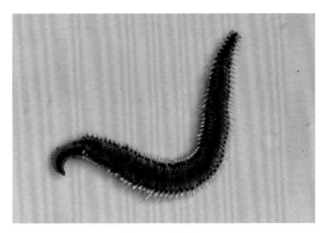

图 6.1 刺毛虫

两个不等长的臂；②少数的亚叉形刚毛，一臂非常长，另一臂极短，仅稍能辨认。酒精标本体呈乳黄色，刚毛为乳白色。

分布：中国台湾、广东、海南沿岸海域和南海海域有分布。

生态习性：热带珊瑚礁中最常见的种类。

毒器：具有硬刺刚毛，易刺伤。

伤害类型：接触性毒害。

危险等级：C 级。

伤害症状：见本章概述中伤害症状。

预防及处置：按照本章概述中预防及处置方法来处理。

2. 中文名：小瘤刺毛虫

学名：*Cryptonome parvecarunculata*（Horst，1912）

俗名：小瘤犹帝虫

主要形态特征：鳃从第Ⅰ节开始一直达体后端。仅采到一个标本，为乳黄色，体长 165 mm，宽 121 mm（包括刚毛）。

分布：国外分布于非洲大西洋沿岸、孟加拉湾、泰国湾等海域；中国黄海、南海海域有分布。

生态习性：印度—西太平洋和大西洋热带种。

毒器：具有硬刺刚毛，易刺伤。

危害类型：接触性毒害。

危险等级：C 级。

伤害症状：见本章概述中伤害症状。

预防及处置：按照本章概述中预防及处置方法来处理。

第七章 有毒贝类

第一节 麻痹性贝毒贝类

一、概述

麻痹性贝类毒素（Paralytic shellfish Toxins，PST）是一类神经肌肉麻痹剂，由甲藻中短裸甲藻（*Ptychosiscus brevis*）、键状原膝沟藻（*Protogonyaulax caenella*）、塔玛仑膝沟藻（*P. tamarensis*）等多种种属产生。

麻痹性贝类中毒的出现往往和赤潮有关。夏季贝类含毒最高，冬季降低，食用 11 月至翌年 1 月采集的贝，基本不会发生中毒。贝类摄入此毒素对本身无害，毒藻及其代谢产物随着海水通过贝体时，在贝鳃纤毛的活动下被滤留，毒素被摄入、吸收，富积在体内，当人食入后，毒素会迅速释放并呈现毒性作用，潜伏期仅数分钟或数小时，中毒症状以神经系统症状为主，甚至引起死亡。

PST 是一类有效的膜神经性毒素，与河豚毒素的作用机制非常相似，PST 中的 7、8、9 位的胍基和 C12 位的羟基基团与神经性细胞膜上 Na^+ 通道位点的氨基酸具有很好的亲和性，能够选择性阻断 Na^+ 通道，影响或阻止 Na^+ 向细胞内流动，使正常的动作电位无法形成，进而抑制神经传导，对人体神经系统产生麻痹作用。

毒素在贝体各器官的蓄积不一致。一般内脏含毒高于肌肉，贻贝属在肝胰脏中储积最多，石房蛤属在水管中蓄积最多，沙海螂属夏季在肝胰脏蓄积最多，冬季在鳃中最多，扇贝脏器中毒素蓄积最多。

麻痹类贝毒可溶于水，对热稳定，在碱性介质中被破坏。

（一）伤害症状

食用后数分钟至半小时出现麻刺、烧灼感，由唇、舌、面传到头颈、臂、腿、指尖和脚趾。感觉迅速转变为麻木、自主动作困难、全身肌肉失调伴有身体漂浮感，严重时喉头有紧缩感，表现为语无伦次、失声。可能出现虚弱、头昏、虚脱、多涎、脉速、口渴、吞咽困难、多汗、无尿、肌肉疼痛、视力减弱或暂时性失明等症状。病情如持续发展，运动无力、肌肉麻痹变得更为明显，呼吸困难严重，2~12 h 可致死，12~24 h 幸存者预后良好。可能发生原发性休克。

（二）预防及处置

毒化贝类无法从感官上鉴别，最有效的措施是检测水域中甲藻数量来判断是否毒化。如果误食应皮下注射盐酸阿扑吗啡 5 mg 引吐，或洗胃后灌入 2% 的碳酸氢钠 1 L。患者必须严加监护至少 24 h，一旦发现呼吸困难，立即实行人工呼吸或使用呼吸机，及时供给氧气。

二、主要种类

1. 中文名：橡子织纹螺（图 7.1）

学名：*Nassarius glans*（Linnaeus，1758）
俗名：金丝织纹螺

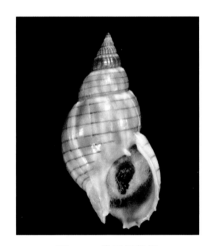

图 7.1　橡子织纹螺

（图片引自：http://www.marinespecies.org）

主要形态特征：壳呈长卵形，壳质较薄，坚硬。约 9 层螺层，缝合线深，各螺层壳面多少膨胀。体螺层和次体层纵肋不显，仅在缝合线下方有一列结节突起。螺旋沟纹除体螺层基部有 4 条比较清楚外，其余部分或者完全消失或者仅现痕迹。壳顶紫红色，其余壳面淡黄色，具褐色纵走云斑，在螺旋沟纹中有红褐色线纹。外唇边缘有与壳面螺旋沟纹相应的小齿突起。内唇紧贴于壳轴上。

分布：中国南海广东、广西和海南沿岸海域，西沙群岛海域有分布。

生态习性：生活在低潮线至 10 m 水深的砂质海底。

危害类型：误食中毒。

危险等级：B 级。

伤害症状：见本章第一节概述中伤害症状。

预防及处置：按照本章第一节概述中预防及处置方法来处理。

2. 中文名：棕带仙女蛤（图7.2）

学名：*Callista erycina*（Linnaeus，1758）

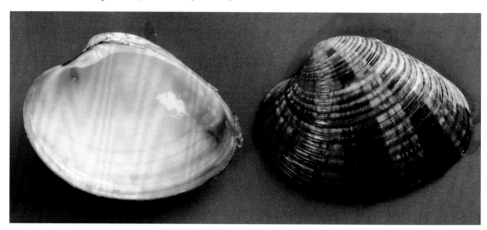

图 7.2　棕带仙女蛤

（图片引自：《中国水生贝类图谱》）

主要形态特征：壳呈卵圆形，壳顶位于背缘前方。小月面略呈楔状，楯面狭，界线不清楚。韧带呈棕黄色，壳表呈淡黄色，披有黄褐色壳皮，有两条宽的放射状棕褐色带及淡棕色线纹。生长线形成粗而宽的肋。壳内面白色，后端呈淡紫色。铰合部有主齿 3 枚，前侧齿 1~2 枚。

分布：中国南海西沙群岛海域有分布。

生态习性：栖息于潮间带低潮区至浅海砂质海底。

危害类型：误食中毒。

危险等级：B 级。

伤害症状：见本章第一节概述中伤害症状。

预防及处置：按照本章第一节概述中预防及处置方法来处理。

3. 中文名：华贵类栉孔扇贝（图7.3）

学名：*Mimachlamys crassicostata*（G. B. Sowerby Ⅱ，1842）

俗名：高贵海扇蛤

主要形态特征：贝壳较大，呈扇形。左壳稍凸于右壳，两耳不等，前耳大、后耳小。耳上有细肋，右前耳下方有足丝孔，具细栉齿。壳色呈红、黄、橙、紫多种颜色。壳面有粗大放射肋23条，上有翘起的小鳞片。铰合线直，韧带呈三角形，紫褐色。壳内面闭壳肌痕圆形，位于贝壳的中央，稍偏于后背部。

分布：中国福建以南沿岸海域，南海西沙群岛海域有分布。

生态习性：多栖息于低潮线下 2~4 m 深有礁石、碎石的砂质浅海底。生活时用足丝附着在岩石或石块上。

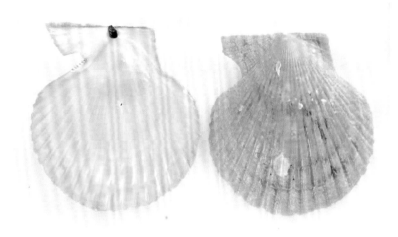

图 7.3　华贵类栉孔扇贝

（图片引自：《中国水生贝类图谱》）

危害类型：误食中毒。

危险等级：B 级。

伤害症状：见本章第一节概述中伤害症状。

预防及处置：按照本章第一节概述中预防及处置方法来处理。

4. 中文名：翡翠贻贝（图 7.4）

学名：*Perna viridis*（Linnaeus，1758）

俗名：青口

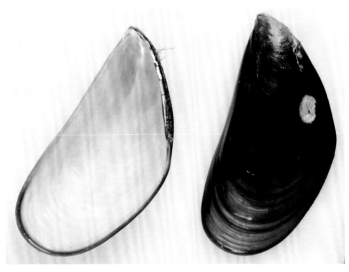

图 7.4　翡翠贻贝

（图片引自：《中国水生贝类图谱》）

主要形态特征：贝壳较大，呈楔形，壳质较薄。壳顶前端尖细，位于壳的最前端，多弯向腹缘。壳表呈翠绿色，前半部常呈绿褐色，光滑有光泽，无放射肋，生长纹极细密。壳内面呈白色。铰合齿左壳两枚，右壳一枚。后闭壳肌痕大，略呈圆形，无前闭壳肌痕。足丝孔不明显，足丝极发达。

分布：中国东海南部和南海，西沙群岛海域有分布。

生态习性：生活在潮间带至 10 m 处，以足丝附着在岩石及他物之上。

危害类型：误食中毒。

危险等级：B 级。

伤害症状：见本章第一节概述中伤害症状。

预防及处置：按照本章第一节概述中预防及处置方法来处理。

5. 中文名：马氏珠母贝（图 7.5）

学名：*Pinctada fucata*（A. Gloud，1850）

俗名：合浦珠母贝

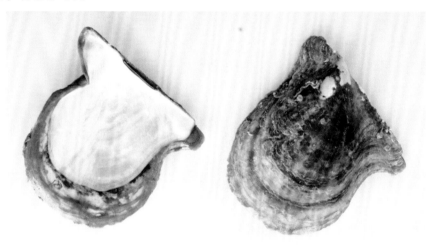

图 7.5　马氏珠母贝

（图片引自：《中国水生贝类图谱》）

主要形态特征：壳近圆方形，壳质薄。右壳较平，左壳稍突，壳顶偏向前方，具前后耳，前耳下方具足丝孔，铰合部平直，韧带细长。壳面黄褐色或灰青色，常有数条暗褐色或黑色放射状色带。腹缘圆，近腹缘的生长线呈鳞片状，末端稍翘起。壳内面珍珠层厚，呈银白色，富有光泽，边缘为黄褐色。

分布：中国南海常见种类，其中北部湾尤为常见，西沙群岛海域有分布。

生态习性：暖水性种类，垂直分布于低潮线附近至 10 m 水深的浅海海底，喜栖息于风浪平静、水质清澈的内湾，用足丝附着在珊瑚礁或砂砾上生活。

危害类型：误食中毒。

危险等级：B 级。

伤害症状：见本章第一节概述中伤害症状。

预防及处置：按照本章第一节概述中预防及处置方法来处理。

第二节 腹泻性贝毒贝类

一、概述

腹泻性贝毒是由有毒赤潮藻类鳍藻属（*Dinophy*）和原甲藻属（*Prorocentrum*）中部分藻种所产生的热稳定的脂溶性多环醚类生物活性物质，主要成分为软海绵酸及其衍生物。该毒素可在贝类等滤食性动物体内富集，通过食物链传递至人类，引起腹泻性中毒。

腹泻性贝类毒素（Diarrhetic Shellfish Toxins，DST），含有多种有毒成分，已分离的主要毒素有大田软海绵酸及其衍生物、鳍藻毒素及其衍生物（DTX）、扇贝毒素 1-5 和虾夷毒素等。在中国引发腹泻性贝毒的藻类有渐尖鳍藻（*Dinophy sisacuminata*）、具尾鳍藻（*D. cuta*）、倒卵形鳍藻（*D. fortii*）和帽状鳍藻（*D. mitra*）等。

致毒机理主要表现为，其活性成分软海绵酸能够抑制蛋白磷酸酶（pp1）和蛋白磷酸酶（pp2A）的活性，可以使丝氨酸和苏氨酸去磷酸化，激发控制大肠细胞 Na^+ 的分泌，改变细胞内第二信使 Ca^{2+} 浓度，从而引发肠道炎症。毒素为脂溶性，耐热，高温不能破坏。

（一）伤害症状

多数在食用后 30 min 至 2 h 发病。主要的症状是频繁的腹泻、腹痛、呕吐、恶心、嗳气，水样粪便，少数具有寒战、头痛、倦怠、发热和里急后重的症状。症状一般 3 d 后消退。

（二）预防及处理

通过水域毒性检测判断。若无检测设备，因毒素在消化腺含量最高，可除去消化腺洗净后食用。治疗暂无明显特效药，往往采取对症治疗。

二、主要种类

1. 中文名：波纹巴非蛤（图 7.6）

学名：*Paratapes undulatus*（Born，1778）
俗名：花蛤
主要形态特征：壳呈长椭圆形。壳顶位于背缘中央偏前，壳顶不突出。小月面和楯面均呈白色，面上有紫色条纹。韧带长，为黄棕色。壳表具红褐色网状花纹。生长线细密，无放射肋。壳内面白色，壳顶区常呈紫色，铰合部有主齿 3 枚，无前侧齿。

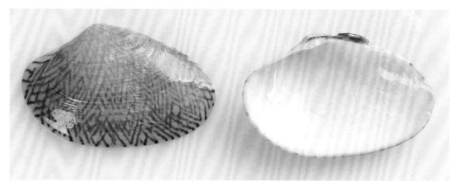

图 7.6　波纹巴非蛤
（图片引自：《中国水生贝类图谱》）

分布：中国浙江南麂列岛以南沿岸海域和南海西沙群岛海域有分布。

生态习性：栖息在潮间带至浅海泥砂底。

危害类型：误食中毒。

危险等级：B 级。

伤害症状：见本章第二节概述中伤害症状。

预防及处置：按照本章第二节概述中预防及处置方法来处理。

2. 中文名：箱形扇贝（图 7.7）

学名：*Minnivola pyxidata*（Born，1778）

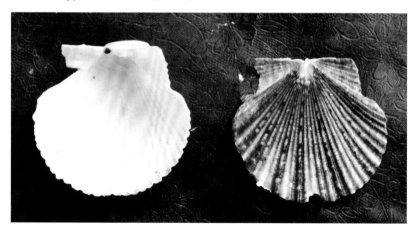

图 7.7　箱形扇贝
（图片引自：《中国水生贝类图谱》）

主要形态特征：贝壳两侧相等，两壳不等。右壳极凸，左壳扁平。左壳表面呈紫色，具少数白色斑块及小型紫色斑点。由壳顶向腹缘伸出放射肋 28 条左右，前、后耳等大，均呈三角形。右壳有许多紫色小型斑，放射肋比左壳宽而且凸，约 27 条。足丝孔具细齿数枚。左壳内面呈淡紫色，右壳为白色。两壳均有与表面相应的放射肋及沟。韧带槽为三角形。

分布：中国南海西沙群岛海域有分布。

生态习性：栖息于数十米深的浅海。

危害类型：误食中毒。

危险等级：B 级。

伤害症状：见本章第二节概述中伤害症状。

预防及处置：按照本章第二节概述中预防及处置方法来处理。

3. 中文名：钝缀锦蛤（图 7.8）

学名：*Tapes conspersus*（Gmelin，1791）

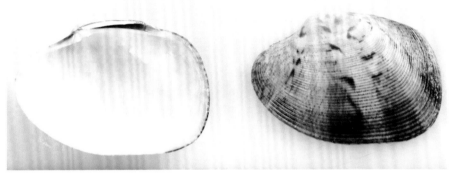

图 7.8 钝缀锦蛤

（图片引自：《中国水生贝类图谱》）

主要形态特征：壳呈长方形，壳质坚实。两侧不等，后缘呈截状。壳顶靠前方，小月面长矛状；楯面长披针形，凹陷。韧带长，为棕褐色。壳表呈棕黄色，有不清晰的斑点或花纹。生长线呈肋状，在后部变成薄片状。壳内面呈橙黄色，铰合部窄，有主齿 3 枚。前闭壳肌痕卵圆形，后闭壳肌痕三角卵圆形。外套窦深，呈舌状。

分布：中国南海西沙群岛海域有分布。

生态习性：栖息在浅海泥沙质和珊瑚砂海底。

危害类型：误食中毒。

危险等级：B 级。

伤害症状：见本章第二节概述中伤害症状。

预防及处置：按照本章第二节概述中预防及处置方法来处理。

4. 中文名：黄边糙鸟蛤（图 7.9）

学名：*Vasticardium flavum*（Linnaeus，1758）

俗名：鸟贝

主要形态特征：壳近卵圆形，坚厚。壳表凸出，具粗壮的放射肋约 30 条，中央放射肋较两侧粗大。肋与肋之间有深的肋间沟。前端的肋上有长形粒状突起；后端肋上有棘状

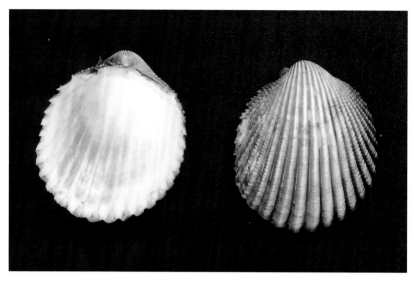

图 7.9　黄边糙鸟蛤

（图片引自：《中国水生贝类图谱》）

突起。壳面有褐色外皮，边缘颜色特别黄。外韧带。壳内面呈白色，略近壳缘处呈淡紫色。左右两壳各具主齿两枚，侧齿发达。无外套窦。

　　分布：中国南海广东、海南沿岸海域，西沙群岛和南沙群岛海域有分布。

　　生态习性：栖息于潮间带低潮线附近的珊瑚礁间。

　　危害类型：误食中毒。

　　伤害等级：B 级。

　　伤害症状：见本章第二节概述中伤害症状。

　　预防及处置：按照本章第二节概述中预防及处置方法来处理。

第三节　芋螺毒素贝类

一、概述

　　芋螺体内具有毒腺，可通过鱼叉样小毒刺蜇刺与其接触的人员造成局部皮肤损伤，毒素吸收后导致全身中毒；还可因误食有毒芋螺或吃法不当而引起中毒。种类很多，在中国已发现 130 余种，主要分布于台湾地区和广东以南沿海。

　　毒素的毒理作用类似鱼 α-银环蛇毒素和河豚毒素，主要作用靶位是神经肌肉结合部位，阻断突触部位的传导，主要包括 3 种类型的靶点：配体门控离子通道，如乙酰胆碱受体、NMDA 受体、5-羟色胺受体；电压门控的离子通道，如 Na^+、K^+、Ca^{2+} 等离子通道；G 蛋白偶联的受体等。

（一）伤害症状

局部症状：被芋螺蜇刺后，轻者类似蜜蜂或海蜂蜇刺伤，重者呈斑点或撕裂伤，除局部出血、疼痛和炎症反应外，典型的症状为伤口部位麻木感，并很快扩展至口、唇、舌及四肢的末端。少数患者伤口周围出现麻痹。

全身症状：芋螺毒素中毒后 5~30 min，相继出现精神紧张，肌肉无力、震颤、痉挛，恶心、呕吐、流泪、流涎、吞咽困难、失声、反射消失、呼吸困难、复视或视力模糊、晕厥，昏迷，共济失调，全身肌肉麻痹等症状，最后可因呼吸、循环衰竭而死亡。轻度蜇刺伤，数小时内即可恢复，严重中毒致伤一般需要 2~3 周才能完全恢复。

（二）预防及处置

预防：在捕捞时应佩戴手套避免直接接触。

局部处理：蜇刺伤部位立即用热水冲洗或浸泡，以破坏毒素之毒性和解除疼痛。要注意水温不宜太高，以免烫伤。大面积严重的四肢蜇刺伤，可用高压-阻流技术防止毒素吸收。

全身治疗：疼痛时注射吗啡或局部麻醉剂如利多卡因。严重者注意维持呼吸和循环系统功能。必要时给氧，切开气管和进行人工呼吸。惊厥和烦躁不安者，用抗惊厥剂或镇静剂。

二、主要种类

1. 中文名：织锦芋螺（图 7.10）

学名：*Conus textile* Linnaeus，1758

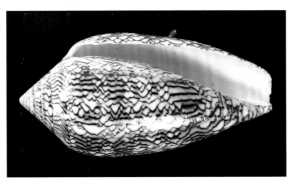

图 7.10　织锦芋螺

（图片引自：《中国水生贝类图谱》）

主要形态特征：贝壳近纺锤形，螺旋部较高，缝合线深，肩部圆钝。壳面除在基部有10 余条螺旋形沟纹外，其余部分均很光滑。壳表为灰白色，具褐色线纹，螺纹构成三角形覆鳞状花纹，花纹的大小不等。壳表被有黄褐色壳皮，体螺层的中部和基部通常有一条宽的褐色环带。

　　分布：中国台湾岛、广东、广西、海南岛和西沙群岛海域有分布。

　　生态习性：暖水种，生活在低潮线附近或岩礁间。

　　毒器：以输毒管与毒腺连接的齿舌。

　　危害类型：棘刺毒害。

　　危险等级：A级。

　　伤害症状：见本章第三节概述中伤害症状。

　　预防及处置：按照本章第三节概述中预防及处置方法来处理。

2. 中文名：地纹芋螺（图7.11）

学名：*Conus geographus* Linnaeus，1758

俗名：杀手芋螺

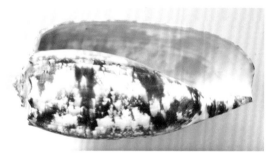

图7.11　地纹芋螺

（图片引自：《中国水生贝类图谱》）

　　主要形态特征：贝壳较大，呈筒形，壳质薄，螺旋部低小，体螺层高大，基部明显收缩。在每一螺层的缝合线上和体螺层的肩角上有结节突起。壳面呈淡黄褐色并略带紫色，有红褐色网状花纹和不规则的云状斑。

　　分布：中国台湾岛、广东、海南岛和西沙群岛海域有分布。

　　生态习性：栖息于潮间带至浅海石砾下或珊瑚礁间。

　　毒器：以输毒管与毒腺连接的齿舌。

　　危害类型：棘刺毒害。

　　危险等级：A级。

　　伤害症状：见本章第三节概述中伤害症状。

　　预防及处置：按照本章第三节概述中预防及处置方法来处理。

3. 中文名：线纹芋螺（图7.12）

学名：*Conus striatus* Linnaeus，1758

　　主要形态特征：贝壳较大，近筒状，壳质坚厚。螺旋部较低，缝合线浅。体螺层长，基部有10余条螺肋；肩窄，呈龙骨状，上面具深的凹陷。壳面为白色、黄白色或淡粉红

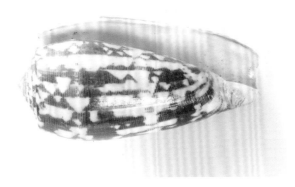

图 7.12　线纹芋螺

（图片引自：《中国水生贝类图谱》）

色，体螺层上饰有非常细密的紫褐色或淡褐色的线纹，这些线纹长短不一、分布不匀，因此形成了形状和大小均不规则的斑状花纹，它们通常在体螺层中部之上、下方较密集，形成了两条宽的环带，基部无此线纹。

分布：中国台湾岛、海南岛、西沙群岛和南沙群岛海域有分布。

生态习性：暖水种，生活在低潮线下浅海的沙滩上。

毒器：以输毒管与毒腺连接的齿舌。

危害类型：棘刺毒害。

危险等级：A 级。

伤害症状：见本章第三节概述中伤害症状。

预防及处置：按照本章第三节概述中预防及处置方法来处理。

4. 中文名：玛瑙芋螺（图 7.13）

学名：*Conus achatinus* Gmelin，1791

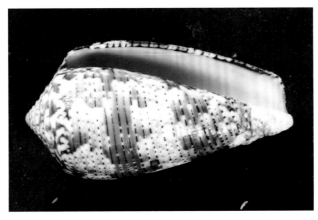

图 7.13　玛瑙芋螺

（图片引自：《中国水生贝类图谱》）

主要形态特征：螺旋部呈低圆锥形。体螺层长大，中部微显膨圆，前端较细，缝合线明显。肩部较圆钝，与缝合线之间刻有数条细浅的螺沟。除体螺层基部刻有 10 余条螺肋外，其余部分均很光滑。壳面为灰褐或黄褐色，壳顶为红褐色。壳面布满褐色或紫褐色细的环形点线花纹和比较大的淡蓝或白色云状斑。

分布：中国广东西部、广西、海南岛和西沙群岛海域有分布。

生态习性：暖水种，生活在低潮线附近。

毒器：以输毒管与毒腺连接的齿舌。

危害类型：棘刺毒害。

危险等级：A 级。

伤害症状：见本章第三节概述中伤害症状。

预防及处置：按照本章第三节概述中预防及处置方法来处理。

5. 中文名：贞洁芋螺（图 7.14）

学名：*Conus virgo* Linnaeus，1758

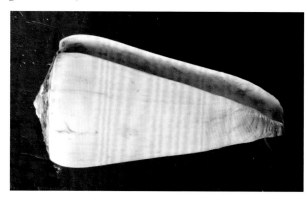

图 7.14　贞洁芋螺

（图片引自：《中国水生贝类图谱》）

主要形态特征：贝壳较大，壳质重厚。螺旋部低矮，略突出于体螺层。缝合线明显，肩部略呈棱角。体螺层上部宽大，中部微显紧缩，前端尖瘦。壳面较平，在体螺层的下半部有弱的螺肋，其肋上具有微小的粒状突起。壳表为黄白色，前端为紫色，壳外被有厚的黄褐色壳皮。壳口狭长，与壳高近等，内面为瓷白色。内、外唇相当直，斜行，前沟为深紫色。

分布：中国台湾岛、广东和西沙群岛海域有分布。

生态习性：暖水种，栖息于低潮线附近至浅海区。

毒器：以输毒管与毒腺连接的齿舌。

危害类型：棘刺毒害。

危险等级：A 级。

伤害症状：见本章第三节概述中伤害症状。

预防及处置：按照本章第三节概述中预防及处置方法来处理。

6. 中文名：疣缟芋螺（图 7.15）

学名：*Conus lividus* Hwass，1792

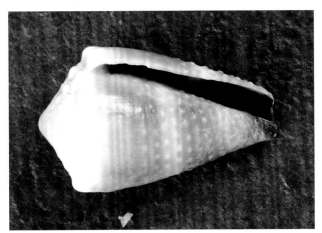

图 7.15　疣缟芋螺

（图片引自：《中国水生贝类图谱》）

主要形态特征：贝壳较厚重，螺旋部低矮，体螺层肩角上生有一列环状排列的发达的疣状突起，通常有 8～12 个。体螺层下半部有明显或不明显的窄的螺肋，肋上通常生有整齐排列的颗粒状突起。体螺层为黄褐色、灰褐色或淡黄色，通常其中部有一条不太明显的白色环带。壳口狭长，内面为深紫色。外唇较薄。

分布：中国台湾岛、海南岛、西沙群岛和南沙群岛海域有分布。

生态习性：暖水种，栖息于低潮线附近至浅海岩礁或珊瑚礁间。

毒器：以输毒管与毒腺连接的齿舌。

危害类型：棘刺毒害。

危险等级：A 级。

伤害症状：见本章第三节概述中伤害症状。

预防及处置：按照本章第三节概述中预防及处置方法来处理。

7. 中文名：乐谱芋螺（图 7.16）

学名：*Conus musicus* Hwass，1792

主要形态特征：贝壳呈矮圆锥形，螺旋部低矮，缝合线较深。肩角明显，上生有颗粒状结节，结节下方和螺旋部饰有黑紫色的斑点。体螺层为灰白色，印有褐色的点线状环纹，有的个体在中部缺乏褐色环纹，花纹类似五线谱，故得此名。壳口狭，内面具紫色或紫褐色。

分布：中国台湾岛、海南岛、西沙群岛和南沙群岛海域有分布。

生态习性：暖水种，生活在潮间带。

毒器：以输毒管与毒腺连接的齿舌。

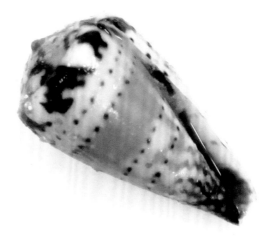

图 7.16　乐谱芋螺

（图片引自：《中国水生贝类图谱》）

危害类型：棘刺毒害。

危险等级：A 级。

伤害症状：见本章第三节概述中伤害症状。

预防及处置：按照本章第三节概述中预防及处置方法来处理。

8. 中文名：桶形芋螺（图 7.17）

学名：*Conus betulinus* Linnaeus，1758

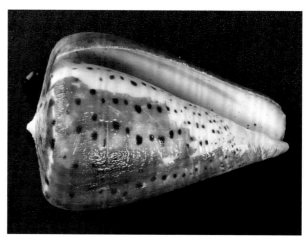

图 7.17　桶形芋螺

（图片引自：《中国水生贝类图谱》）

主要形态特征：贝壳呈陀螺状，壳质坚厚。螺旋部低矮，缝合线明显。体螺层上部宽大，向下方迅速收缩，肩部圆钝。壳面光滑，仅在体螺层的基部有细的螺沟纹。壳表呈淡黄色，饰有排列成行的褐色斑点。壳表被有黄褐色壳皮。壳口狭长，上、下方宽度近等，内面为瓷白色。

分布：中国台湾岛、海南岛和西沙群岛海域有分布。

生态习性：生活在低潮线至数米水深的砂质海底或珊瑚礁间。

毒器：以输毒管与毒腺连接的齿舌。

危害类型：棘刺毒害。

危险等级：A 级。

伤害症状：见本章第三节概述中伤害症状。

预防及处置：按照本章第三节概述中预防及处置方法来处理。

9. 中文名：犊纹芋螺

学名：*Conus vitulinus* Hwass，1792

主要形态特征：贝壳中等大小，低圆锥形，壳质坚厚。螺旋部低矮。体螺层表面较光滑，仅在基部有 10 余条螺肋；肩部呈角状。壳面底色为白色，在体螺层中部的上、下方各有一条宽大的黄褐色或暗褐色环带，在肩部下方和体螺层中部各有一条较窄的白色环带，其中具有纵向波状或火焰状花纹。壳口内面为白色，前段呈紫色或紫褐色。

分布：中国台湾岛、海南岛和西沙群岛海域有分布。

生态习性：栖息于低潮线附近至数米深的岩礁和珊瑚礁间。

毒器：以输毒管与毒腺连接的齿舌。

危害类型：棘刺毒害。

危险等级：A 级。

伤害症状：见本章第三节概述中伤害症状。

预防及处置：按照本章第三节概述中预防及处置方法来处理。

10. 中文名：相称芋螺（图 7.18）

学名：*Conus consors* G. B. Sowerby Ⅰ，1833

俗名：耸肩芋螺

主要形态特征：贝壳呈低圆锥形，壳质坚厚，侧边直，中部略凹。螺旋部低，螺层上均有数条螺纹和细密的纵行线纹。体螺层较狭长，基部有明显的螺肋；肩部较宽，圆角状。壳面通常为白色或淡黄色，在体螺层中部的上、下方各有一条黄褐色或橙黄色、界限不规则的环带。螺旋部有褐色或黄褐色斑，壳顶通常为粉红色。壳表被黄褐色绒毛状壳皮。

分布：中国海南岛和西沙群岛海域有分布。

生态习性：生活于低潮线附近至浅水区。

毒器：以输毒管与毒腺连接的齿舌。

危害类型：棘刺毒害。

危险等级：A 级。

伤害症状：见本章第三节概述中伤害症状。

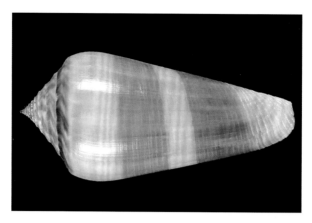

图 7.18　相称芋螺

（图片引自：http：//www.marinespecies.org）

预防及处置：按照本章第三节概述中预防及处置方法来处理。

11. 中文名：平坦芋螺 （图 7.19）

学名：*Conus planorbis* Born，1778

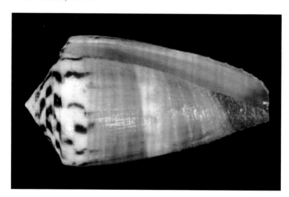

图 7.19　平坦芋螺

（图片引自：http：//www.marinespecies.org）

主要形态特征：贝壳为中等大小，壳质坚固，呈低圆锥形。螺旋部低至中等，壳顶尖细。体螺层除基部有较密集的不规则螺肋外，其余为明显或不明显的稀疏螺纹；肩较宽，角状，上面略凹。壳面呈白色或淡黄色至淡黄褐色，体螺层上饰有排列较稀疏的褐色环形线纹，此线纹有的为连续的，有的为断裂的，也有的个体无此线纹。在体螺层中部之上、下方各显现一条宽的暗黄色至褐黄色环带，有的个体明显，有的个体不明显，有时在肩部和两条环带之间还出现纵向似火焰状的花纹，基部色暗。螺旋部有红褐色或暗褐色近方形或不规则的小斑，壳顶部白色。壳口狭长，内面为灰白色或略显蓝白色，基部无紫色斑。

分布：中国台湾岛、海南岛沿岸海域和西沙群岛海域有分布。

生态习性：生活于浅海区的细砂质底。

毒器：以输毒管与毒腺连接的齿舌。

危害类型：棘刺毒害。

危险等级：A 级。

伤害症状：见本章第三节概述中伤害症状。

预防及处置：按照本章第三节概述中预防及处置方法来处理。

12. 中文名：花冠芋螺（图 7.20）

学名：*Conus coronatus* Gmelin，1791

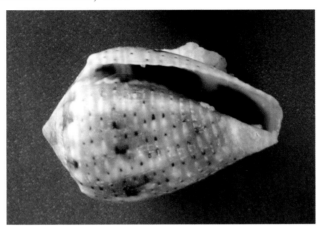

图 7.20　花冠芋螺

（图片引自：《中国水生贝类图谱》）

主要形态特征：贝壳较小。螺旋部呈低圆锥形，缝合线明显，在其上部和体螺层肩角部具有结节状突起。体螺层粗短，中部膨圆，基部收窄，有排列整齐的黄色螺肋，其上有小结节与褐色斑点。壳面为黄褐色，有不规则的花纹，外被壳皮。壳口狭长，内面为紫褐色。内唇基部有一褶襞。

分布：中国台湾岛、广西、海南岛沿岸海域，西沙群岛海域有分布。

生态习性：栖息于潮间带海滩上或珊瑚礁间，以及浅海区。

毒器：以输毒管与毒腺连接的齿舌。

危害类型：棘刺毒害。

危险等级：A 级。

伤害症状：见本章第三节概述中伤害症状。

预防及处置：按照本章第三节概述中预防及处置方法来处理。

13. 中文名：希伯来芋螺（图 7.21）

学名：*Conus ebraeus* Linnaeus，1758

主要形态特征：贝壳较小，较粗短，壳质坚厚。螺旋部低矮至中等高，凸而膨胀，螺层上有一列不甚明显的弱疣状突起。壳面呈灰白色或淡粉红色，幼小个体通常为淡粉红

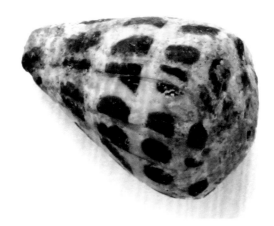

图 7.21 希伯来芋螺

（图片引自：《中国水生贝类图谱》）

色；体螺层上饰有 4 列黑色或黑褐色长方形或方形环状排列的斑块，基部的一列小，有时融合在一起。

分布：中国台湾岛、海南岛沿岸海域和西沙群岛海域有分布。

生态习性：栖息于潮间带海滩上或珊瑚礁间。

毒器：以输毒管与毒腺连接的齿舌。

危害类型：棘刺毒害。

危险等级：A 级。

伤害症状：见本章第三节概述中伤害症状。

预防及处置：按照本章第三节概述中预防及处置方法来处理。

14. 中文名：僧芋螺（图 7.22）

学名：*Conus monachus* Linnaeus，1758

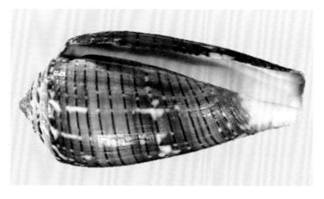

图 7.22 僧芋螺

（图片引自：http://www.marinespecies.org）

主要形态特征：贝壳呈长卵形，壳质坚固。螺旋部低至中等，通常侧边稍凸。体螺层中部略显膨胀，基部较细窄，其上具螺肋，此肋上常有微小颗粒状突起；肩部较圆钝，上面略凹。壳面为灰褐色、黄褐色或紫褐色，体螺层饰有较底色淡的火焰状花纹和不规则斑，并且布有环行排列的白色和深色点线花纹。螺旋部有条斑和斑块，早期螺层为粉红色。壳口中等宽，内面为灰白色或略显黄褐色。

分布：中国台湾岛、广东、广西、海南岛沿岸海域，西沙群岛海域有分布。

生态习性：栖息于低潮线附近至浅水海区。

毒器：以输毒管与毒腺连接的齿舌。

危害类型：棘刺毒害。

危险等级：A级。

伤害症状：见本章第三节概述中伤害症状。

预防及处置：按照本章第三节概述中预防及处置方法来处理。

15. 中文名：鼠芋螺（图7.23）

学名：*Conus rattus* Hwass，1792

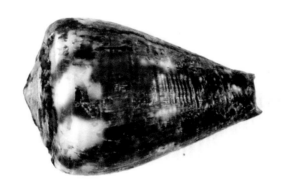

图7.23 鼠芋螺

（图片引自：《中国水生贝类图谱》）

主要形态特征：贝壳呈低圆锥形，具光泽。螺旋部低矮，缝合线明显。体螺层上部膨大，基部尖细，通常前1/3部位具密集的螺肋；肩宽，圆角状。体螺层为绿褐色、黄褐色至暗褐色，在肩部（有时也在中部）环状排列着灰白色、淡紫色或淡褐色不规则斑，形成环状带，有时基部也略显一淡色带。整个体螺层上布有与斑同色的小斑点，它们多分散在基部和中部，通常中部的环带是由这些密集的小斑点形成的。

分布：中国台湾岛和海南岛沿岸海域，西沙群岛和南沙群岛海域有分布。

生态习性：栖息于低潮线附近至浅水区的岩礁间。

毒器：以输毒管与毒腺连接的齿舌。

危害类型：棘刺毒害。

危险等级：A级。

伤害症状：见本章第三节概述中伤害症状。

预防及处置：按照本章第三节概述中预防及处置方法来处理。

16. 中文名：猫芋螺（图 7.24）

学名：*Conus catus* Hwass，1792

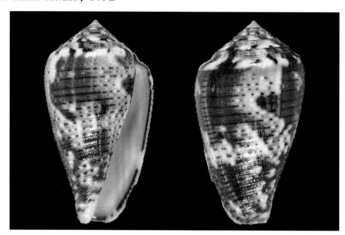

图 7.24　猫芋螺

（图片引自：http：//www. marinespecies. org）

主要形态特征：贝壳较小，粗壮，壳质坚厚，具光泽。螺旋部低矮，两侧边直或稍凸。体螺层较粗短，通常从基部、超过中部有明显的螺肋，有的螺肋延伸至肩下，肋上具小结节状突起；肩较宽，圆。壳面为白色至淡灰黄色，上面饰有淡红褐色至褐色云状斑，有的个体的云状斑融合覆盖整个体螺层，除了不多的白色至淡褐色斑点和形状不规则的明显或模糊的斑块外，螺肋上的结节通常较底色淡。

分布：中国台湾岛和海南岛沿岸海域，西沙群岛海域有分布。

生态习性：栖息于低潮线附近至浅水区的珊瑚礁间。

毒器：以输毒管与毒腺连接的齿舌。

危害类型：棘刺毒害。

危险等级：A 级。

伤害症状：见本章第三节概述中伤害症状。

预防及处置：按照本章第三节概述中预防及处置方法来处理。

17. 中文名：勇士芋螺（图 7.25）

学名：*Conus miles* Linnaeus，1758

主要形态特征：贝壳坚厚。螺旋部稍高起，缝合线深沟状。体螺层上部较膨大，基部收窄；肩部圆角至棱角状。壳面为白色至淡黄色，整个体螺层上通常覆盖着许多细的、不规则的红褐色纵向波状线纹，近中部有一条暗褐色环带，在此带及其周围通常有较底色深的模糊云状斑；基部为黑褐色，在其上方亦有较底色深的模糊云状斑，有的个体则为一条

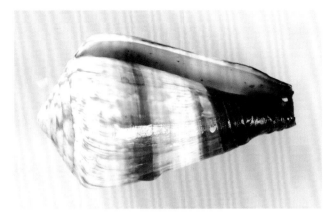

图 7.25 勇士芋螺

（图片引自：《中国水生贝类图谱》）

窄的淡色带。壳口外具茸毛状黄色壳皮。

分布：中国台湾岛和海南岛沿岸海域，西沙群岛和南沙群岛海域有分布。

生态习性：栖息于低潮线下沙滩或珊瑚礁间。

毒器：以输毒管与毒腺连接的齿舌。

危害类型：棘刺毒害。

危险等级：A 级。

伤害症状：见本章第三节概述中伤害症状。

预防及处置：按照本章第三节概述中预防及处置方法来处理。

18. 中文名：扩展芋螺（图 7.26）

学名：*Conus distans* Hwass，1792

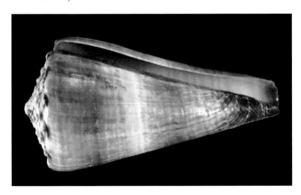

图 7.26 扩展芋螺

（图片引自：http://www.marinespecies.org）

主要形态特征：贝壳厚重，呈低圆锥形。螺旋部低，有时几乎近扁平，螺层上密布较大而圆的疣状突起。体螺层较高，上部较凸，向下逐渐收缩，基部尖细，有几条不明显的浅沟，其后有数条间隔宽、不甚清楚的螺沟；肩宽，具有较大的圆形疣状突起。壳面呈淡黄褐色至黄褐色，体螺层肩下及其中部各有一条界线不甚分明的较底色淡的环带，中部的较清楚，生长线纹和生长褶痕通常较体色稍深，尤其在环带内呈现出十分明显的纵行条纹，体螺层基部为暗褐色；螺旋部在白色疣状突起之间具褐色斑。

分布：中国台湾岛沿岸海域，西沙群岛和南沙群岛海域有分布。

生态习性：栖息于低潮线至浅海珊瑚礁间。

毒器：以输毒管与毒腺连接的齿舌。

危害类型：棘刺毒害。

危险等级：A 级。

伤害症状：见本章第三节概述中伤害症状。

预防及处置：按照本章第三节概述中预防及处置方法来处理。

19. 中文名：黄芋螺（图 7.27）

学名：*Conus flavidus* Lamarck，1810

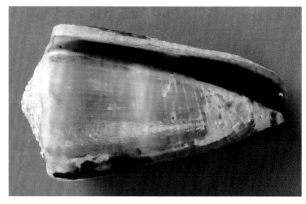

图 7.27　黄芋螺

（图片引自：《中国水生贝类图谱》）

主要形态特征：贝壳近倒圆锥形，壳质厚重。螺旋部低，稍突出于体螺层。体螺层下半部具低、窄的螺肋；肩宽，光滑无结节，呈角状。壳面通常为淡黄褐色或黄色，有的为淡灰褐色，在体螺层中部和肩下各有一条淡黄白色或灰白色的窄环带，基部为深紫色。

分布：中国台湾岛和海南岛沿岸海域，西沙群岛和南沙群岛海域有分布。

生态习性：栖息于低潮线附近的浅海区。

毒器：以输毒管与毒腺连接的齿舌。

危害类型：棘刺毒害。

危险等级：A 级。

伤害症状：见本章第三节概述中伤害症状。

预防及处置：按照本章第三节概述中预防及处置方法来处理。

20. 中文名：粟芋螺（图 7.28）

学名：*Conus miliaris* Hwass，1792

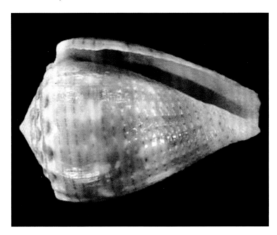

图 7.28　粟芋螺

（图片引自：http://www.marinespecies.org）

　　主要形态特征：贝壳厚重，呈低圆锥形。螺旋部低矮，螺层具有一列强壮的疣状突起。体螺层较粗短，其前半部或超过前半部有紧密排列的细螺肋，肋上通常有整齐、密集的一列微小的突起，肋间隙中有一列小刺点，也有的个体无此小刺点；肩部较宽，呈角状，具发达的疣状突起。壳面为灰白色，体螺层上饰有不甚清楚的黄褐色或粉红色弥漫云状斑，它们在体螺层中部之上、下方呈现出两条宽大的黄褐色环带，在幼小个体上通常为粉红色。此外，螺肋上还具红褐色和白色小斑点，有的个体此斑点遍布整个体螺层，有的多在体螺层前半部，还有的在体螺层上部连接成一条红褐色或粉红色的环形线，在幼小个体中此斑点通常为橘红色。

　　分布：中国海南岛沿岸海域和西沙群岛海域有分布。

　　生态习性：栖息于低潮线附近至浅海区。

　　毒器：以输毒管与毒腺连接的齿舌。

　　危害类型：棘刺毒害。

　　危险等级：A 级。

　　伤害症状：见本章第三节概述中伤害症状。

　　预防及处置：按照本章第三节概述中预防及处置方法来处理。

21. 中文名：沙芋螺（图 7.29）

学名：*Conus arenatus* Hwass，1792

　　主要形态特征：贝壳厚重、具光泽，近长卵形。螺旋部低或中等，螺层上具较强壮或弱小的疣状突起。体螺层略呈圆筒状，基部有几条细的螺肋；肩圆，有疣状突起。壳面为光泽的白色，体螺层有分布不匀的非常细小的褐色斑点，由此斑点组成波状纵带，有的个

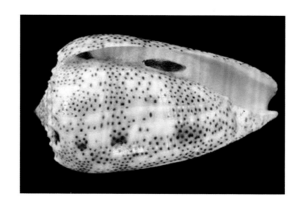

图 7.29　沙芋螺

（图片引自：http：//www.marinespecies.org）

体在体螺层中部之上、下方由此斑点密集形成两条环带，此外在密集的斑点下面常有暗色斑；肩和螺旋部有暗斑和褐色细小斑点。壳口前方宽，后方窄，内面呈白色，略带粉红色。

分布：中国台湾岛沿岸海域和西沙群岛海域有分布。

生态习性：栖息于低潮线附近至浅水区。

毒器：以输毒管与毒腺连接的齿舌。

危害类型：棘刺毒害。

危险等级：A 级。

伤害症状：见本章第三节概述中伤害症状。

预防及处置：按照本章第三节概述中预防及处置方法来处理。

22. 中文名：俪芋螺（图 7.30）

学名：*Conus sponsalis* Hwass，1792

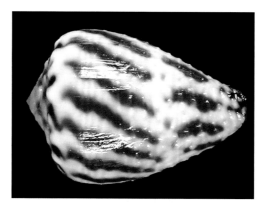

图 7.30　俪芋螺

（图片引自：http：//www.marinespecies.org）

　　主要形态特征：贝壳小，壳质坚厚，呈低圆锥形至近倒圆锥形。螺旋部低矮，螺层上有一列不大的疣状突起。体螺层粗短，上部膨大，基部尖细，前半部具明显的细螺肋，肋上有明显的小颗粒状突起；肩宽，稜角状，也有的较圆钝，通常具有小而凸的疣状突起。壳面为淡黄色或灰白色，基部为紫褐色或黑褐色，通常在体螺层中部之上、下方各有多条纵行的红褐色至暗褐色的弯曲条斑。

　　分布：中国台湾岛和海南岛沿岸海域，西沙群岛海域有分布。

　　生态习性：栖息于低潮线附近至浅海珊瑚礁间。

　　毒器：以输毒管与毒腺连接的齿舌。

　　危害类型：棘刺毒害。

　　危险等级：A级。

　　伤害症状：见本章第三节概述中伤害症状。

　　预防及处置：按照本章第三节概述中预防及处置方法来处理。

23. 中文名：白地芋螺（图7.31）

学名：*Conus nussatella* Linnaeus，1758

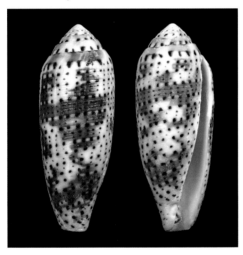

图7.31　白地芋螺

(图片引自：iNaturalist)

　　主要形态特征：贝壳呈细长筒状，壳质较薄，但结实，具光泽。螺旋部中等高。体螺层从基部至肩下密布细窄螺肋，其上有细小的明显或不明显的颗粒状突起；肩部圆、不明显。壳面白色至淡黄色，体螺层的螺肋上印有一列整齐的淡红褐色至褐色小斑点，通常还饰有淡红褐色至暗红褐色的弥漫云状斑。

　　分布：中国台湾岛和海南岛沿岸海域，西沙群岛海域有分布。

　　生态习性：栖息于低潮线附近至浅海区。

　　毒器：以输毒管与毒腺连接的齿舌。

　　危害类型：棘刺毒害。

危险等级：A 级。

伤害症状：见本章第三节概述中伤害症状。

预防及处置：按照本章第三节概述中预防及处置方法来处理。

24. 中文名：斑疹芋螺（图 7.32）

学名：*Conus pulicarius* Hwass，1792

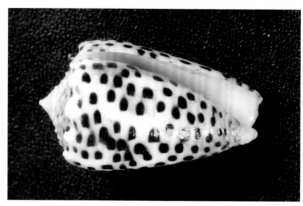

图 7.32　斑疹芋螺

（图片引自：《中国水生贝类图谱》）

主要形态特征：贝壳厚重，呈低圆锥形或近长卵形。螺旋部低，壳顶尖，螺层上具一列尖形突起。体螺层基部有数条扁平的螺肋；肩呈圆角状，具一列强壮的尖形突起。壳面为白色、有光泽，体螺层饰有许多黑色或褐色至红褐色的卵圆形或圆形斑点，在体螺层中部之上、下方较为密集；螺旋部亦有似体螺层上的斑点或不规则的小斑块。

分布：中国台湾岛和海南岛沿岸海域，西沙群岛和南沙群岛海域有分布。

生态习性：栖息于中、低潮线以下至浅海沙滩或珊瑚礁间。

毒器：以输毒管与毒腺连接的齿舌。

危害类型：棘刺毒害。

危险等级：A 级。

伤害症状：见本章第三节概述中伤害症状。

预防及处置：按照本章第三节概述中预防及处置方法来处理。

25. 中文名：条纹芋螺（图 7.33）

学名：*Conus striatellus* Link，1807

主要形态特征：贝壳较小，壳质较坚厚，呈低圆锥形。螺旋部低、钝，螺层下具 3~4 条螺旋条纹与细的纵线纹交叉。体螺层下部具窄、凸的螺肋，在基部的一些螺肋上有不甚明显的小颗粒状突起，螺层其余部分的螺肋很细微，并较密集，似螺旋条纹，整个螺层上还有纵行线纹和几条纵的褶皱；肩呈明显的角状，上面扁平。体螺层为淡褐色，肩下和其中部饰有不规则的大块白斑，形成两条环带，肩下的一条较大，此外还有许多较底色稍淡

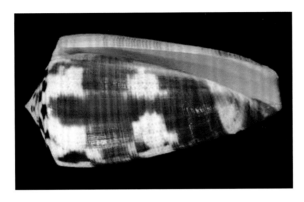

图 7.33　条纹芋螺

（图片引自：http://www.marinespecies.org）

的螺旋条纹（这些条纹为稍凸起的、细弱的螺肋），基部颜色稍深；螺旋部为白色，有褐色斑块。

分布：中国西沙群岛海域有分布。

生态习性：栖息于中、低潮线以下至浅海沙滩或珊瑚礁间。

毒器：以输毒管与毒腺连接的齿舌。

危害类型：棘刺毒害。

危险等级：A 级。

伤害症状：见本章第三节概述中伤害症状。

预防及处置：按照本章第三节概述中预防及处置方法来处理。

26. 中文名：大尉芋螺（图 7.34）

学名：*Conus capitaneus* Linnaeus，1758

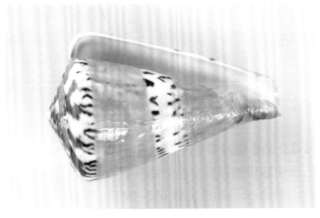

图 7.34　大尉芋螺

（图片引自：《中国水生贝类图谱》）

主要形态特征：壳面平滑，呈褐色或灰褐色，布有小的斑点和线纹。壳表外被有黄褐色壳皮及茸毛。螺旋部有较大的火焰状紫褐色花纹。体螺层上部宽大，肩部和中部各有一条白色环带，环带上印有深褐色的大斑块或斑纹。壳口窄长。

分布：中国台湾岛、海南岛沿岸海域和西沙群岛海域有分布。

生态习性：栖息在低潮线附近的岩礁间。

毒器：以输毒管与毒腺连接的齿舌。

危害类型：棘刺毒害。

危险等级：A 级。

伤害症状：见本章第三节概述中伤害症状。

预防及处置：按照本章第三节概述中预防及处置方法来处理。

27. 中文名：加勒底芋螺（图 7.35）

学名：*Conus chaldaeus*（Roöding，1798）

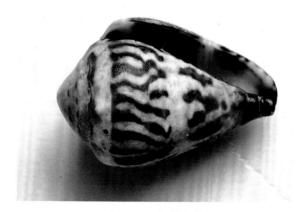

图 7.35　加勒底芋螺
（图片引自：《中国水生贝类图谱》）

主要形态特征：贝壳小而粗短，壳质坚厚。螺旋部呈低圆锥形，体螺层上部稍膨胀。肩角状，上生有小的疣状突起。壳面为灰白色或淡黄色，体螺层上印有许多黑褐色或褐色似蠕虫状的、宽或窄的纵行条带，这些条带在其中部断开，因而中部形成一条明显的白色或淡黄色细的环带，在肩角亦有一条细环带。

分布：中国台湾岛、海南岛沿岸海域和西沙群岛海域有分布。

生态习性：栖息于潮间带至浅海的岩礁间或砂质底。

毒器：以输毒管与毒腺连接的齿舌。

危害类型：棘刺毒害。

危险等级：A 级。

伤害症状：见本章第三节概述中伤害症状。

预防及处置：按照本章第三节概述中预防及处置方法来处理。

28. 中文名：将军芋螺（图 7.36）

学名：*Conus generalis* Linnaeus，1767

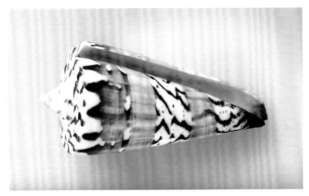

图 7.36　将军芋螺
（图片引自：《中国水生贝类图谱》）

主要形态特征：贝壳长而瘦，壳表光滑，呈黄白色或灰白色，具两条红褐色环形色带，上方一条宽大，在环带之间有点线状褐色斑点。螺旋部尖端数层凸出，其余各螺层低矮。体螺层上部宽大，基部收窄。

分布：中国台湾岛、海南岛沿岸海域和西沙群岛海域有分布。

生态习性：栖息在低潮线下至数米深的珊瑚礁间。

毒器：以输毒管与毒腺连接的齿舌。

危害类型：棘刺毒害。

危险等级：A 级。

伤害症状：见本章第三节概述中伤害症状。

预防及处置：按照本章第三节概述中预防及处置方法来处理。

29. 中文名：堂皇芋螺（图 7.37）

学名：*Conus imperialis* Linnaeus，1758

主要形态特征：贝壳呈倒圆锥形。螺旋部低矮，壳顶稍高出体螺层。缝合线浅；体螺层上部宽大，下部收窄。每螺层的肩部有一列结节突起，这种突起在体螺层通常有 12 个。壳面为白色，饰有两条宽的绿褐色色带，有的色带呈网目状，整个壳面环行着许多断续的褐色或紫褐色点线花纹。壳口狭长，上、下宽度近相等。

分布：中国台湾岛、海南岛沿岸海域，西沙群岛和南沙群岛海域有分布。

生态习性：栖息在低潮线附近至数米水深的岩礁或珊瑚礁间。

毒器：以输毒管与毒腺连接的齿舌。

危害类型：棘刺毒害。

危险等级：A 级。

伤害症状：见本章第三节概述中伤害症状。

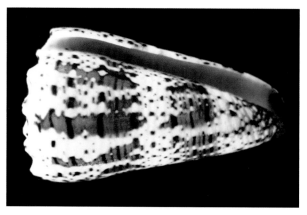

图 7.37　堂皇芋螺

（图片引自：《中国水生贝类图谱》）

预防及处置：按照本章第三节概述中预防及处置方法来处理。

30. 中文名：鬣狗芋螺（图 7.38）

学名：*Conus hyaena* Hwass，1792

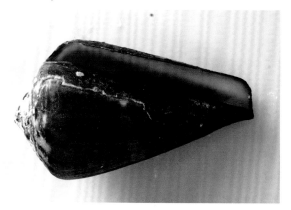

图 7.38　鬣狗芋螺

（图片引自：《中国水生贝类图谱》）

主要形态特征：贝壳呈低圆锥形，壳质较薄但坚固。螺旋部低，缝合线明显。体螺层上部宽大，基部较尖细，除基部有几条低的螺肋外其余不明显；肩较宽，圆角状，上面平滑或略显不规则波状。壳面为黄褐色或灰褐色，整个体螺层上布有纵行的宽窄不一、形状不规则、较底色深的模糊条带，并饰有许多不甚规则的明显或不明显的断续的螺旋线纹。螺旋部覆盖着模糊的、较底色深的弯曲条纹或斑。

分布：中国广东、海南岛沿岸海域和西沙群岛海域有分布。

生态习性：栖息于低潮线下浅水的沙滩或岩礁间。

毒器：以输毒管与毒腺连接的齿舌。

危害类型：棘刺毒害。

危险等级：A 级。

伤害症状：见本章第三节概述中伤害症状。

预防及处置：按照本章第三节概述中预防及处置方法来处理。

31. 中文名：黑芋螺（图 7.39）

学名：*Conus marmoreus* Linnaeus，1758

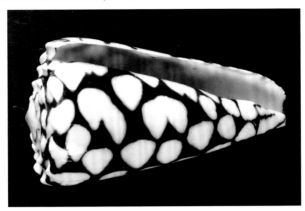

图 7.39　黑芋螺

（图片引自：《中国水生贝类图谱》）

主要形态特征：壳较大，呈倒圆锥形。螺旋部低矮，稍高出体螺层。体螺层膨大，螺层肩部有明显结节状突起。壳黑褐色，满布大小不太均匀的三角形白斑。壳表附有金黄色脱落的壳皮。壳顶常被腐蚀。壳口狭长，内唇基部呈白色。

分布：中国台湾岛、海南岛沿岸海域和西沙群岛海域有分布。

生态习性：栖息于低潮线至数米水深的沙滩或珊瑚礁间。

毒器：以输毒管与毒腺连接的齿舌。

危害类型：棘刺毒害。

危险等级：A 级。

伤害症状：见本章第三节概述中伤害症状。

预防及处置：按照本章第三节概述中预防及处置方法来处理。

32. 中文名：方斑芋螺（图 7.40）

学名：*Conus tessulatus* Born，1778

俗名：红砖芋螺

主要形态特征：贝壳呈倒圆锥形。螺旋部低平。体螺层基部具有比较明显的螺沟。壳表为黄白色，饰有大小不等和分布不均匀的长方形橘红色斑块，斑块在体螺层中部和近基部分布较紧密，形成两条色带。壳口内面为白色，内唇基部为紫色。

分布：中国台湾岛、海南岛沿岸海域和西沙群岛海域有分布。

生态习性：栖息在低潮线下数米水深的砂质海底或珊瑚礁间。

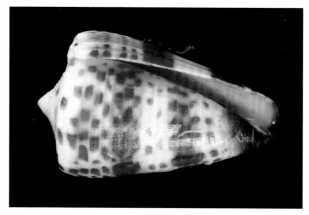

图 7.40 方斑芋螺

（图片引自：《中国水生贝类图谱》）

毒器：以输毒管与毒腺连接的齿舌。

危害类型：棘刺毒害。

危险等级：A 级。

伤害症状：见本章第三节概述中伤害症状。

预防及处置：按照本章第三节概述中预防及处置方法来处理。

33. 中文名：菖蒲芋螺（图 7.41）

学名：*Conus vexillum* Gmelin，1791

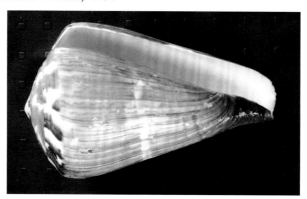

图 7.41 菖蒲芋螺

（图片引自：《中国水生贝类图谱》）

主要形态特征：贝壳呈倒圆锥形。壳顶微突出，体螺层上部粗大，基部收窄。体螺层壳面除基部有数条排列很稀的螺肋外，其余光滑，生长纹细密，在螺旋部很明显。壳面为淡黄色，体螺层中部有一条黄白色色带，在螺旋部有大的火焰状褐色斑，有的个体的斑块能延伸到体螺层的中部。壳外被有黄色壳皮，壳皮脱落后在壳面上可以清楚地看到纵向的波状黄褐色细花纹。壳口长，略宽，内面为灰白色。内、外唇均直，平行，内唇基部有数条褶叠。

分布：中国台湾岛、海南岛沿岸海域，东沙群岛、西沙群岛和南沙群岛海域有分布。

生态习性：栖息在低潮线附近沙滩或珊瑚礁间。

毒器：以输毒管与毒腺连接的齿舌。

危害类型：棘刺毒害。

危险等级：A 级。

伤害症状：见本章第三节概述中伤害症状。

预防及处置：按照本章第三节概述中预防及处置方法来处理。

34. 中文名：象牙芋螺（图 7.42）

学名：*Conus eburneus* Hwass，1792

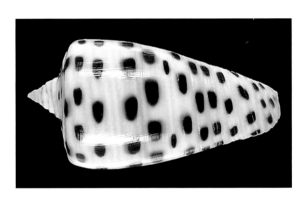

图 7.42　象牙芋螺

（图片引自：http://www.marinespecies.org）

主要形态特征：贝壳呈低圆锥形，壳质坚实。螺旋部较低平，仅壳顶尖端部分凸出。体螺层基部有排列不均匀的 10 余条螺沟。壳面为瓷白色。具有暗黄色薄的壳皮，在其下面饰有许多散布不够均匀的褐色斑点，此斑点在体螺层通常有 10 横列。壳口狭长，与壳长近等，内面呈瓷白色。

分布：中国台湾岛、海南岛沿岸海域和西沙群岛海域有分布。

生态习性：栖息在潮间带岩礁海底。

毒器：以输毒管与毒腺连接的齿舌。

危害类型：棘刺毒害。

危险等级：A 级。

伤害症状：见本章第三节概述中伤害症状。

预防及处置：按照本章第三节概述中预防及处置方法来处理。

35. 中文名：信号芋螺（图 7.43）

学名：*Conus litteratus* Linnaeus，1758

主要形态特征：壳顶低矮，略高出体螺层。缝合线浅，细线状。肩部平坦。在肩部与缝合线之间有一条浅沟。壳面呈瓷白色，满布排列整齐的方形或长方形的褐色斑点，这种

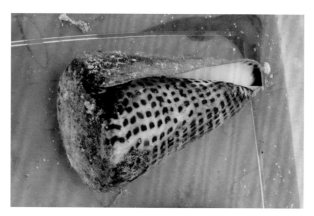

图 7.43　信号芋螺

（图片引自：《中国水生贝类图谱》）

斑点在体螺层上约有 19 横列。壳表被黄色壳皮。壳口狭长，内面为瓷白色。

　　分布：中国台湾岛、东沙群岛、西沙群岛和南沙群岛海域有分布。

　　生态习性：栖息在低潮线附近及 10 m 水深的砂质底或珊瑚礁间。

　　毒器：以输毒管与毒腺连接的齿舌。

　　危害类型：棘刺毒害。

　　危险等级：A 级。

　　伤害症状：见本章第三节概述中伤害症状。

　　预防及处置：按照本章第三节概述中预防及处置方法来处理。

36. 中文名：豹芋螺（图 7.44）

学名：*Conus leopardus*（Röding，1798）

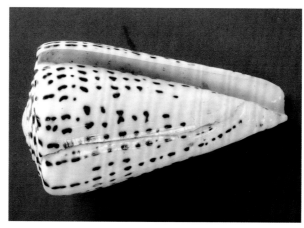

图 7.44　豹芋螺

（图片引自：《中国水生贝类图谱》）

主要形态特征：贝壳呈低圆锥形，壳质坚实。与信号芋螺形态近似，体螺层斑纹呈长条状，排列整齐，两条长条斑纹间夹有一条斑点环带。壳口狭长，与壳长近等，内面呈瓷白色。

分布：中国台湾岛、海南岛沿岸海域和西沙群岛海域有分布。

生态习性：栖息在潮间带岩礁海底或珊瑚礁间沙中。

毒器：以输毒管与毒腺连接的齿舌。

危害类型：棘刺毒害。

危险等级：A 级。

伤害症状：见本章第三节概述中伤害症状。

预防及处置：按照本章第三节概述中预防及处置方法来处理。

第八章 有毒海兔类

一、概述

海兔属后鳃纲无楯目海兔科，称"雨虎"，又称"海猪仔""海珠"。因静止时形似坐兔而得名，但行动迟缓，体长不超过 10 cm，体重不超过 20 g。体内有毒腺，分泌海兔毒素等有毒物质，毒液气味难闻，让捕食生物生厌，是一种有效的自我保护手段。接触或误食海兔均可引起中毒，但海兔卵含有丰富营养，是人们喜爱的美食佳品，中国东南沿海一带珍贵的海粉、海挂面就是海兔卵干制而成。

海兔广泛分布于全世界各暖水海域，中国已知有 19 种，广泛分布于沿海各地，最常见的有黑指纹海兔和蓝斑背肛海兔。

海兔成体贝壳完全退化，只留下痕迹，软体全部外露，体长约 10 cm。头部有触角两对，前一对较短，是触觉器官；后一对较长，是嗅觉器官。当它在海滩爬行时后一对触角向前及两侧伸展，休息时则向上伸展，像兔的两个耳朵。海兔的腹足很发达，其后侧部向背部延伸，形成包被内囊的伸足。海兔体色善变，随取食的海藻和环境的颜色而变换体色，巧妙伪装，以防被猎食者袭击。黑指纹海兔的触角较大，体色为黄绿色，在头顶、体侧和侧足均有淡色斑圈，斑圈周围辐射出黑色条纹。蓝斑背肛海兔的体侧和背部具有许多大小不等的突起，体色为黄灰色，布有蓝色或蓝绿色斑点，斑点外有一个褐色圈。

低潮线附近海藻丛间的海兔较多，以各种海藻为食。体色和花纹与栖息环境中的海藻相似。当食用某种海藻后，身体很快变为这种海藻的颜色。以红藻为食者，体色变为玫瑰红色；以海带为食者，体色呈褐色；以黑角藻为食者，体色为棕绿色。

海兔体内有两种腺体，一种叫紫色腺，生在外套膜边缘的下面，当其受到外来侵袭或刺激时，体内腺体能分泌出很多红紫色液体，将周围海水染成紫色，借以扰乱侵袭者的视线。还有一种毒腺在外套膜前部，能分泌一种略带酸性的乳状液体，气味难闻，对方如果接触到这种液汁会中毒受伤，甚至死亡，所以敌害闻到这种气味，就远远避开，是御敌的化学武器。

（一）伤害症状

误食或接触海兔均可发生中毒。海兔毒素可溶于水，能耐受 100℃处理 10 min，因此，食用经煮沸的海兔内脏后仍可中毒。另外，当提取海兔毒素时，如接触到海兔毒液，也会导致皮肤发红和瘙痒。

伤害症状如腺体分泌增加，多汗、流泪、流涎不止，持续时间久，重者可长达数月。还可出现平滑肌痉挛、瞳孔缩小、腹痛、腹泻、呼吸困难。严重者出现肌颤、全身痉挛、共济失调和惊厥等症状，最终可因呼吸衰竭而死亡。心血管系统症状包括心率减慢、血压下降，严重者可发生心搏骤停。食用海兔后，海兔毒素可选择性损伤支配瞳孔括约肌的动眼神经，使其麻痹。轻度中毒者因瞳孔散大而致视力模糊，多数在短期内恢复，重度中毒者可诱发急性闭角青光眼，如延误治疗可致失明。另外，孕妇接触海兔分泌物后，可致早期流产。

（二）预防及处置

排除毒物：洗胃、催吐。早期喝温盐水或蛋清，可减少毒素吸收。因毒素溶于脂肪，可进食熟猪油催吐；口服泻药导泻。

全身治疗：阿托品 1~2 mg 肌注，可减轻或解除大部分中毒症状。10%的葡萄糖酸钙静脉注射可减轻神经系统症状，维生素 B6、复合维生素 B 制剂有益于中毒的恢复。中药如大戟加大枣煎服，对症状有缓解作用。

对症处理：局部疼痛时，冷水冲洗或湿敷；全身剧痛时用吗啡；呼吸困难时吸氧，或小剂量的洛贝林皮下注射；严重者气管内插管或气管切开，进行人工呼吸；皮炎症状按一般皮炎处理。

二、主要种类

1. 中文名：黑指纹海兔（图 8.1）

学名：*Aplysia dactylomela* Rang，1828
俗名：海猪仔、海珠、雨虎

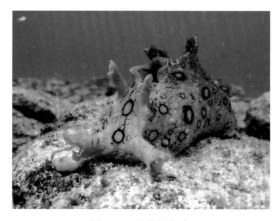

图 8.1　黑指纹海兔

（图片引自：http://www.marinespecies.org）

主要形态特征：体长达 120~170 mm。身体肥厚，胴部膨胀。外套包被贝壳，外套孔近于闭锁，呈乳头状。外套水管短而宽。有紫汁腺。体呈青绿色。头颈部、体侧面和侧足外面散布有许多大小不等的黑色小圆圈和由其散射出的黑色网纹。外套上面和侧足内面有黑白相间的圆形斑，边缘呈青绿色。足底为青绿色，有暗色的不规则花纹。尾部背面为黑色。头触角和嗅角有斑马状的花纹。贝壳大而宽，呈卵圆形，外层角质，呈琥珀色。内层石灰质，薄，有珍珠光泽。生长线明显。壳顶小，边缘向背部反折。后凹宽而浅。

分布：中国广东汕尾、广西涠洲岛、海南岛和西沙群岛海域有分布。

生态习性：生活在海藻间，撕食各种藻类，有时也刮食底栖硅藻。

毒器：外套膜前部的有毒腺组织。

危害类型：接触性毒害、误食中毒。

危险等级：B 级。

伤害症状：见本章概述中伤害症状。

预防及处置：按照本章概述中预防及处置方法来处理。

2. 中文名：蓝斑背肛海兔（图 8.2）

学名：*Bursatella leachii* Blainville，1817

俗名：海猪仔、海珠、雨虎、海猫仔、海土鬼

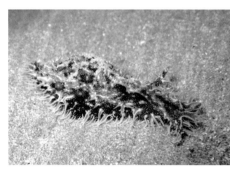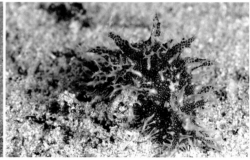

图 8.2　蓝斑背肛海兔

（图片引自：http：//www. marinespecies. org）

主要形态特征：体中等大，体长 9~12 cm。胸部非常膨胀，向前、后两端削尖，略呈纺锤形。贝壳完全消失，体背被有多个大小不同的突起，如羊毛着生。身体底色为黄褐色至青绿色，背侧面有多个黑色细点及浓色阴影，背面和边缘有数个青绿色或蓝色的大形眼状斑，眼状斑周围有一个狭的褐色线圈围绕。足底呈淡黄色，边缘有黑色小点，绒毛突起黄褐色，并散布有细微的黑色小点。

分布：中国西沙群岛海域有分布。

生态习性：生活在潮下带的海涂或海藻上，产卵季节爬行于潮间带；常吞食泥沙，刮食大量底栖硅藻，有机腐殖质，撕食各种藻类；也摄食单细胞原生动物，底栖桡足类，小型软体动物等。

毒器：外套膜前部的有毒腺组织。

危害类型：接触性毒害、误食中毒。

危险等级：B级。

伤害症状：见本章概述中伤害症状。

预防及处置：按照本章概述中预防及处置方法来处理。

第九章 有毒头足类

一、概述

头足类是软体动物门头足纲所有种类的通称，现存约 650 种，全部海产，常见的有章鱼、乌贼、鱿鱼等。从近岸到远海，表层到水下 4500 m 以深处都有分布。身体分头、颈、躯干三部分；有头足部，又分腕及触手两种形态，足基部腹面有管状的漏斗，用以排出外套腔内的水。章鱼（八腕目）有 8 条长而能卷曲的腕，腕端有吸盘。乌贼目及枪乌贼目有 8 条腕及两条触手，尖端有吸盘，吸盘内有角质环，具齿或钩。

头足类通常雌雄异体，且异型，有求偶行为。头足类多为肉食性，多以甲壳动物及小鱼为食。鱿鱼性残，常同类相食。章鱼主要摄食双壳类及十足类甲壳动物。乌贼于春夏到浅水处繁殖。鱿鱼亦见类似的洄游。

（一）伤害症状

大多数情况下，头足类都不会主动攻击人类，除非它们感受到危险。

蓝环章鱼是已知的最毒的海洋生物之一，会用毒性很强的毒素麻痹猎物。尽管其体型相当小，一只蓝环章鱼所携带的毒素却足以在数分钟内一次杀死 26 名成年人，而目前还无有效的解毒剂。蓝环章鱼中毒主要是咬伤所致，毒素由唾液腺分泌，成分复杂。

蓝环章鱼所分泌的毒素主要含有河豚毒素、透明质酸酶、组胺、色胺酸、牛磺酸、乙酰胆碱和多巴胺等。其中，引起神经毒性的河豚毒素也存在于河豚、织纹螺、纽虫等生物体内。河豚毒素对中枢神经和神经末梢有强烈的麻痹作用，会阻断肌肉的 Na^+ 通道，使肌肉瘫痪并导致呼吸停止或心跳停止。河豚毒素的毒性较氰化钠大 10 000 倍，0.5 mg 即可致人死亡。

被蓝环章鱼咬伤后，伤员通常无明显疼痛感，中毒症状通常在咬伤后 10 min 内出现。伤员出现局部麻木，并有恶心、呕吐、视力模糊、失明、吞咽困难、共济失调等症状。咬伤后伤员神志清楚，但无法呼吸或做出任何反应。重者则很快出现全身瘫痪、呼吸困难等症状，因呼吸麻痹而死亡。

火焰乌贼的肌肉组织具有强烈毒性。具体症状暂缺资料。

（二）预防及处置

咬伤部位应立即冲洗，在不切开伤口的情况下局部吸引，应用高压阻流技术阻止毒素吸收。针对蓝环章鱼咬伤，目前没有有效的抗毒药物。第一时间急救方式是按住伤口并施以人工呼吸。人工呼吸的急救必须持续，直到毒素浓度因身体代谢而降低，伤员恢复到能够自行呼吸的状态为止，这往往需要数小时之久。若在发绀以及血压降低症状出现之前就施以人工呼吸治疗，伤员就可能保住性命。成功撑过 24 h 的伤员，多半能够完全康复。

火焰乌贼具体治疗方法暂无，以预防为主，应避免食用。

二、主要种类

1. 中文名：蓝环章鱼（图 9.1）

学名：*Hapalochlaena maculosa*（Hoyle，1883）

俗名：蓝圈章鱼、豹纹章鱼

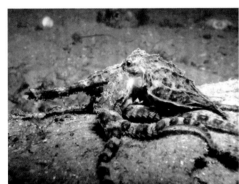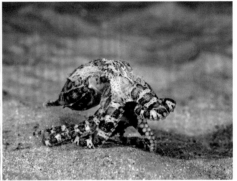

图 9.1　蓝环章鱼

（图片引自：http://www.inaturalist.org）

主要形态特征：体型较小，通常为 12~20 cm，体表为黄褐色，皮肤含有颜色细胞，通过收缩或伸展改变不同颜色细胞的大小，当蓝环章鱼在不同环境中移动时，它可以使用与环境色相同的保护色。遇到危险时，身上和爪上深色的环就会发出耀眼的蓝光，向对方发出警告信号。

分布：国外分布于日本与澳大利亚之间的太平洋海域；中国南海海域有分布。

生态习性：个性害羞，喜爱躲藏在石下，晚上才出来活动和觅食。如果遇到危险，它会发出耀眼的蓝光，向对方发出警告。

毒器：唾液腺。

危害类型：棘刺毒害。

危险等级：A 级。

伤害症状：见本章概述中伤害症状。

预防及处置：按照本章概述中预防及处置方法来处理。

2. 中文名：火焰乌贼（图 9.2）

学名：*Ascarosepion pfefferi*（Hoyle，1885）

俗名：火焰墨鱼

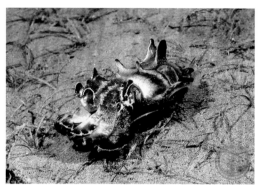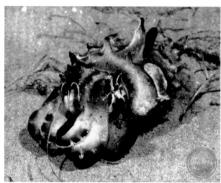

图 9.2　火焰乌贼

（图片引自：http：//www. marinespecies. org）

主要形态特征：有椭圆形的外套膜，腕臂较为粗短、扁平，呈刀锋形，分布着四排吸盘；第一对腕足比其他的腕足稍短一点。在左腹侧一只较粗大的腕足则是生殖用的交接腕，腕上有用来传递贮精囊的深沟。

火焰乌贼原本的体色是深褐色，若遭到骚扰，就会在体表、触手和头部快速闪烁着黑色、深褐色、白色与黄色的斑纹；在发动攻击前的瞬间，触手前端会显现明亮的红色。

在外套膜的背侧与腹侧表面，以及头部、眼睛上方有许多突起的鳍状物，这些鳍可以帮助火焰乌贼在海底前进。火焰乌贼也是所知唯一一种会在海床以腕足和鳍行走的乌贼动物；因为乌贼骨较小，火焰乌贼无法在水中长途游泳。

分布：国外分布于太平洋和印度洋；中国南海海域有分布。

生态习性：栖息在海水底部的泥沙区域，分布深度为 3~86 m；为日行性，以表面的色素细胞进行复杂的伪装，捕食鱼类和甲壳类生物。

毒器：肌肉组织。

危害类型：误食中毒。

危险等级：A 级。

伤害症状：见本章概述中伤害症状。

预防及处置：按照本章概述中预防及处置方法来处理。

第十章 有毒蟹类

一、概述

有毒蟹类大多为食用中毒，含河豚毒素和麻痹性贝毒，螯足最强，蟹壳其次，内脏和肌肉毒性较弱。分布于中国台湾地区的蟹类主要为河豚毒素；分布于琉球和菲律宾的主要为麻痹性贝毒。

（一）伤害症状

食用后数分钟至半小时出现麻刺、烧灼感，由唇、舌、面传布到头颈、臂、腿、指尖和脚趾。感觉迅速转变为麻木、自主动作困难、全身肌肉失调伴有身体漂浮感，严重时喉头有紧缩感，表现为语无伦次、失音。可能出现虚弱、头昏、虚脱、多涎、脉速、口渴、吞咽困难、多汗、无尿、肌肉疼痛、视力减弱或暂时性失明等症状。病情如持续发展，运动无力、肌肉麻痹变得更为明显，呼吸困难严重，2~12 h 可致死，12~24 h 幸存者预后良好。可能发生原发性休克。

（二）预防及处置

预防：避免食用有毒蟹类。

处置：误食后皮下注射盐酸阿扑吗啡 5 mg 引吐，或洗胃后灌入 2% 的碳酸氢钠 1 L。患者必须严加监护至少 24 h，一旦发现呼吸困难，立即实行人工呼吸、机械呼吸，及时供氧气。

二、主要种类

1. 中文名：铜铸熟若蟹（图 10.1）

学名：*Zosimus aeneus*（Linnaeus，1758）

俗名：笨蟳、埋扇蟹

主要形态特征：头胸甲呈横卵圆形，背面隆起分区明显，表面光滑。头胸甲前侧缘，螯足掌节背缘及步足各节前后缘皆呈薄板状。体背为青绿色至紫褐色，其间有白色、褐色与黄橙色的不规则花纹，形成其特殊之斑驳色彩，甲长约 5 cm，甲宽约 10 cm。

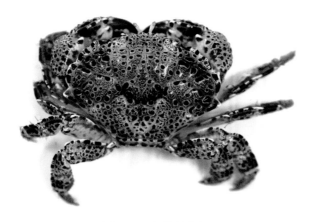

图 10.1 铜铸熟若蟹

分布：中国台湾岛、海南岛沿岸海域和西沙群岛海域有分布。

生态习性：常栖息于低潮线至水深 30 m 的岩石底或珊瑚礁丛中。

危害类型：误食中毒。含河豚毒素和麻痹性贝毒，螯足最强，蟹壳其次，内脏和肌肉毒性较弱，本种产于中国台湾地区的主要含河豚毒素；产于琉球和菲律宾的主要含有麻痹性贝毒。

危险等级：A 级。

伤害症状：见本章概述中伤害症状。

预防及处置：按照本章概述中预防及处置方法来处理。

2. 中文名：绣花脊熟若蟹（图 10.2）

学名：*Lophozozymus pictor*（Fabricius，1798）
俗名：马赛克蟹、雷公蟳

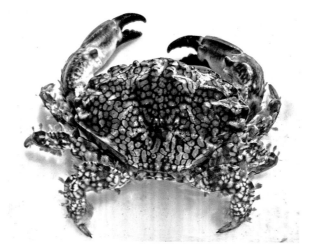

图 10.2 绣花脊熟若蟹

主要形态特征：头胸甲壳呈横椭圆形，表面光滑。分区清楚，前侧缘呈薄板状，在外眼窝之后方分成四叶，螯足左右不对称，指端尖锐，步足宽扁，有成束刚毛，颊区密布绒毛，全身具红白相间的网状花纹，甲长约 4 cm，甲宽约 8 cm。

分布：中国海南岛、台湾岛沿岸海域和西沙群岛海域有分布。

生态习性：常栖息于低潮线至水深 30 m 的岩石底或珊瑚礁丛中。

危害类型：误食中毒。全身带毒，产于中国台湾地区的含河豚毒和麻痹性贝毒；产于澳大利亚的含麻痹性贝毒。

危险等级：A 级。

伤害症状：见本章概述中伤害症状。

预防及处置：按照本章概述中预防及处置方法来处理。

3. 中文名：切齿脊熟若蟹

学名：*Lophozozymus incisus*（H. Milne Edwards，1834）

俗名：马赛克蟹、雷公蟳

主要形态特征：甲壳呈横椭圆形，甲壳呈鲜红色且表面滑，前侧缘隆脊形，明显分为四叶，呈较深红色，螯足指节黑色，步足宽扁，各节有明显的刚毛。

分布：中国西沙群岛海域有分布。

生态习性：栖息于 10~35 m 的珊瑚礁、砂底或岩礁海底。

危害类型：误食中毒。含有毒素主要为河豚毒素。

危险等级：A 级。

伤害症状：见本章概述中伤害症状。

预防及处置：按照本章概述中预防及处置方法来处理。

4. 中文名：雷诺氏鳞斑蟹（图 10.3）

学名：*Demania reynaudii*（H. Milne Edwards，1834）

俗名：姬鳞扇蟹

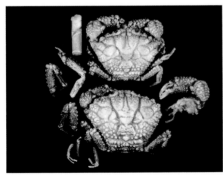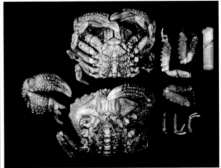

图 10.3　雷诺氏鳞斑蟹

（图片引自：http://www.marinespecies.org）

主要形态特征：头胸甲呈五角形，分区沟明显，表面有颗粒鳞斑状或圆颗粒，螯足表面颗粒与头胸甲的颗粒类似，体背面底色是米黄色或淡橙色，并有栗色大小不规则的斑块，螯足指节白色，甲长约 4 cm，甲宽约 6 cm。

分布：中国台湾岛沿岸海域和西沙群岛海域有分布。

生态习性：栖息于 1~30 m 深的珊瑚礁或岩礁区。

危害类型：误食中毒。全身均有毒，鳃部毒性较高。

危险等级：A 级。

伤害症状：见本章概述中伤害症状。

预防及处置：按照本章概述中预防及处置方法来处理。

5. 中文名：锋足鳞斑蟹（图 10.4）

学名：*Demania cultripes*（Alcock，1898）

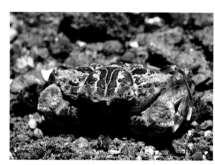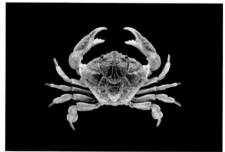

图 10.4　锋足鳞斑蟹

（图片引自：http://www.inaturalist.org）

主要形态特征：头胸甲呈五角形，额缘突出，甲壳为深褐色，分区明显，于近外缘处表面有颗粒凸出，螯足指节为白色，侧面有颗粒突起。甲宽约 8 cm。

分布：中国台湾岛沿岸海域和西沙群岛海域有分布。

生态习性：栖息于 1~30 m 深的珊瑚礁或岩礁区。

危害类型：误食中毒。全身均有毒，鳃部毒性较高，有毒成分主要为河豚毒素和海葵毒。

危险等级：A 级。

伤害症状：见本章概述中伤害症状。

预防及处置：按照本章概述中预防及处置方法来处理。

6. 中文名：毒鳞斑蟹

学名：*Demania toxica* Garth，1971

主要形态特征：头胸甲呈窄六角形，甲壳黄褐色，甲前侧缘凸出分成四圆叶，表面布满鳞斑状颗粒。螯足指节为棕色，甲长约 4 cm，甲宽约 6 cm。

分布：中国台湾沿岸海域和西沙群岛海域有分布。

生态习性：栖息于20~50 m深的岩礁或砂底。

危害类型：误食中毒。全身均有毒，主要为河豚毒素。

危险等级：A级。

伤害症状：见本章概述中伤害症状。

预防及处置：按照本章概述中预防及处置方法来处理。

7. 中文名：花纹爱洁蟹（图10.5）

学名：*Atergatis floridus*（Linnaeus，1767）

俗名：花馒头蟹、花蟹

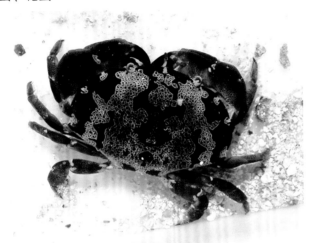

图10.5　花纹爱洁蟹

主要形态特征：头胸甲之宽度大于长度，呈横卵圆形，背面甚为隆起，表面平滑，螯足左右对称，掌节背缘呈锋锐隆脊形，脚足扁平，各节边缘呈锋锐薄板状，全身茶褐色或紫色带绿。头胸甲背面具有淡褐色或黄铜色云彩斑纹，螯足指节为黑褐色，甲长约3 cm，甲宽约5 cm。

分布：中国台湾岛南部海域，西沙群岛和南沙群岛海域有分布。

危害类型：误食中毒。含河豚毒素和麻痹性贝毒，螯足、外壳毒性较强，内脏和肌肉毒性较弱。日本产的甚毒，曾发生使人致死事件；中国台湾地区产的毒性较低。

危险等级：A级。

伤害症状：见本章概述中伤害症状。

预防及处置：按照本章概述中预防及处置方法来处理。

8. 中文名：正直爱洁蟹（图10.6）

学名：*Atergatis integerrimus*（Lamarck，1818）

主要形态特征：头胸甲呈横卵圆形。前半部有明显的凹点，尤以额区及前侧缘处为密，心区两侧具"八"字形浅沟。新鲜时，全身呈红色，凹点为黄色。额分两叶，并不显

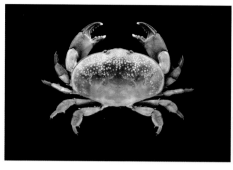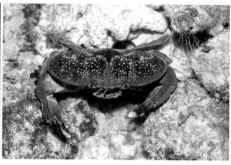

图 10.6　正直爱洁蟹

（图片引自：http：//www.inaturalist.org）

著突出，两叶之间具一缺刻。眼窝很小，其宽度小于额叶的 1/4，前侧缘强呈弧形，具 3
个细浅的缺刻。后侧缘稍内凹。螯足对称，不动指内侧各具 4 大钝齿。头胸甲长 60 mm，
宽 100 mm。

分布：中国广东、海南岛沿岸海域，西沙群岛海域有分布。

生态习性：栖息于潮间带的岩礁或石缝中，穴居生活。

危害类型：误食中毒。含河豚毒素和麻痹性贝毒，螯足、外壳毒性较强，内脏和肌肉
毒性较弱。

危险等级：A 级。

伤害症状：见本章概述中伤害症状。

预防及处置：按照本章概述中预防及处置方法来处理。

9. 中文名：蕾近爱洁蟹（图 10.7）

学名：*Atergatopsis germaini* A. Milne-Edwards，1865

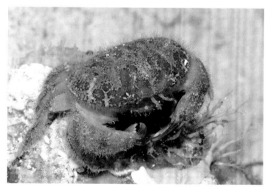

图 10.7　蕾近爱洁蟹

（图片引自：http：//www.inaturalist.org）

主要形态特征：头胸甲侧缘以及螯足的腕节、掌节外侧具有较多的颗粒，螯足指节呈
黑色。额缘分两叶，成体甲宽约 5 cm。

分布：中国台湾岛沿岸海域，西沙群岛海域有分布。

生态习性：栖息环境为 2~30 m 的岩礁海底。

危害类型：误食中毒。含河豚毒素和麻痹性贝毒，螯足、外壳毒性较强，内脏和肌肉毒性较弱。

危险等级：A 级。

伤害症状：见本章概述中伤害症状。

预防及处置：按照本章概述中预防及处置方法来处理。

10. 中文名：细纹爱洁蟹（图 10.8）

学名：*Atergatis reticulatus*（De Haan，1835）

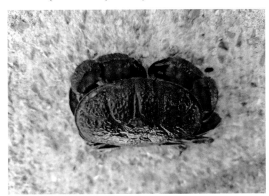

图 10.8　细纹爱洁蟹

（图片引自：http://www.inaturalist.org）

主要形态特征：头胸甲呈横卵圆形，表面粗糙不平。额缘薄，向前下倾，前侧缘锋锐隆脊，为三不明显浅刻成四叶。后侧缘稍内凹。螯足长节为短三棱形，前后缘锋锐。头胸甲表面及螯足为深红褐色，螯足指节及不动指为黑色。

分布：中国台湾岛、广东、福建、浙江沿岸海域和西沙群岛海域有分布。

生态习性：一般栖息于自低潮线至水深 20 m 的岩石间。其生存的海拔下限为 -20 m。

危害类型：误食中毒。含河豚毒素和麻痹性贝毒，螯足、外壳毒性较强，内脏和肌肉毒性较弱。

危险等级：A 级。

伤害症状：见本章概述中伤害症状。

预防及处置：按照本章概述中预防及处置方法来处理。

11. 中文名：绒毛仿银杏蟹（图 10.9）

学名：*Actaeodes tomentosus*（H. Milne Edwards，1834）

主要形态特征：甲壳呈横椭圆形，全身背面颗粒呈红褐色，灰褐色刚毛。

分布：中国台湾岛、广东、海南岛沿岸海域和西沙群岛海域有分布。

生态习性：栖息于珊瑚礁潮间带。

危害类型：误食中毒，含有毒素为麻痹性贝毒。

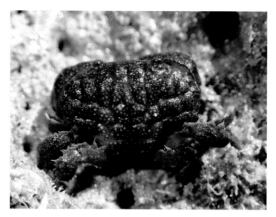

图 10.9　绒毛仿银杏蟹

（图片引自：http：//www. inaturalist. org）

危险等级：A 级。

伤害症状：见本章概述中伤害症状。

预防及处置：按照本章概述中预防及处置方法来处理。

12. 中文名：粗糙酋妇蟹（图 10.10）

学名：*Eriphia scabricula* Dana，1852

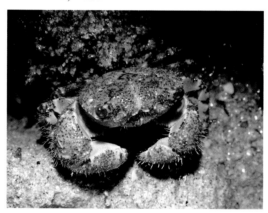

图 10.10　粗糙酋妇蟹

（图片引自：http：//www. inaturalist. org）

主要形态特征：体呈圆扇形，全身布有粗糙颗粒与长刚毛，偶有藻类附生在背甲上。
体色以土黄色为主，有深色斑，眼睛为暗绿色。足部有毛，螯足指节为黑色。

分布：中国台湾岛、海南岛沿岸海域和西沙群岛海域有分布。

生态习性：栖息于珊瑚礁洞穴中。

危害类型：误食中毒。会造成下痢、呕吐及全身乏力。肌肉含有弱毒。

危险等级：C 级。

伤害症状：见本章概述中伤害症状。

预防及处置：按照本章概述中预防及处置方法来处理。

13. 中文名：光手酋妇蟹（图 10.11）

学名：*Eriphia sebana*（Shawet & Nodder，1803）

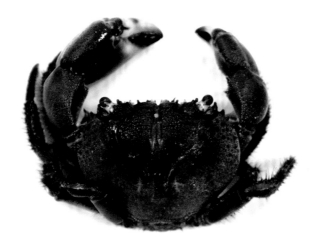

图 10.11　光手酋妇蟹

主要形态特征：头胸甲呈圆扇形，分区明显，前半部具稀疏粗糙颗粒或鳞状突起，后半部光滑。眼柄为白色，角膜呈鲜红色。

分布：中国台湾岛、海南岛沿岸海域和西沙群岛海域有分布。

生态习性：栖息于岩礁海岸潮间带至浅水域，或珊瑚礁洞穴中。

危害类型：误食中毒。会造成下痢、呕吐及全身乏力。肌肉含有弱毒。

危险等级：A 级。

伤害症状：见本章概述中伤害症状。

预防及处置：按照本章概述中预防及处置方法来处理。

14. 中文名：蝙蝠毛刺蟹（图 10.12）

学名：*Pilumnus vespertilio*（Fabricius，1793）

主要形态特征：身体与附肢全部被有褐色长毛，仅螯足指节裸出呈黑色。壳甲强且弯曲，额有二齿分开，中央与眼上齿的刻痕清楚。

分布：中国台湾岛、海南岛沿岸海域和西沙群岛海域有分布。

生态习性：栖息于潮间带的岩礁、珊瑚礁石的缝隙之间。有自己的巢穴，并在其周边来回爬行，动作迟钝。甲宽约 1 cm。

危害类型：误食中毒。会造成下痢、呕吐及全身乏力。肌肉含有弱毒。

危险等级：C 级。

伤害症状：见本章概述中伤害症状。

预防及处置：按照本章概述中预防及处置方法来处理。

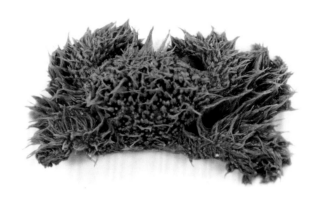

图 10.12 蝙蝠毛刺蟹

15. 中文名：隆背瓢蟹（图 10.13）

学名：*Carpilius convexus*（Forskål，1775）

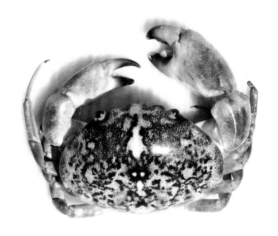

图 10.13 隆背瓢蟹

主要形态特征：头胸甲呈卵圆形，前后侧缘之间各有一钝齿，全身背面为暗橙红色，或杂有红棕色或白色斑纹。甲宽约 7 cm。

分布：中国台湾岛、海南岛沿岸海域，西沙群岛和南沙群岛海域有分布。

生态习性：常见于岩礁沿岸或珊瑚礁的浅水中。

危害类型：误食中毒。含有弱至中度的麻痹性贝毒。

危险等级：A 级。

伤害症状：见本章概述中伤害症状。

预防及处置：按照本章概述中预防及处置方法来处理。

16. 中文名：钝额曲毛蟹（图 10.14）

学名：*Camposcia retusa*（Latreille，1829）

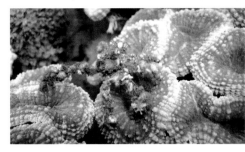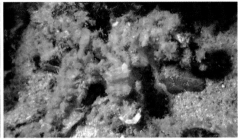

图 10.14 钝额曲毛蟹

（图片引自：http://www.marinespecies.org）

主要形态特征：全身表面具有浓密卷曲刚毛，体表常附着海藻和海绵，善于伪装。甲宽约 3 cm。

分布：中国台湾岛、海南岛沿岸海域和西沙群岛海域有分布。

生态习性：栖息于水深 10～30 m 的岩礁及有水草的海床。

危害类型：误食中毒。含有毒素为河豚毒素。

危险等级：A 级。

伤害症状：见本章概述中伤害症状。

预防及处置：按照本章概述中预防及处置方法来处理。

17. 中文名：椰子蟹（图 10.15）

学名：*Birgus latro*（Linnaeus，1767）

俗名：八卦蟹

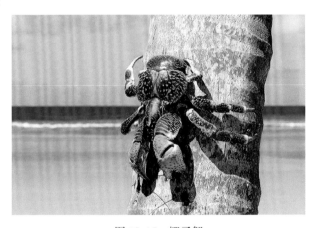

图 10.15 椰子蟹

主要形态特征：体呈心脏形，鳃部略为宽大，体为青褐色，第一脚粗短，且左脚较大，甲长约 12 cm。

　　分布：中国台湾岛沿岸海域和西沙群岛海域有分布。

　　生态习性：本蟹类属于陆寄居蟹科，喜食有毒食物莲桐叶。

　　危害类型：误食中毒。全身带毒，含有热带海鱼毒，内脏毒性较强。食后易引起下痢、呕吐、头痛、倦怠感和关节痛等症状，但毒素成分至今未明。

　　危险等级：A 级。

　　伤害症状：见本章概述中伤害症状。

　　预防及处置：按照本章概述中预防及处置方法来处理。

第十一章　有毒棘皮动物类

第一节　有毒海胆类

一、概述

海胆（Echinoidea）是棘皮动物门下的一个纲，是一类生活在海洋浅水区的无脊椎动物。主要特征为体呈球形、盘形或心脏形，无腕。内骨骼互相愈合，形成一个坚固的壳，多数种类口内具复杂的咀嚼器，称亚里士多德提灯（Aristotle's lantern），其上具齿，可咀嚼食物。消化管呈长管状，盘曲于体内，以藻类、水螅、蠕虫为食。多雌雄异体，个体发育中由海胆幼虫（长腕），后变态成幼海胆，经 1~2 a 才达性成熟。

在国内，已报道过的白棘三列海胆、喇叭毒棘海胆和石笔海胆等 8 种海胆都是有毒的。在海胆中有两种产生毒素的器官：叉棘和棘；而有些海胆在生殖季节的生殖腺具有毒性，人们食用后会引起中毒。

大部分海胆的棘具有倒钩，可增加机械性损伤。在海胆的棘周围有许多细小的叉棘，球形叉棘带有毒囊。球形叉棘毒素是一种不耐热的蛋白质，这类毒素不可透析，在 pH 值 4.3~10.6 范围内是稳定的，但在温度 45.0~47.5℃ 时就被灭活。海胆毒素的作用各不相同，有的对动物可引起呼吸困难、肌肉麻痹、抽搐以至死亡；有的对动物红细胞有溶解作用，并能引起心脏的激活和使肌肉对非直接性刺激不起反应。

（一）伤害症状

海胆体型不大，但是被它刺伤却会给人体带来不同程度的危害，中国沿海地区渔民经常遭受海胆的伤害。被海胆刺伤后，常见的临床表现决定于海胆的种类、刺伤的部位、时间严重程度和机体的敏感状态。

1）急性期：刺伤后两周内，早期表现主要为刺伤部位红肿、疼痛、有烧灼感，随后引发皮炎，出现紫红斑。由于海胆叉棘与棘具备长、硬、脆的特点，可刺入皮肤与组织深处达 3 cm 以上，并断裂不易取出。可分泌毒素的有毒海胆具有注毒作用，在刺伤的基础上引起局部组织强烈的炎性反应与水肿，表现为疼痛、肿胀感，若刺入关节可致滑膜炎。海胆所致损伤的严重程度与海胆毒性、扎入的毒刺数量呈正相关，毒刺数量超过 15 根以上时可致全身毒性反应如放射性疼痛、低血压、心悸、肌无力、呼吸困难、失语、耳聋、面瘫等临床症状，严重者出现手足抽搐、肌肉麻痹、休克甚至死亡。

2）慢性期：残留于人体内的叉棘与棘若未及时、完全地取出，受伤后两周至一年左右可于患处出现肉芽肿，主要表现为持续性的、单个或多发的丘疹或结节，大小为 2～20 mm，呈肉色、蓝紫色，表面可有痂皮或溃疡。此外，海胆刺伤后可导致局部持续性炎症反应，造成周边的骨与关节破坏，常并发创伤性关节炎、滑膜炎、腱鞘炎、创伤性神经瘤、持续性神经病变、局部骨质乃至关节破坏及迟发型超敏反应。其肉芽肿为对海胆棘中不能被机体吸收的无机物如碳酸钙、碳酸镁、硫酸钙等的排异反应，肉芽肿形态多样，主要为掺杂异物的炎性肉芽肿，偶可继发细菌、真菌感染。上述症状也不会随时间推移自愈，往往持续多年甚至终生。

（二）预防及处置

预防：捕捞海胆时应避免直接接触，处理标本时要戴手套以防刺伤。

诊断措施：①病史采集与体格检查。询问病人海胆刺伤的病史，包括海胆种类、刺伤部位是否残留海胆刺、伤后紧急处理情况等。仔细检查并记录伤口情况、关节变形程度、活动受限程度及神经、血管状况。②利用实验室检查、影像学检查进行辅助诊断。

治疗原则：海胆刺伤往往不会自愈，长期并发症包括肉芽肿性结节、浸润性斑块、创伤性关节炎、滑膜炎、肌鞘炎创伤性神经瘤等，应及早处理。①急性期。由于海胆毒素的理化性质，刺伤早期将患处浸入水温为 43～46℃ 的热水中 30～60 min，可能有助于毒素失活并减轻疼痛。若海胆棘刺入深部组织，不能判断是否有残留，应及时局部麻醉，切开取出海胆棘并冲洗伤口，取刺时应注意动作轻柔，全面取出，尽量避免残留。难以取出的细小棘刺可能在引发机体炎性反应后被排出。出现中毒反应及时抢救，迅速给予抗组胺药或类固醇皮质激素类药物；文献报告抗生素及相关抗炎措施在这些病例中往往无效。完全取出棘可以使局部反应减轻。②慢性期。手术清创加病灶切除术，达到消除症状、解除疼痛的效果。已并发关节炎的行相应关节滑膜切除及关节清理术。多发刺伤的病人可使用铒激光消除残留棘，也有报告使用液氮冷冻疗法治疗局部皮肤取得良好的效果。及时取出海胆棘刺，进行彻底清创病灶清除，术后早期功能锻炼，一般预后良好。

二、主要种类

1. 中文名：白棘三列海胆（图 11.1）

学名：*Tripneustes gratilla*（Linnaeus，1758）

俗名：海胆虎、马粪海胆

主要形态特征：壳为半球形，略呈五角形。直径一般 100 mm，最大可达 145 mm。口面平坦。反口面大棘短而稍尖锐，表面具细条痕，口面的大棘较短而钝。由 5～10 个瓣组成，大棘为白色，也见橙红色、紫色或黑色。

分布：中国台湾岛、海南岛沿岸海域和西沙群岛海域有分布。

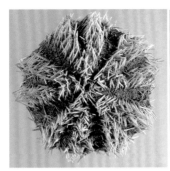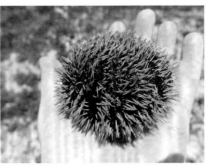

图 11.1 白棘三列海胆

（图片引自：http：//www.marinespecies.org）

生态习性：生活在热带沿岸浅海海草多的沙底，吃藻类和其他水生植物。生殖腺7—8月间成熟。

毒器：叉棘和棘。

危害类型：棘刺毒害。

危险等级：B级。

伤害症状：见本章第一节概述中伤害症状。

预防及处置：按照本章第一节概述中预防及处置方法来处理。

2. 中文名：喇叭毒棘海胆（图11.2）

文名：*Toxopneustes pileolus*（Lamarck，1816）

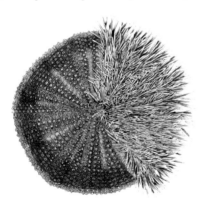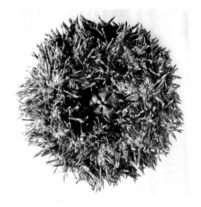

图 11.2 喇叭毒棘海胆

（图片引自：http：//www.marinespecies.org）

主要形态特征：壳低而厚，轮廓稍呈五角形，直径普通为120 mm左右。口面的大棘长约10 mm，表面有纵沟棱和白色及绿色相间的横带；反口面的大棘较短小，基部为绿色。壳为橄榄绿色，有6~7个白色和紫色、参差不齐作同心圆排列的横带。球形叉棘有毒，其形状很特殊：大的长达2 mm，头部宽达3 mm；小的呈圆三角形，边缘为浅色或白色，末端的齿垂向下方，又因为其各瓣的基部为鲜紫色，所以整个叉棘呈小花状或喇叭状。

分布：中国海南岛和西沙群岛海域有分布。

生态习性：生活在潮间带至潮下带珊瑚礁区，常常以管足吸附海藻、海草和珊瑚碎片于反口面作为伪装。主要以大型海藻或海草为食。

毒器：叉棘和棘。

危害类型：棘刺毒害。

危险等级：A 级。

伤害症状：见本章第一节概述中伤害症状。

预防及处置：按照本章第一节概述中预防及处置方法来处理。

3. 中文名：石笔海胆（图 11.3）

学名：*Heterocentrotus mamillatus*（Linnaeus，1758）

俗名：烟嘴海胆、粗棒海胆、海菊花

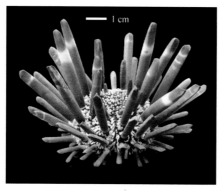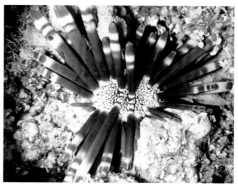

图 11.3　石笔海胆

（图片引自：http：//www. marinespecies. org）

主要形态特征：壳坚厚，为椭圆形。长轴最长可达 8~10 cm。反口面穹窿，口面平坦。大棘很粗壮，长等于或大于壳的长径，下部为圆柱状，上端膨大为球棒或三棱形。口面的大棘末端扁平成鸭嘴状；从赤道部到围口部逐渐减小。反口面大棘短而强壮，大小不等，顶上平滑呈多角形。中棘为楔形，在壳面排列成铺石状。大棘的颜色变化很大：普通为深浅不均匀的茂褐或灰褐色，有的带灰或黑紫色，上端常有 1~3 个浅色环带，口面的大棘末端常为赤色。中棘为白色、褐色或黑紫色。

分布：中国台湾岛沿岸海域，西沙群岛和南沙群岛海域有分布。

生态习性：栖息在沿岸珊瑚礁洞穴内。4 月间产卵。

毒器：叉棘。

危害类型：棘刺毒害。

危险等级：B 级。

伤害症状：见本章第一节概述中伤害症状。

预防及处置：按照本章第一节概述中预防及处置方法来处理。

4. 中文名：刺冠海胆（图 11.4）

学名：*Diadema setosum*（Leske，1778）

俗名：魔鬼海胆、海须、海针

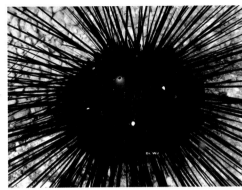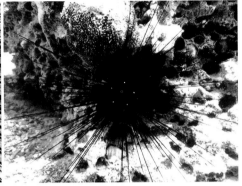

图 11.4　刺冠海胆

（图片引自：http://www.marinespecies.org）

主要形态特征：壳薄，为半球形，很脆。直径普通为 7~8 cm。口面的大棘为棒状，反口面的大棘为细长针状，中空且带环轮，长可达 26 cm。生活时全体为黑色或暗紫色。间步带的裸出部有明显的白点或绿色斑纹。生殖板上有蓝点，肛门周围有一杏黄色或红色圈。大棘常有黑白相间的横带，有的带赤色或绿色，还有的个体在普通的大棘中夹生着白色大棘。

分布：中国广东、广西、海南岛沿岸海域和西沙群岛海域有分布。

生态习性：多生活在珊瑚礁内，躲在珊瑚礁缝内或石块下，也有时群集在珊瑚瞧附近的沙滩上。

毒器：叉棘和棘。

危害类型：棘刺毒害。

危险等级：B 级。

伤害症状：见本章第一节概述中伤害症状。

预防及处置：按照本章第一节概述中预防及处置方法来处理。

5. 中文名：环刺棘海胆（图 11.5）

学名：*Echinothrix calamaris*（Pallas，1774）

俗名：条纹海胆

主要形态特征：壳的轮廓略呈五角形，直径为 100 mm 左右，反口面和口面都较平。反口面间步带的大棘中空而脆，容易折断，表面有纵沟棱和环轮。口面间步带的大棘扁平，末端钝。步带的大棘和间步带的不同，呈针状，顶端有倒钩，有毒。触之即被刺，发生剧痛。色泽美丽，间步带大棘普遍有黑白相间的横带，也有具绿色、褐色、紫色、粉红色和赤色带的。步带的棘为黄色。

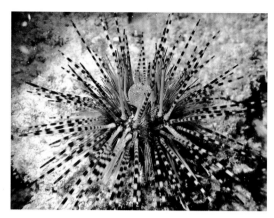

图 11.5　环刺棘海胆

（图片引自：http：//www. marinespecies. org）

分布：中国海南岛和西沙群岛海域有分布。

生态习性：栖息于珊瑚礁中。

毒器：叉棘和棘。

危害类型：棘刺毒害。

危险等级：B 级。

伤害症状：见本章第一节概述中伤害症状。

预防及处置：按照本章第一节概述中预防及处置方法来处理。

6. 中文名：冠刺棘海胆（图 11.6）

学名：*Echinothrix diadema*（Linnaeus，1758）

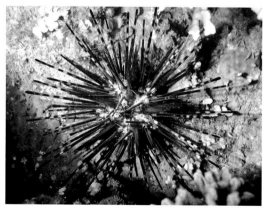

图 11.6　冠刺棘海胆

（图片引自：http：//www. marinespecies. org）

主要形态特征：壳的轮廓为圆形，直径约 9 cm，高约 4 cm。反口面和口面都是平的。间步带的大棘没有环轮，但表面有细纵沟。步带的大棘或毒棘很短小、呈细针状，顶端有倒钩。生活时棘和壳为黑紫色，也有的为黄绿色带暗色的环带。步带的棘带黄色。幼小个体的棘不显光泽，反口面的步带棘也不为绿色。光壳近乎白色。

分布：中国西沙群岛海域有分布。

生态习性：多栖息在珊瑚礁内。取食藻类及附着在基质表面上的有机质。

毒器：叉棘和棘。

危害类型：棘刺毒害。

危险等级：B级。

伤害症状：见本章第一节概述中伤害症状。

预防及处置：按照本章第一节概述中预防及处置方法来处理。

7. 中文名：蓝环冠海胆（图11.7）

学名：*Diadema savignyi*（Audouin，1809）

俗名：沙氏冠海胆

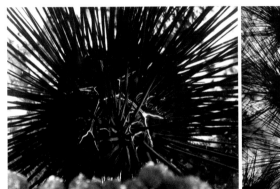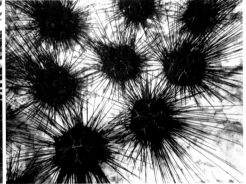

图11.7 蓝环冠海胆

（图片引自：http://www.marinespecies.org）

主要形态特征：大型海胆，壳径一般为40~60 mm，最大可达80 mm。壳顶围肛板外有一圈蓝色环带，并与步带处5对纵走的蓝线相连。壳顶有5处白点。肛乳突开口有一白色环，或全为黑色。成体的棘全为黑色，有时夹杂着白色棘，特别是在口面。幼小个体的棘上有横带，有时成体的棘也有横带。

分布：中国台湾岛、海南岛沿岸海域和西沙群岛海域有分布。

生态习性：生活在沿岸浅海，最深可达60~70 m。常常栖息在珊瑚礁附近。

毒器：叉棘和棘。

危害类型：棘刺毒害。

危险等级：B级。

伤害症状：见本章第一节概述中伤害症状。

预防及处置：按照本章第一节概述中预防及处置方法来处理。

8. 中文名：梅氏长海胆（图11.8）

学名：*Echinometra mathaei*（Blainville，1825）

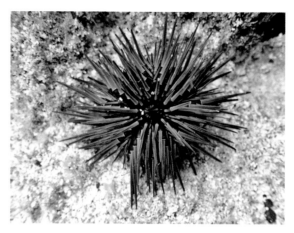

图 11.8　梅氏长海胆

（图片引自：http：//www.marinespecies.org）

主要形态特征：壳为椭圆形，普通长约 60 mm，其长轴在第 3 间步带对着第 Ⅰ 步带的方向。反口面稍穹窿。整个围口部向内凹陷，使壳的口面拱起，从侧面看呈肾脏形。大棘的长度约等于壳长的一半，下部粗壮，上端尖锐。壳两侧的大棘比两端的略短小。棘的颜色变异很大：有黑紫色、褐色、绿色、乳白色等，也有肉红色、灰色或灰色带白尖的。大棘基部的磨齿环通常是白色。壳为黑色。

分布：中国台湾岛、海南岛沿岸海域和西沙群岛海域有分布。

生态习性：多穴居在潮间带的珊瑚礁洞内，洞深约 30~40 cm。

毒器：叉棘和棘。

危害类型：棘刺毒害。

危险等级：B 级。

伤害症状：见本章第一节概述中伤害症状。

预防及处置：按照本章第一节概述中预防及处置方法来处理。

9. 中文名：杂色角孔海胆（图 11.9）

学名：*Salmacis sphaeroides*（Linnaeus，1758）

主要形态特征：壳形变化很大，从低的半球形到高的圆锥形都存在，一般为球形。体色十分显著，但变化很大，从白色到黑色。通常大棘为绿色有横斑，横斑多为紫褐色，或带紫色、带白色或带绿色。口面棘常有明显的红褐色横斑。

分布：国外广泛分布于马来西亚、菲律宾、印度尼西亚、所罗门群岛和澳大利亚北部海域；中国广东沿岸海域和西沙群岛海域有分布。

生态习性：主要生活于潮间带，最深可达 50 m，极个别的为 90 m。

毒器：棘刺和叉棘。

危害类型：棘刺毒害。

危险等级：B 级。

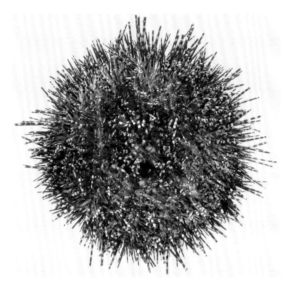

图 11.9　杂色角孔海胆

伤害症状：见本章第一节概述中伤害症状。

预防及处置：按照本章第一节概述中预防及处置方法来处理。

第二节　有毒海星类

一、概述

海星（Asteroidea）是棘皮动物中生理结构最有代表性的一类。体扁平，多为五辐射对称，体盘和腕分界不明显。生活时口面向下，反口面向上。腕腹侧具步带沟，沟内伸出管足。内骨骼的骨板以结缔组织相连，柔韧可曲。体表具棘和叉棘，为骨骼的突起。从骨板间突出的膜质泡状突起，外覆上皮，内衬体腔上皮，其内腔连于次生体腔，称为皮鳃，有呼吸和使代谢产物扩散到外界的作用。水管系发达。个体发育经羽腕幼虫和短腕幼虫。

海星类体呈五角形或扁平星状，分为腕和盘部，但界限多不明显。体外有许多棘、疣、颗粒和叉棘，其叉棘表皮含有许多腺细胞，为一种类固醇皂苷，具有很强的溶血特性。据相关研究，猫口服 50~100 mg 的海燕皂苷后，几小时便出现中毒症状，表现为呕吐、麻痹、抽搐等。

海星多栖息于沙和沙底、岩礁、珊瑚礁内，故易与人接触。海星的皮肤腺上皮细胞分泌的毒素进入水中，麻醉贝类和甲壳类等使其麻木以便吞食；还能侵入高等动物（如人）黏膜，使其肿胀发炎。近 20 年来，国内外对海星的毒性成分和其他活性成分等方面的研究非常活跃，已相继分离出皂苷、甾醇、蒽醌、生物碱等十几类化学物质。其中，海星皂苷对无脊椎动物及部分脊椎动物有广泛的毒性，可能作为一种捕食的武器，同时可用以抵抗细菌真菌感染、海洋污损物或贝类的附着寄生。海星的生殖腺（卵粒）和羽腕幼虫体内也含有海星毒素，其毒性可以防止肉食性鱼类的吞食，从而起到保护后代的作用。海星叉棘表皮中的腺细胞产生海星毒素，可刺伤或经由管足蜇伤人体造成中毒。

（一）伤害症状

海星致伤主要是局部损伤，全身症状较轻，很少有严重后果。若触及海星即可被其尖锐的棘刺刺伤，引起皮肤瘙痒，刺伤部位可出现红斑、丘疹或风团样的皮疹，局部有剧痛、麻木或僵硬感，严重者出现皮肤红肿、斑、淋巴结肿大或继发感染形成难愈的溃烂。因海星外表的棘刺刺入皮肤引起的机械性损伤产生的疼痛及体内释放出的毒素作用，部分病人可出现发热、恶心、呕吐等轻度的全身中毒症状，严重时可出现肌肉抽搐、运动失调等症状。海星棘刺的尖部若断在皮内还可引起肉芽肿损害。

（二）预防及处置

预防：海上作业应注意避免皮肤与海星直接接触，以免被棘刺刺伤。

处置：被有毒海星刺伤应立即拔除可以简单去除的棘刺，如果是已深入伤口的棘刺则保持不动。因为棘刺前端易折，若是折在伤口深处不容易发现。冲洗掉伤口附近的黏液，患处立即用40~45℃的热水浸泡，热水可破坏部分毒素，可外涂碘酒以防继发感染。轻轻用带包扎患处上部，对于皮疹可外用炉甘石洗剂以消炎止疼。若毒刺刺入较深，应作软组织 X 线拍照定位，并手术取出。

二、主要种类

1. 中文名：长棘海星（图 11.10）

学名：*Acanthaster planci*（Linnaeus，1758）

俗名：魔鬼海星

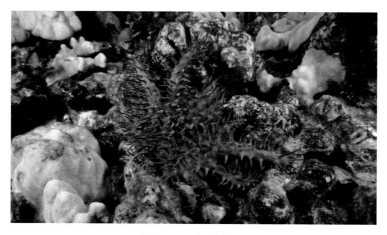

图 11.10　长棘海星

主要形态特征：体盘大而平。腕数变化在 9~20 个范围内，普通的为 13~15 个。大型个体的外径可达 185~200 mm；外径和内径比大致为 2。反口面十字形的骨板间隔很宽，各网目间有小棘、颗粒和叉棘。各板上有一长而带刺的棘。每棘下部有一高柱或柄，上端尖锐，全长为 25~35 mm；腕外端 2/3 的棘较长和粗壮，长可达 45~50 mm。间辐部的棘较为粗大和扁平，呈舌片状。生活时全体为红色，或背面为青灰色，皮鳃区为红色；大棘的顶端为红色。

　　分布：中国海南岛南部沿岸海域、西沙群岛和南沙群岛海域有分布。

　　生态习性：栖息在热带珊瑚礁附近的沙上。喜食石珊瑚水螅体，是珊瑚礁敌害生物。

　　毒器：棘刺和叉棘。

　　危害类型：棘刺毒害。

　　危险等级：A 级。

　　伤害症状：见本章第二节概述中伤害症状。

　　预防及处置：按照本章第二节概述中预防及处置方法来处理。

第三节　有毒海参类

一、概述

　　海参属棘皮动物门海参纲。其形态呈长圆筒状、腊肠状或蠕虫形。海参左右略对称，体表常有突出的棘，背部常有疣足和肉刺。口在前端，肛门在后端，常偏向背腹侧。有围口触手，一般分楯状、枝状和羽状，触手的形状和数目是分类的重要依据。海参喜在热带、亚热带海域栖居生息，多生活在岩礁、沙泥、珊瑚礁和珊瑚砂的海底。

　　海参含有多种重要的化学成分，主要包括海参多糖、海参皂苷、海参胶原蛋白、海参多肽及脂类物质等，这些活性成分具有抗肿瘤、抗氧化、免疫调节、抗菌、抗病毒、降血糖及抗凝血等生物活性，可用于预防及辅助治疗某些疾病。

　　少数海参含有毒物质，食用后可引起中毒。早在 1880 年和 1893 年，Cooper 和 Sacille-K-kent 报告，几个中国工人吃了澳大利亚海域中的花海参后中毒致死。此后，有毒海参慢慢地引起了人们的重视。经过漫长的研究，发现不少品种的海参具有毒素成分。大部分食用海参比非食用海参所含的毒素少，而且在加工制作过程中大部分毒素已被除掉或破坏，即使有少量海参毒素进入人体内，也可被胃酸水解为无毒产物，因此人们常食用海参而不致发生中毒。海参毒液可引起接触性皮炎。人们除了误食加工不当的有毒海参发生中毒外，还可因为在捕捞、加工鱼产品和其他水中生产作业时接触海参排出的含毒黏液而引起中毒。

　　有毒海参的体壁、内脏与居维尔氏小管中含有海参毒素。某些海参如辐肛参、白尼参等，毒素大部分集中在与泄殖腔相连的细管状居维尔氏小管内；另一些海参如荡皮海参、刺参等，毒素主要聚集于体壁的表面腺体中；多数有毒海参的内脏与体液中也存在海参毒素。当海参受到刺激或侵犯时，居维尔氏小管从肛门射出，喷出毒液，或表皮腺分泌出大量黏液状毒液，抵抗侵犯生物的进攻或毒杀捕获微小生物。

（一）伤害症状

局部症状：接触海参毒素的局部皮肤、黏膜可有烧灼疼痛，红肿，呈炎性反应。如毒素溅入眼睛，可能造成失明。

全身症状：毒素吸收进人体后可引起全身乏力，并有消化系统障碍。较严重者出现四肢软瘫、尿潴留及肠麻痹和膝反射消失等症状，可能出现咯血。中毒极严重者可能致死。

（二）预防及处置

预防：在捕捞海参时，应戴手套和防护眼镜，避免直接接触海参体表黏液。对加工不当或不充分的海参，要仔细区分有无毒性。干品海参在食用前必须先煮沸 1 h，然后在水中浸泡 3 d 以减少毒性。

局部处理：用清水或加温的无水乙醇涂擦患部，能减轻症状。眼睛内接触毒液后尽快以清水冲洗，并滴入可卡因眼药水或 0.2%~0.5%毒扁豆碱溶液。

全身救治：①对误食剧毒海参时间较短者（1~2 h 内），应尽快催吐或洗胃，以减少毒素吸收。②静脉补液，维持水电解质及酸碱平衡，并可促进毒素排泄。③出现肌肉麻痹时，可试用抗胆碱酯酶制剂如新斯的明或毒扁豆碱注射，以减轻中毒症状。④有咯血症状者，应使用止血药物。⑤对症处理。

二、主要种类

1. 中文名：玉足海参（图 11.11）

学名：*Holothuria leucospilota*（Brandt，1835）
俗名：荡皮海参、荡皮参、黑狗参

图 11.11　玉足海参

主要形态特征：体呈圆筒状，后部常较粗大。体长 200～300 mm，直径 40～50 mm。口偏于腹面，有触手 20 个。肛门略偏于背面。背面散生少数疣足和管足。腹面管足较多，排列无规则；幼小个体的管足，常排列成三纵带。居维尔氏小管很发达，受刺激后很易排出。生活时全体为黑褐色或紫褐色，腹面色泽较浅；酒精标本为黄褐色。幼小个体常带紫褐色。

分布：中国广东、广西、海南岛沿岸海域和西沙群岛海域有分布。

生态习性：幼小个体常栖息在潮间带珊瑚礁或岩石下，成长个体多生活在石堆多的水洼中。它从 10 月到翌年 5 月有"冬眠"现象。

毒器：体壁的表面腺和居维尔氏小管。

危害类型：误食中毒、接触性毒害。

危险等级：B 级。

伤害症状：见本章第三节概述中伤害症状。

预防及处置：按照本章第三节概述中预防及处置方法来处理。

2. 中文名：子安辐肛参（图 11.12）

学名：*Actinopyga lecanora*（Jaeger，1833）

俗名：石参、黄瓜参、子安贝参

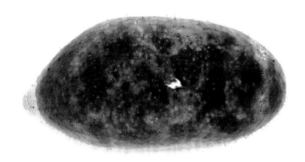

图 11.12 子安辐肛参

主要形态特征：体呈椭圆形，体长约 250 mm，宽约 80 mm。口偏于腹面，具触手 20 个，肛门偏于背面，周围有 5 个钙质齿。背面隆起，表面光滑，仅具稀疏的管足。腹面平坦，管足呈三纵带排列，中央带管足较稀，排列较宽，两侧带管足较多，排列较窄。生活时体色明显，背面为浅褐色到深褐色，并有不规则的棕色斑，或黑斑，腹面色泽较浅，呈土黄色或浅褐色，肛门附近有界限分明的浅色区。

分布：中国西沙群岛、中沙群岛和南沙群岛海域有分布。

生态习性：多栖息在沿岸珊瑚礁的环礁内，常出现在短叶海草多的地方，落潮时常躲在珊瑚礁的缝内，或大块珊瑚礁的下面。摄食活动具有节律性，摄食从中午到夜晚，午夜以后到黎明为停食时间。

毒器：居维尔氏小管。

危害类型：误食中毒、接触性毒害。

危险等级：B 级。

伤害症状：见本章第三节概述中伤害症状。

预防及处置：按照本章第三节概述中预防及处置方法来处理。

3. 中文名：紫轮参（图 11.13）

学名：*Polycheira rufescens*（Brandt，1835）

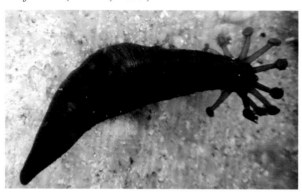

图 11.13　紫轮参

（图片引自：http://www.marinespecies.org）

主要形态特征：体呈蠕虫状，后端略细，体长一般为 150 mm，直径约 10 mm。体壁稍透明，外表有许多大小不等、由轮形骨片聚集成堆的轮疣，肉眼亦能看见。触手数目变化很大，为 15~23 个，但一般为 18 个。触手有 8~13 对侧指。生活时体色变化大，从灰褐色到紫红色或黑褐色；酒精标本为灰紫色，但前后两端和中部的颜色常有深浅的不同。

分布：中国台湾岛、福建、广西、广东、海南岛沿岸海域和西沙群岛海域有分布。

生态习性：栖息在高潮线附近的岩石下，常成群地生活在一起，翻开石头，常发现很多。

毒器：肉刺和棘。

危害类型：误食中毒、接触性毒害。

危险等级：B 级。

伤害症状：见本章第三节概述中伤害症状。

预防及处置：按照本章第三节概述中预防及处置方法来处理。

4. 中文名：梅花参（图 11.14）

学名：*Thelenota ananas*（Jaeger，1833）

俗名：凤梨参

主要形态特征：体形大，一般长约 700 mm，宽约 100 mm，高约 80 mm，是海参纲中最大种，背面疣足很大，成肉刺状，每 3~11 个肉刺基部相连像梅花状，因此而得名。腹面管足多而密集，排列不规则。口位于腹面，具触手 20 个。肛门端位。生活时背面为橙

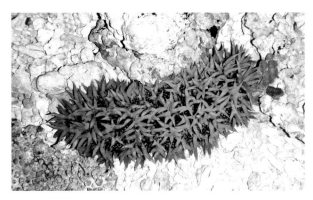

图 11.14　梅花参

黄色或橙红色，散布着黄色和褐色斑点，腹面带赤色，触手为黄色。

分布：中国台湾南部沿岸海域，西沙群岛、中沙群岛和南沙群岛海域有分布。

生态习性：常栖息在 3～10 m 有少数海草的珊瑚砂底。它的泄殖腔中常有隐鱼
（*Carapus gracitis*；*C. homei*）共栖。

毒器：肉刺和棘。

危害类型：误食中毒、接触性毒害。

危险等级：B 级。

伤害症状：见本章第三节概述中伤害症状。

预防及处置：按照本章第三节概述中预防及处置方法来处理。

5. 中文名：黑海参（图 11.15）

学名：*Holothuria atra* Jaeger，1833

俗名：黑怪参、黑狗参、黑参

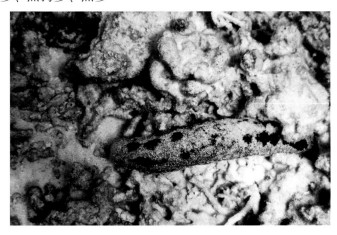

图 11.15　黑海参

主要形态特征：体呈圆筒状，前端较细。体长一般为 20 cm，生活在深海中的个体体
长可达 50 cm。口偏于腹面，具触手 20 个。背面疣足小，排列无规则。腹面管足较多，排

列也无规则。无居维尔氏小管。肛门端位。生活时全体呈黑褐色，或带褐色，管足末端为白色，表面常粘有细砂。

分布：中国台湾岛、海南岛沿岸海域，西沙群岛和南沙群岛海域有分布。

生态习性：多生活在潮间带和珊瑚礁的砂底，常成群地出现。身体表面常粘有许多珊瑚砂。大形个体常栖息在 4~6 m 或更深一些的海底。

毒器：肉刺和棘。

危害类型：误食中毒、接触性毒害。

危险等级：B 级。

伤害症状：见本章第三节概述中伤害症状。

预防及处置：按照本章第三节概述中预防及处置方法来处理。

6. 中文名：黑乳海参

学名：*Holothuria nobilis*（Selenka，1867）

俗名：乌尼参、乳房鱼

主要形态特征：大型种，体长一般为 300 mm，宽约 60 mm。体宽而厚，两端钝圆。口小，偏于腹面，具触手 20 个。肛门稍偏于背面，周围有 5 个钙化疣，各疣周围有一圈小疣。背面有分散的小疣足，两侧各有几个大的乳房状突起。这种突起，加工成干海参后有时很显著，但在酒精泡过的标本上，多半收缩，变得不显著。腹面管足多而密集，排列无规则。生活时全体为黑色，腹面色泽较浅。加工后常有白色污斑。

分布：中国海南岛沿岸海域，西沙群岛和南沙群岛海域有分布。

生态习性：常栖息于珊瑚礁有海草的沙底，常裸露，身体表面粘有珊瑚砂。

毒器：肉刺和棘。

危害类型：误食中毒、接触性毒害。

危险等级：B 级。

伤害症状：见本章第三节概述中伤害症状。

预防及处置：按照本章第三节概述中预防及处置方法来处理。

7. 中文名：绿刺参（图 11.16）

学名：*Stichopus chloronotus* Brandt，1835

俗名：方刺参、方柱参

主要形态特征：体呈四方柱形。沿着参体两侧缘和背面步带各有两行交互排列的圆柱形疣足。腹面管足密集，排列为三纵带，中央带较宽。口大，偏于腹面，具触手 20 个。肛门偏于背面，周围没有疣。生活时体色很特殊，全体为墨绿色或稍带青黑色，疣足末端为橘黄色或橘红色。酒精标本为黄褐色。

分布：中国海南岛南部沿岸海域，西沙群岛、中沙群岛和南沙群岛海域有分布。

生态习性：常生活在热带暖海珊瑚礁里边、长有海草的珊瑚砂上和潟湖内被清洁海水所冲刷的地方，很少爬到珊瑚体上或隐藏在珊瑚礁下边。

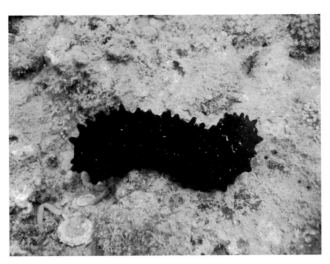

图 11.16　绿刺参

毒器：肉刺和棘。

危害类型：误食中毒、接触性毒害。

危险等级：B 级。

伤害症状：见本章第三节概述中伤害症状。

预防及处置：按照本章第三节概述中预防及处置方法来处理。

8. 中文名：糙刺参（图 11.17）

学名：*Stichopus horrens* Selenka，1867

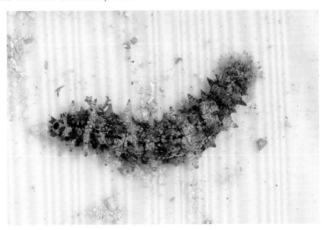

图 11.17　糙刺参

　　主要形态特征：体长一般为 200 mm，直径 40 mm。体呈圆筒状，背面具有大的疣足，沿着背面的 2 个步带区和腹步带，排列成 4 个不规则的纵行。口大，偏于腹面，具触手 20 个，有发达的疣足襟部，肛门偏于背面，周围没有疣。腹面管足成三纵带排列，中央带较宽。生活时背面为深橄榄绿色，并间有深褐色、灰色、黑色和白色。

分布：中国台湾岛、海南岛沿岸海域和西沙群岛海域有分布。

生态习性：常躲藏在死珊瑚或石下，夜间出来活动。吞食珊瑚砂，以其中的有机物为食。受干扰时很容易自切，将背部体壁剥落或溶解。

毒器：肉刺和棘。

危害类型：误食中毒、接触性毒害。

危险等级：B 级。

伤害症状：见本章第三节概述中伤害症状。

预防及处置：按照本章第三节概述中预防及处置方法来处理。

9. 中文名：黑赤星海参（图 11.18）

学名：*Holothuria cinerascens* (Brandt, 1835)

俗名：米氏参

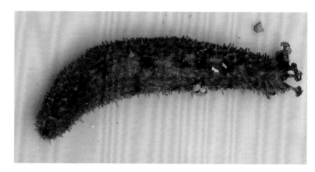

图 11.18　黑赤星海参

主要形态特征：体呈圆筒状，腹面稍平。中等大，体长 20 cm。口偏于腹面，具触手 20 个。触手略带枝状，在顶端稍有分支。肛门偏背面，周围有 5 组疣。背面有许多排列不规则的疣足。腹面有许多密集的管足，排列无规则。生活时背面为紫褐色，有 7~8 个黑褐色斑块，腹面为赤褐色；酒精标本颜色改变不大。

分布：中国台湾岛、广东中部、福建、香港、海南岛沿岸海域，西沙群岛和南沙群岛海域均有分布。

生态习性：生活在潮间带低潮区，海浪冲击强烈的岩石下或石缝内。

毒器：肉刺和棘。

危害类型：误食中毒、接触性毒害。

危险等级：B 级。

伤害症状：见本章第三节概述中伤害症状。

预防及处置：按照本章第三节概述中预防及处置方法来处理。

10. 中文名：豹斑海参（图 11.19）

学名：*Holothuria* (*Lessonothuria*) *pardalis* Selenka, 1867

俗名：白底靴参、赤瓜参、靴海参

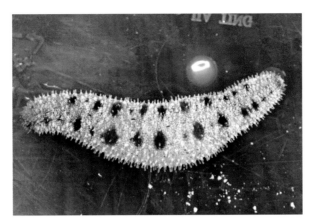

图 11.19　豹斑海参

主要形态特征：体形小到中等大，长为 100~120 mm，宽为 30~35 mm。一般呈圆筒形，两端逐渐变细。口和肛门均端位，具小型触手 17~20 个。管足小而少，排列无规则，但在两端稍呈纵行。疣足不发达，形如管足。多数标本的背面和腹面区别不明显。体壁不厚，光滑。具有波里氏囊两个，很长；石管一个；无居维尔氏小管。生活时体色浅黄色或带白色，有棕色斑点组成的两行斑纹。

分布：中国台湾岛南部、海南岛沿岸海域，西沙群岛、中沙群岛和南沙群岛海域有分布。

生态习性：生活在珊瑚礁区潮间带石块下，或珊瑚骨骼碎片下，或珊瑚砂里。

毒器：肉刺和棘。

危害类型：误食中毒、接触性毒害。

危险等级：B 级。

伤害症状：见本章第三节概述中伤害症状。

预防及处置：按照本章第三节概述中预防及处置方法来处理。

11. 中文名：*虎纹海参*（图 11.20）

学名：*Holothuria（Stauropora）pervicax* Selenka，1867

俗名：虎纹参

主要形态特征：体呈圆筒状。体长一般为 150 mm，直径约 30 mm，最大者体长达 300 mm。口偏腹面，具触手 20 个，肛门偏背面。背面散布有小而稀疏的管足。腹面管足多而密集，排列无规则。生活时体色美丽；背面为浅褐色，有 6~8 个暗褐色横斑和浅色疣足，横斑中央的疣足常较大而明显。腹面为灰白色。触手为白色，稍透明。

分布：中国福建南部、广东、海南岛沿岸海域，西沙群岛海域有分布。

生态习性：生活在珊瑚礁区域，藏在珊瑚下。受刺激会排出大量白色的居维尔氏小管。

毒器：肉刺和棘。

危害类型：误食中毒、接触性毒害。

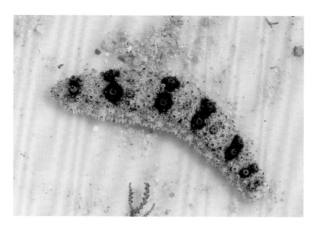

图 11.20 虎纹海参

危险等级：B 级。

伤害症状：见本章第三节概述中伤害症状。

预防及处置：按照本章第三节概述中预防及处置方法来处理。

12. 中文名：黄疣海参（图 11.21）

学名：*Holothuria*（*Mertensiothuria*）*hilla* Lesson，1969

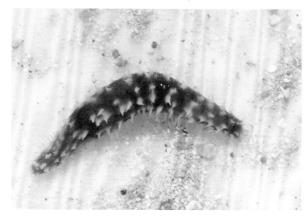

图 11.21 黄疣海参

主要形态特征：体呈圆筒状，前端较细。体长一般为 200 mm，宽约 40 mm。口偏于腹面，具触手 20 个。背面有 6 行圆锥形大疣足，疣足基部直径约 10 mm，高 7~8 mm。腹面管足排列常有变化；一般排列为 3 条纵带，中央带较宽；但有时排列为 4 条纵带，中央带有一狭窄的裸露区；也有的管足散布于整个腹面，排列无规则。肛门稍偏于背面，周围有一圈小疣。生活时为浅黄色或浅褐色，但随所栖息的环境，色泽深浅常有些变化，但疣足基部常呈白色；腹面颜色较浅，多为浅黄白色。

分布：中国台湾岛、广西涠洲岛、海南岛沿岸海域和西沙群岛海域有分布。

生态习性：生活在潮间带中潮区和低潮区石下或珊瑚礁下。吞食珊瑚砂以其中有机物为食。

毒器：肉刺和棘。

危害类型：误食中毒、接触性毒害。

危险等级：B 级。

伤害症状：见本章第三节概述中伤害症状。

预防及处置：按照本章第三节概述中预防及处置方法来处理。

13. 中文名：红腹海参（图 11.22）

学名：*Holothuria edulis* Lesson，1830

俗名：红腹怪参、红腹参

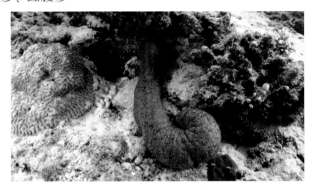

图 11.22　红腹海参

（图片引自：http://www.marinespecies.org）

主要形态特征：体呈细圆筒状。体长一般为 150 mm，最大可达 400 mm。口偏于腹面，具触手 20 个。背面散布很小的疣足，腹面管足较多，排列亦无规则。生活时体色很美丽，背面为紫黑色，腹面为红色；酒精标本背面为褐色，腹面为灰白色，疣足和管足呈黑色。

分布：中国海南岛沿岸海域，西沙群岛、中沙群岛和南沙群岛海域有分布。

生态习性：栖息于岸礁沙底，食物为珊瑚砂。常日夜不停地摄食。

毒器：肉刺和棘。

危害类型：误食中毒，接触性毒害。

危险等级：B 级。

伤害症状：见本章第三节概述中伤害症状。

预防及处置：按照本章第三节概述中预防及处置方法来处理。

14. 中文名：丑海参（图 11.23）

学名：*Holothuria*（*Thymiosycia*）*impatiens*（Forsskål，1775）

主要形态特征：体呈圆筒状，前端较细。体长一般为 150 ~ 200 mm，直径为 30 ~ 40 mm。口端位，具触手 20 个。全体有分散的许多疣足，加之骨片又丰富，所以体壁非常

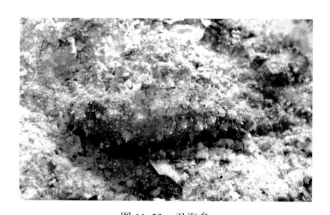

图 11.23　丑海参

（图片引自：http://www.marinespecies.org）

粗糙。腹面管足呈疣足状，但略小。背面和腹面的区别不明显。体壁骨片为桌形体和扣状体。桌形体底盘略呈方形，周缘平滑，有规则排列的大小穿孔各 4 个；塔部由 4 个立柱和1~2 个横梁构成，顶端有许多小齿。扣状体为规则的椭圆形，有穿孔 3 对。疣内支持杆状体两端和中央都膨大。体色变化很大：普通的为暗灰色或暗褐色，并带黑色、白色和暗紫色斑纹；有的不带斑纹，为均一的紫灰色或黄褐色；也有的为暗紫色的底子，带黄色的疣足；还有的为草绿色底子带黑褐色疣足。

分布：国外分布于地中海、莫桑比克、夏威夷、加拉帕戈斯群岛、巴拿马、西印度群岛、百慕大群岛以及特里尼达等热带海域；中国台湾岛、海南岛沿岸海域和西沙群岛海域有分布。

生态习性：多生活在低潮区的珊瑚礁或石下，常 3~5 个栖息在一起。

毒器：肉刺和棘。

危害类型：误食中毒。

危险等级：B 级。

伤害症状：见本章第三节概述中伤害症状。

预防及处置：按照本章第三节概述中预防及处置方法来处理。

15. 中文名：花海参（图 11.24）

学名：*Stichopus horrens* Selenka，1867

俗名：方参、黄肉、白刺参、猪虫参

主要形态特征：体稍呈四方柱形，一般体长 30~40 cm。背面散生多数圆锥形肉刺。腹面管足排列成 3 纵带，其中中带较宽。口周围有触手 20 个。体色多数为深黄色带深浅不同的橄榄色斑点、黄灰色带浅褐色的网纹或浓绿色的斑纹等。肉刺末端有的带红色。

分布：国外分布于西起马达加斯加、桑给巴尔、红海，东到加罗林群岛，北到日本，南到澳大利亚的海域；中国台湾岛、广西、广东、海南岛沿岸海域和西沙群岛海域有分布。

生态习性：多栖息于岸礁边，海水平静、海草多的沙底，小者栖息于珊瑚下或石下，

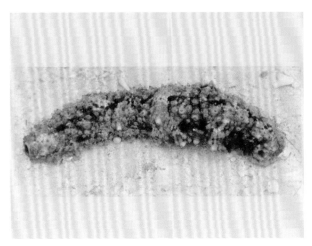

图 11.24　花海参

（图片引自：http：//www. marinespecies. org）

大者多栖息于较深水域或潟湖通道。

毒器：肉刺和棘。

危害类型：误食中毒。

危险等级：B 级。

伤害症状：见本章第三节概述中伤害症状。

预防及处置：按照本章第三节概述中预防及处置方法来处理。

第十二章 刺毒鱼类

第一节　软骨鱼纲刺毒鱼类

一、概述

软骨鱼纲刺毒鱼种类相对较少，主要包括鲨类，魟类、鳐类、鳒类和银鲛类的部分种属。刺毒鱼类的毒器通常由毒腺、毒刺和沟管三部分组成。毒腺即分泌毒液的组织，毒刺是刺伤人体组织的工具，沟管则是输送毒液的通道。当毒棘被压迫时，毒液便会从毒腺中挤压出来，沿着棘上的沟管注入猎物体内，引起中毒。有毒鲨类的背鳍前方具有锐利、坚硬的毒棘，鳍棘后面有浅沟，沟内有毒腺组织，可能是一团特殊的细胞，由某一部分皮肤的表皮组织分化而成。魟鱼的毒棘主要由象牙质的软骨组织所组成，一般成鱼的棘长约 5 ~ 10 cm，在毒棘的两侧有小锯齿状的突出，棘的外层是外皮鞘，内含有腺上皮细胞而形成毒腺。魟鱼毒素的分泌是全分泌型，也就是说当毒棘刺入敌人体内时，外皮鞘会破坏而把毒液释放到敌人体内。银鲛类的背鳍毒刺后缘具有许多锯齿状小棘。当棘刺伤人体组织后，棘鞘被撕破，棘的齿状边缘可通过沟管释放毒液，引起中毒。

（一）伤害症状

局部症状：刺伤处有刺痕，局部剧痛，还可出现红斑和严重肿胀，持续数小时至数天。被角鲨刺伤后还可致命。如被魟类、鳒类刺伤，在 10 min 内即可出现一个 10 cm 左右的伤口，伴有痉挛性剧痛，在 30 min 后加剧并向外辐射，波及整个肢体，1.5 h 时疼痛最剧，6~48 h 后逐渐减轻。被有毒银鲛的棘刺伤后，也可出现局部剧痛，但较被魟刺伤要轻。

全身症状：可出现乏力、胸闷、心悸及全身肌肉酸痛，全身散在的皮肤出血及继发感染等症状。严重者可影响中枢神经、心血管和呼吸系统，出现恶心、呕吐、流涎、呼吸急促、少尿及血压下降，最后出现运动失调、瞳孔散大、惊厥、昏迷、呼吸抑制而死亡。如被大型毒魟刺伤，严重者最初几分钟即可出现恶心、眩晕、血压降低、昏迷而导致休克。

（二）预防及处置

预防：由于刺伤多见于捕捞鱼、虾，捡拾贝类，收割水草或海藻，进行潜水作业，游泳时误触刺毒鱼所致，因而对海上作业、捕捉鱼类及潜水的人员要做好宣传，使他们了解刺毒鱼类的体形、颜色及习性，中毒后出现的症状及自救、互救的基本方法。更不要出于好奇而去捕捉毒鱼。一旦需要捕捉时，要防止刺毒鱼类挣扎跳跃，造成刺伤事故。捕到刺毒鱼类后，应立即除去毒刺，以免误伤。裸潜作业场所应备有驱毒鱼药物（如拒鲨剂）、驱毒鱼装置及救护设备。刺毒鱼类的攻击行为属于防御性反射，不会主动攻击人，故应避免主动逗引毒鱼。在水上工作时要进行驱赶，在刺毒鱼类栖居的环境中要防止误触造成伤害。刺毒鱼类只是鱼类中的一小部分，在水上和沿海作业中经常遇到软骨鱼纲刺毒鱼类刺伤的种类不多，主要是魟类。因此，对于刺毒鱼类的刺伤，既不可麻痹大意，也不要过于害怕。

处置：对被刺患者的救治原则主要为止痛、抗毒液作用、防治继发性感染。被刺伤后应立即用止血带结扎伤口的近心端，以减少毒液吸收。结扎部位要尽量靠近患处，每隔 5~10 min 放松一次，以维持局部血液供应，并根据不同情况对症处理。

1）清创、去除毒液以防止继续吸收中毒：魟类毒棘上的锯齿刺伤引起的严重裂伤和软组织创伤，应立即以冷盐水或无菌生理盐水冲洗创面，当刺入的创面较小而内部损伤大，毒液的清除较为困难时，则需切开创口予以扩创，再立即吸引和冲洗，尽量及时挤出毒液。仔细探查创口内有无毒棘的皮鞘碎片，如有，应摄除并彻底冲洗毒液，坏死组织应一并清除。清创后的伤口可浸泡在有轻度麻醉作用的硫酸镁溶液内 30~90 min，然后再次清创，并施缝合手术。还可在伤口上端扎止血带，防止毒液扩散，创口过大则应放置引流。

2）抗毒处理：盐酸依米丁可用于缓解局部疼痛、出血等症状，孕妇、心脏及肾脏病患者应禁用或少用。该药兼有中枢及局部作用，多数患者无不良反应，个别会有恶心、呕吐和心肌炎等副作用。剧痛时，也可辅以哌替啶注射或用1%普罗卡因局部封闭。

3）根据病情进行对症疗法：对刺伤后立即发生的原发性休克，一般只需采用单纯的支持疗法和人工呼吸。由于毒液影响心血管系统所引起的继发性休克，则需采取紧急措施维持心血管张力和预防并发症，同时应用呼吸兴奋剂。高锰酸钾、氨和冷冻疗法不适用于魟类刺伤的治疗。为防创伤引起感染，应根据伤情及时使用抗生素和破伤风抗毒素。

4）中草药：①明矾泡汤蒸洗治疗。②用绿豆及适量野蒜捣烂后合水冲服，等等。

二、主要种类

1. 中文名：大眼角鲨（图 12.1）

学名：*Squalus megalops*（MacLeay，1881）
俗名：短吻角鲨、短吻棘鲛、棘沙、刺鲨、沙鱼
主要形态特征：体细而延长。背面为褐色，腹面为淡白色，背鳍端部呈黑色。头宽扁，头宽大于头高；吻短，背视稍呈弧形，前缘圆钝。鼻孔颇小、几平横，距吻端比距口端为近。两颌牙单齿头型，宽扁，呈长方形，边缘光滑，齿头外斜。背鳍两个，各具一个

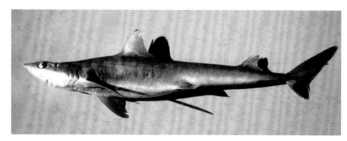

图 12.1　大眼角鲨

（图片引自：http://www.fishbase.org）

硬棘，硬棘无侧沟。第一背鳍大于第二背鳍，无臀鳍。胸鳍宽大，后缘深凹，后角尖突。

分布：国外分布于朝鲜、日本西南部、越南、澳大利亚、新西兰及非洲南部沿岸海域；中国沿岸海域及西沙群岛海域有分布。

生态习性：亚热带及温带近海小型底层鱼类。栖息于水深 50~732 m 的海底。适于隐蔽，不易被发觉，行动缓慢。

毒器：由两个背鳍棘、外包皮膜和皮膜内毒腺组织构成。第一背鳍棘长为体长的1/16，第二背鳍棘比第一背鳍棘长，鳍棘下部为皮膜所盖，上部露出，棘的后方内凹，呈一个浅纵沟，内具毒腺组织。

危害类型：棘刺毒害。

危险等级：C 级。

伤害症状：被刺后引发剧痛，产生红肿，数天后方可恢复。

预防及处置：按照本章第一节概述中预防及处置方法来处理。

2. 中文名：长吻六鳃𫚉（图 12.2）

学名：*Hexatrygon bichelli* Heemstra & Smith，1980

俗名：魟仔

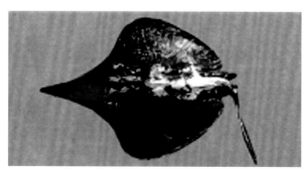

图 12.2　长吻六鳃𫚉

（图片引自：http://www.fishbase.org）

主要形态特征：体盘前部尖三角形，后部呈亚圆形，在眼的外侧缘凹入，前角和后角都呈圆形。体盘长大于宽，最宽处在体盘的前半部。吻尖长，无吻软骨。鳃孔 6 个。尾鳍长椭圆形。尾刺两侧后部具向前锯齿。体完全光滑。背面深褐色，近胸鳍外部黑褐色，胸鳍边缘和尾鳍黑褐色。腹面呈灰白色，胸鳍边缘，腹鳍后部，尾鳍和上、下皮膜为黑褐色；腹中央和胸鳍外侧有不规则黑褐色斑点或圈纹，在成体较明显。

分布：中国南海，西沙群岛和南沙群岛海域有分布。

生态习性：暖水性深海底层中型虹类，栖息于水深 350~1000 m 的海底，较罕见。常把身体埋于沙中，露出眼和喷水孔，日伏夜出。

毒器：由尾刺、外包皮膜和皮膜中的毒腺组织构成。尾刺发达，尖长，尾刺长约为尾长的 1/3，为体盘长的 1/9，两侧具侧沟，前部锯齿不明显，后部具向前小锯齿若干。

危害类型：棘刺毒害。

危险等级：C 级。

伤害症状：被刺后引发剧痛，红肿，有烧灼感。

预防及处置：按照本章第一节概述中预防及处置方法来处理。

3. 中文名：古氏新虹（钝吻虹）（图 12.3）

学名：*Neotrygon kuhlii*（Müller & Henle，1841）

俗名：魟仔、肉丝虹、古氏土虹

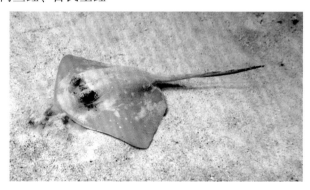

图 12.3　古氏新虹

（图片引自：http://www.marinespecies.org）

主要形态特征：体盘斜方形，腹鳍稍呈三角形。尾颇短，为体盘长的 1.3~2.0 倍；上、下方均具皮膜。前部颇宽，后部渐低平。尾刺位于尾的后部。体背面灰褐色，具不规则暗色斑块和蓝色圆斑；在两眼前后区域具一条显著暗色横条。尾后部具数个白色环纹。

分布：国外分布于朝鲜、日本、菲律宾、澳大利亚、密克罗尼西亚海域，以及印度洋；中国南海和东海，南沙群岛海域有分布。

生态习性：近海底层虹类，常埋身于沙土中，仅露出两眼及呼吸孔，伺机捕食。也生活于浅海珊瑚礁区域。底栖性鱼类，大多活动于礁石区外的沙泥底海域，通常栖息在较深的海域，但常随着高潮时而进入礁盘区及更深的潟湖区。

毒器：由尾刺、外包皮膜和皮膜中的毒腺组织构成。背纵嵴具细沟纹，中间具一较浅的背中沟；腹纵峰高凸，两侧具腹侧沟，沟深底狭。尾刺两具锯齿状小棘约 30 枚，低斜。

危害类型：棘刺毒害。

危险等级：C 级。

伤害症状：被刺后引发剧痛，红肿，烧灼感。

预防及处置：按照本章第一节概述中预防及处置方法来处理。

4. 中文名：紫魟（图 12.4）

学名：*Pteroplatytrygon violacea*（Bonaparte，1832）

俗名：土魟

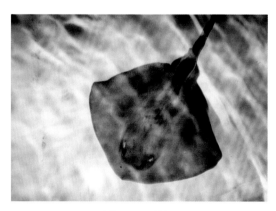

图 12.4　紫魟

主要形态特征：体盘呈斜方形，背中央隆起颇高，两侧低平，眼至吻端呈弧形，坡度较大。体背面呈黑褐色，腹面呈灰色，尾端有一小段呈乳白色。

分布：国外分布于日本南部及世界各热带海区；中国南海，西沙群岛和南沙群岛海域均有分布。

生态习性：暖水性外洋性底层鱼类，常埋于海底泥沙中。

毒器：由尾刺、外包皮膜和皮膜中的毒腺组织构成。尾刺长约为体盘长的 1/5～1/3，两侧具锯齿和侧沟。

危害类型：棘刺毒害。

危险等级：C 级。

伤害症状：被刺后引发剧痛，红肿，烧灼感。

预防及处置：按照本章第一节概述中预防及处置方法来处理。

5. 中文名：尖嘴魟（图 12.5）

学名：*Telatrygon zugei*（Müller et Henle，1841）

俗名：紫魟、土魟

主要形态特征：体盘呈亚圆形，前缘凹入；前角与后角都广圆。吻显著尖长；吻长为体盘长的 1/3 或稍大。尾中长，为体盘长的 1.5～2.0 倍；尾部上、下皮膜都很延长，几伸达尾的后端，下皮膜的前部相当高宽。尾刺 1～2 枚，位于尾的后部。体背面为褐黄色或

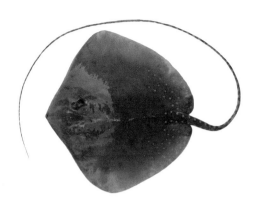

图 12.5　尖嘴魟

（图片引自：http：//www.fishbase.org.）

灰褐色，腹面为白色。

分布：国外分布于印度、印度尼西亚、朝鲜和日本等海域；中国沿海，西沙群岛和南沙群岛海域有分布。

生态习性：为栖息于沿岸浅海、海湾、咸淡水中的底层魟类，常埋于海底泥沙中。

毒器：由尾刺、外包皮膜和皮膜中的毒腺组织构成。尾刺长为体盘长的 2/9，背纵沟密列竹节状沟纹，两侧具浅凹状背侧沟；腹纵峪狭而圆凸，两侧具腹侧沟，沟内有一个柔软组织，内有毒腺。尾刺两侧具 34~38 个锯齿状小棘。

危害类型：棘刺毒害。

危险等级：C 级。

伤害症状：被刺后引发剧痛，红肿，烧灼感。

预防及处置：按照本章第一节概述中预防及处置方法来处理。

6. 中文名：齐氏窄尾魟（图 12.6）

学名：*Himantura gerrardi*（Gray，1851）

俗名：鲂仔、花鲂、（黄点魟）

主要形态特征：体盘亚圆形，微带斜方形。吻颇尖，稍突出。尾很细长，尾长为体盘长的 3 倍，上、下皮褶均消失。尾刺位于尾的前部。背面褐色，散具黄色圆斑；尾具 50余环黑黄交叠的环纹。

分布：国外分布于印度洋、红海，以及印度尼西亚、日本海域；中国南海和东海，西沙群岛和南沙群岛海域有分布。

生态习性：暖水性中小型魟类，近海底层栖息。

毒器：由尾刺、外包皮膜和皮膜中的毒腺组织构成。尾刺长约为体盘长的 1/6。尾刺背纵嵴密具细沟，两侧具背侧沟；腹纵峰长方形凸起，两侧具腹侧沟；尾刺具锯齿状小棘约 32 枚，很低斜。

危害类型：棘刺毒害。

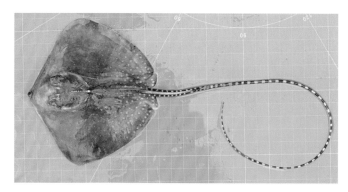

图 12.6　齐氏窄尾魟

（图片引自：http：//www.inaturalist.org）

危险等级：C 级。

伤害症状：被刺后引发剧痛，红肿，烧灼感。

预防及处置：按照本章第一节概述中预防及处置方法来处理。

7. 中文名：花点窄尾魟（图 12.7）

学名：*Himantura uarnak*（Gmelin，1789）

俗名：豹纹窄尾魟、魟仔、豹纹魟、花点魟、魟仔、花魟（澎湖）

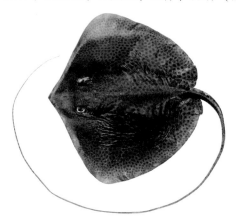

图 12.7　花点窄尾魟

（图片引自：http：//www.fishbase.org）

主要形态特征：体盘呈亚圆形，吻颇尖，相当突出。头部和背部密被平扁鳞片，尾刺后密被尖细鳞片。尾很长，鞭状，为体盘长的 3 倍以上；上下皮膜都消失。尾刺位于尾的前部。背面灰褐色，密布黑褐色圆形或多边形斑块。尾部具暗青色环状带 70 余条。

分布：国外分布于印度洋、红海，以及印度尼西亚、澳大利亚海域；中国南海和东海，西沙群岛和南沙群岛海域均有分布。

生态习性：暖水性大型底层鱼类，栖息于近海，常埋于海底泥沙中。

毒器：由尾刺、外包皮膜和皮膜中的毒腺组织构成。尾刺长约为体盘长的 2/9，两侧具侧沟，外缘具锯齿。

危害类型：棘刺毒害。

危险等级：C 级。

伤害症状：被刺后引起剧痛，红肿，烧灼感。

预防及处置：按照本章第一节概述中预防及处置方法来处理。

8. 中文名：迈氏条尾魟（图 12.8）

学名：*Taeniurops meyeni*（Müller & Henle，1841）

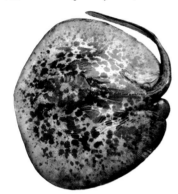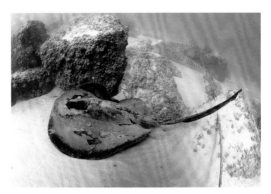

图 12.8　迈氏条尾魟

（图片引自：http：//www.fishbase.org）

主要形态特征：体盘呈圆形。牙细尖，铺石状排列，上牙带暴露口外。喷水孔很大，约等于眼间隔的 1/2，上缘伸达眼的下方中部。鳃孔小。尾刺下方的尾部腹面正中线上有一低平皮膜伸达尾端。背鳍消失。背面暗褐色，具许多不规则暗褐色圆斑，尾和皮膜黑色。

分布：国外分布于红海至印度尼西亚海域；中国南海和东海南部，西沙群岛和南沙群岛海域有分布。

生态习性：暖水性外海底层栖息的大型魟类。

毒器：由尾刺、外包皮膜和皮膜中的毒腺组织构成。尾刺宽大，为体盘长的 1/9，起点位于尾中部，两侧具锯齿状小棘；小棘尖锐，向后约成 30°。刺的腹面具腹纵峰，平圆突起，两侧各有腹侧沟一条，沟内有一条灰色柔软组织，内有毒腺，贯穿于沟的全部。刺的背面具背纵峰，宽圆，上具多条细沟，纵行排列；中央具浅凹背中沟一条，自基部后延至端部的 4/5 处；两侧各具背侧沟一条。尾刺全部为较厚皮膜所盖。

危害类型：棘刺毒害。

危险等级：C 级。

伤害症状：被刺后引发剧痛，红肿，烧灼感。

预防及处置：按照本章第一节概述中预防及处置方法来处理。

9. 中文名：条尾鸢𫚉 （图 12.9）

学名：*Gymnura zonura* （Bleeker，1852）

俗名：魟仔

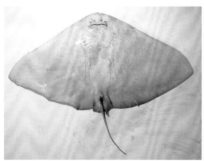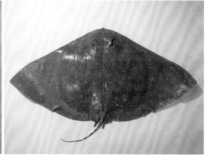

图 12.9　条尾鸢𫚉

（图片引自：http://www.marinespecies.org）

主要形态特征：体盘很宽，呈斜长方形。体盘宽为体盘长的 2.1~2.2 倍，最宽处在体盘中部之后。吻短；吻端颇尖，稍突出；吻长等于体盘长的 1/7~1/6，比眼间隔稍大。背鳍一个，颇小，位于尾刺前方。腹鳍狭长。背面为褐黄色，有时散布白色斑点。尾具黑色横纹 11~12 条，有 6 个白色环带。

分布：国外分布于日本、印度尼西亚海域，以及印度洋和红海；中国南海和东海，西沙群岛和南沙群岛海域均有分布。

生态习性：近海底层小型𫚉类。

毒器：由尾刺、外包皮膜和皮膜中的毒腺组织构成。尾刺弱小，距尾鳍基颇近。刺伤程度比𫚉弱。

危害类型：棘刺毒害。

危险等级：C 级。

伤害症状：被刺后引发剧痛。

预防及处置：按照本章第一节概述中预防及处置方法来处理。

10. 中文名：双斑燕𫚉 （图 12.10）

学名：*Gymnura bimaculata* （Norman，1925）

俗名：魟仔

主要形态特征：体盘宽大，体盘宽为体盘长的 2.0~2.2 倍，最宽处在体盘中部之后。无背鳍。腹鳍狭长。尾细短，约等于体盘长的 1/2；尾刺颇短小；上、下皮膜消失。背面呈青褐色，隐具细小暗斑及较大不规则黑斑和云状斑块，在喷水孔下方外侧，具一对显著白色或蓝色卵形大斑；尾具暗褐色横纹 8~10 条。

分布：中国南海和东海，西沙群岛和南沙群岛海域有分布。

生态习性：暖温性近海底层小型𫚉类。

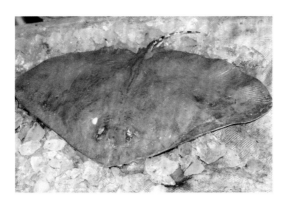

图 12.10　双斑燕𫚕

（图片引自：http：//www.inaturalist.org）

毒器：由尾刺、外包皮膜和皮膜中的毒腺组织构成。尾刺弱小，距尾基颇近，刺伤效果弱。尾刺长约为体盘长的 1/14，背纵嵴圆凸，无沟；腹纵嵴圆凸。

危害类型：棘刺毒害。

危险等级：C 级。

伤害症状：被刺后颇疼痛。

预防及处置：按照本章第一节概述中预防及处置方法来处理。

11. 中文名：日本燕𫚕（图 12.11）

学名：*Gymnura japonica*（Temminck & Schlegel，1850）

俗名：日本鸢𫚕、魟仔、臭尿破魟

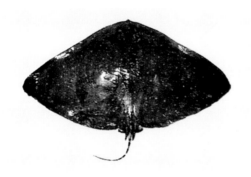

图 12.11　日本燕𫚕

（图片引自：http：//www.fishbase.org.）

主要形态特征：体盘宽大；前缘波曲；体盘宽为体盘长的 2.1~2.2 倍，体盘后部 1/3 处最宽。眼小，微突；眼球比喷水孔小。无背鳍。体背面为青褐色，散布黑色小斑，腹鳍外缘为白色；尾具黑色横纹，在尾刺后的约 6~7 条。腹面为白色，边缘为灰褐色。

分布：国外分布于朝鲜和日本海域；中国沿海，西沙群岛和南沙群岛海域有分布。

生态习性：暖温性近海底层中小型𫚕类。

　　毒器：由尾刺、外包皮膜及皮膜中的毒腺组织构成。尾刺弱小，距尾基颇近，刺伤程度弱。尾刺长约为体盘长的 1/20～1/18，背纵嵴宽圆隆凸，两侧具背侧沟；腹纵嵴低宽，外侧具腹侧沟，沟内有白色柔软毒腺组织，尾刺两侧具锯齿状小棘约 11 枚。

　　危害类型：棘刺毒害。

　　危险等级：C 级。

　　伤害症状：被刺后相当疼痛。

　　预防及处置：按照本章第一节概述中预防及处置方法来处理。

12. 中文名：无斑鹞鲼（图 12.12）

学名：*Aetobatus flagellum*（Bloch & Schneider，1801）

俗名：燕魟

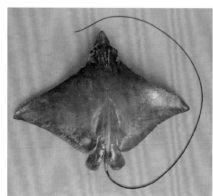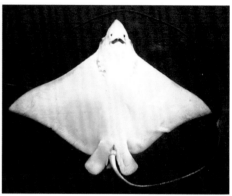

图 12.12　无斑鹞鲼

（图片引自：http：//www.fishbase.org）

　　主要形态特征：体盘呈菱形。吻较长，为三角形。喷水孔近斜方形，上侧位。背鳍一个，小型，近长方形，起点距腹鳍终点比其基底长稍小。胸鳍宽大，前部分为吻鳍，在头侧分离，左、右吻鳍合成为一单叶。腹鳍狭长。尾细长。尾刺 1～2 个；无侧褶；尾鳍消失，上、下皮膜均退化。背面为褐色，无斑点。

　　分布：国外分布于太平洋西部热带和温带地区，红海和印度洋均有分布；中国南海和东海，西沙群岛和南沙群岛海域有分布。

　　生态习性：暖水性中小型鲼类，栖息于近海底层，善于游泳。

　　毒器：由尾刺、外包皮膜和皮膜中的毒腺组织构成。尾刺长约为体盘长的 1/5，背纵嵴圆凸，密列细沟，两侧具背侧沟；腹纵嵴高凸，两侧具腹侧沟。尾刺具锯齿状小刺 26 枚。尾部细长，鞭状，尾刺较大，离尾基较远，故刺击效果较好。

　　危害类型：棘刺毒害。

　　危险等级：C 级。

　　伤害症状：被刺后引发剧痛，红肿，阵痛。

　　预防及处置：按照本章第一节概述中预防及处置方法来处理。

13. 中文名：杰氏牛鼻鲼（图 12.13）

学名：*Rhinoptera jayakari* Boulenger，1895
俗名：叉头燕虹、飞魟仔、鹰魟、乌魟、燕仔魟

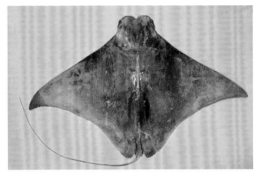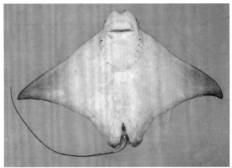

图 12.13　杰氏牛鼻鲼

（图片引自：http://www.fishbase.org）

主要形态特征：背鳍一个，颇大，呈三角形。胸鳍前部分化为吻鳍，吻鳍前部分成两叶，吻鳍与胸鳍在头侧分离。腹鳍狭长。尾细长，为体长的 1.5 倍；尾刺一个。背面呈黑褐色带紫蓝色；头颅前侧、背鳍上部以及尾部为蓝色。腹面为乳白色，常有蓝色斑块。

分布：中国南海，西沙群岛和南沙群岛海域有分布。

生态习性：暖水性底层中小型鱼类。虽栖息于近海底层，但常用胸鳍自由翱翔水中，有时亦上升到表层游弋。

毒器：由尾刺、外包皮膜和皮膜中的毒腺组织构成，尾刺较小。

危害类型：棘刺毒害。

危险等级：C 级。

伤害症状：被刺后疼痛难忍。

预防及处置：按照本章第一节概述中预防及处置方法来处理。

14. 中文名：日本蝠鲼（图 12.14）

学名：*Mobula mobular*（Bonnaterre，1788）
俗名：日本蝠虹、飞魟仔、鹰魟、燕仔虹、角魟、牛港燕、挂角燕

主要形态特征：头鳍中等大，侧扁，长比宽大，前端圆钝，作角状突出于眼前，能自由摇动，又能从下向外转卷，呈"S"形。眼很大，比喷水孔大许多，侧位，向腹面里侧稍斜。背鳍一个，比腹鳍稍小。腹鳍小而狭长。尾细长，约为体长的 3 倍；尾刺一个，短小；无侧褶，上下皮膜退化。体背粗糙，尾的两侧具白色小鳞。背面为青褐色；头鳍里侧为青褐色，外侧为白色；腹面为白色。

分布：国外分布于太平洋中部夏威夷群岛海域；中国南海和东海，西沙群岛和南沙群

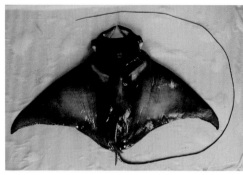
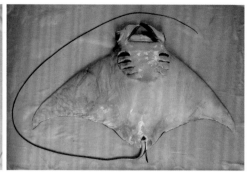

图 12.14　日本蝠鲼

（图片引自：http：//www.fishbase.org）

岛海域有分布。

生态习性：底层鱼类，运用翅膀状的胸鳍能自由翱翔水中，有时上升至表层游弋，并作远程洄游。体庞大，体盘宽达 6 m 余，肌力强大。雌雄常成对游泳。

毒器：由尾刺、外包皮膜和皮膜中的毒腺组织构成。尾刺较小，刺击效能差。

危害类型：棘刺毒害。

危险等级：C 级。

伤害症状：被刺后疼痛难忍。

预防及处置：按照本章第一节概述中预防及处置方法来处理。

15. 中文名：太平洋长吻银鲛（图 12.15）

学名：*Rhinochimaera pacifica*（Mitsukuri，1895）

俗名：黑翅沙、鼠鱼、兔鱼、鬼鲨、幽灵鲨

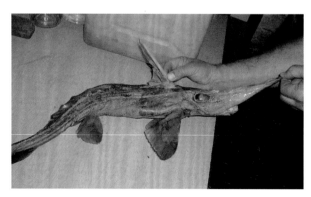

图 12.15　太平洋长吻银鲛

（图片引自：http：//www.fishbase.org）

主要形态特征：体延长，稍侧扁，向后渐细小。吻尖突，延长，柔软，基部软宽而稍侧扁，向前渐尖细。背鳍两个，以一低膜相连。无臀鳍。胸鳍较长，末端伸达或不伸达第二背鳍起点。腹鳍较细长，长为宽的 3 倍左右，后缘圆凸；雄性鳍脚呈细棒状。尾鳍细长，上叶较下叶低而较短，下叶比上叶宽大。体呈深棕色，各鳍均呈暗褐色。

分布：国外分布于日本、新西兰和秘鲁海域；中国南海和东海，西沙群岛和南沙群岛海域有分布。

生态习性：暖水性深海底层中小型鱼类。栖息于大陆架及大陆、岛屿斜坡水深716～1054 m的近海底。

毒器：由背鳍棘、外包皮膜和皮膜内具毒腺组织的上皮腺体组成。背鳍棘尖长，前方背纵嵴锐利隆起，前侧沟宽而浅凹；后方具一个浅后沟，沟内有柔软灰色毒腺组织，能分泌毒液。

危害类型：棘刺毒害、误食中毒。

危险等级：C级。

伤害症状：由于该鱼生活于深海水域，捕获后均已死亡，故刺伤机会较少。但若被刺后会产生剧痛。误食肝脏后会引起下痢、呕吐、皮漏脂症。

预防及处置：按照本章第一节概述中预防及处置方法来处理。

第二节 辐鳍鱼纲刺毒鱼类

一、概述

通过毒器致伤人类引起中毒的辐鳍鱼纲刺毒鱼类主要包括鮋类、篮子鱼类、刺尾鱼类、𫚔类和鳅类。

被刺毒鱼类刺伤主要是捕鱼用手抓取时发生机械性创伤引起的，但也有部分刺毒鱼类有主动攻击的习性，通过锐利的鳍棘穿透受害者皮肤，毒液即渗入皮肤、肌肉，可使人中毒。也有的人是在游泳或在浅湾涉水靠近刺毒鱼栖息的沙底时，可遭受埋藏在沙子下面而露出的头部上的锐棘及背鳍棘、鳃盖棘袭击而严重刺伤中毒。也有的人是在把手伸入岩礁缝隙捕捞鱼虾时被伪装得很好的毒鱼刺伤，而刺尾鱼往往是被人抓住尾柄时，突然将尾柄棘竖起将人手刺伤。

（一）伤害症状

毒液的毒性强弱，随鱼的种类有很大的不同，即使同种而不同的个体，其毒性也不相同。被鮋类刺伤时，局部有戳刺、搏动和烫伤感，持续20 min左右，且可沿肢体向上扩散，严重者疼痛可更剧烈，时间更长，可持续40 h。伤口附近可因局部缺血而呈苍白色，不久呈青紫并出现红肿，严重者整个肢体可大面积水肿，伴以淋巴结肿大、麻木及伤口坏疽，导致原发性休克；鮋类的锯齿状鳍棘，还可引起人体严重的裂伤，裂伤本身可使周围组织发生严重创伤反应、肿胀和继发感染，愈合慢，也容易并发破伤风，但无死亡报道。

多数刺毒鱼类所致创伤是刺伤，其疼痛的性质和程度不一，有的仅为刺痛感，轻者疼痛 2~3 h，重者疼痛数日，而严重者则疼痛数月并呈难以忍受的刀割样剧痛、搏痛，痉挛、烧灼感以致神志丧失。鳗鲇、鲉和毒鲉的刺伤最为严重，刺伤的常见症状是患处难以忍受的剧痛、麻木、出血，受伤部位肿胀范围迅速扩大，剧烈疼痛放射至整个上肢或下肢，伤者因剧痛而叫喊，在地上打滚，连吗啡都不能减轻疼痛。患处局部出现发绀。重者有时并发恶心、呕吐、下痢、冷汗、呼吸促迫、休克和继发性感染以及种种全身症状。如刺伤足部和下肢，常因剧痛不能行动。其中尤以毒鲉的致伤最为危险，毒液进入伤口后，几乎立即产生剧烈的刀割样跳动的疼痛，并向周围扩展，有的还可扩展到腋部和腹股沟，如肾绞痛般，常持续数小时以上。伤口局部红肿、发热，随即青紫，组织坏死脱落，同时伴有恶心、呕吐、肢体麻痹等症状，严重者引发谵妄、神经错乱、血压降低、心跳加快、呼吸困难、心力衰竭、失去知觉，并可导致死亡。造成死亡原因乃毒素影响心脏横膈膜作用，而使末梢血管丧失了张力所致。

（二）预防及处置

预防：辐鳍鱼纲刺毒鱼类的致伤中毒大多也是在捕捞鱼、虾，拾取贝、螺类，收割水草及海藻或其他需要涉水经过这些鱼类栖息地进行作业时遭刺伤而中毒的。因此，在水下作业时对该区刺毒鱼类的分布需要有所了解，便于防范以及及时救治。在捕捉刺毒鱼类时，更不要出于好奇而赤手捕捉。捕鱼时要预防刺毒鱼挣扎跳跃，造成刺伤事故，最好使用铁钩、镊子等工具。涉水时要穿较厚的水鞋，赤足涉水于珊瑚礁区时避免直接踩踏在这些鱼类身上。大多数渔民通常是在捕获刺毒鱼时当场把毒刺割去，这也是一种预防刺伤的好办法。作业场所要有救护设备。在水上工作时要进行驱赶，在刺毒鱼类栖居的环境中要防止误触，从预防的角度来看，正确鉴别鱼种，掌握其分类隶属、生态习性，了解刺毒鱼类的毒性，预防被刺伤亦是十分重要的。刺毒鱼类很少主动攻击人，采取上述预防措施将大大降低硬骨刺毒鱼类中毒的发生。

处置：一般来说，被刺毒鱼类刺伤的治疗原则是止痛、消除毒液影响和防止继发性感染。

1）可用冷盐水或无菌生理盐水冲洗伤口，减少毒液吸收，并在向心端结扎止血带每隔 5~10 min 放松一次，以保持血液循环。同时要清创，去除坏死及污染严重的组织，注意去除伤口内的毒棘遗留下来的皮鞘碎片。清创后可将受伤部位浸在有轻度麻醉作用的硫酸镁的温水中 30~90 min，早期为防创伤引起感染，应根据伤情及时使用抗生素和破伤风制剂。

2）被鲉类刺伤其创口小，不易冲洗，可放血并彻底清洗局部。向心端扎止血带阻止毒液上行。

3）预防二度感染。

4）口服吲哚美辛（消炎痛）也具有较好的止痛作用。对刺伤后立即发生的原发性休克，一般只有应用单纯的支持疗法和施人工呼吸。而对于毒腺影响心血管系统所引起的继发性休克，则需采取紧急措施，保持心血管张力和预防并发症。

二、主要种类

1. 中文名：大海鲶（图 12.16）

学名：*Netuma thalassinus*（Rüppell，1837）

俗名：成仔鱼、成仔丁、银成、白肉成、臭臊成、宝士鱼

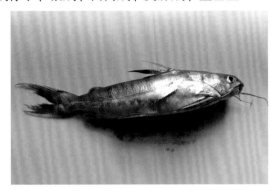

图 12.16　大海鲶

（图片引自：http://www.inaturalist.org）

主要形态特征：体延长，向后渐侧扁。头较大，宽而平扁。吻较长，前端圆钝。眼较大，椭圆形。口大，下位。上颌须一对较长，后端可达胸鳍基；下颌及颊部各具须一对，较短，仅达眼前下缘。鳃孔大；鳃耙发达。体裸露无鳞，皮肤光滑。侧线明显。背鳍位于胸鳍基后上方。脂鳍发达。胸鳍具一带锯齿缘强大棘状不分支鳍条。腹鳍位于体中部。尾鳍呈叉形。体背部呈蓝褐色，腹部呈银白色，各鳍呈灰黑色。

分布：国外分布于菲律宾、印度尼西亚、印度、澳大利亚海域和红海；中国南海和东海，西沙群岛和南沙群岛海域有分布。

生态习性：暖水性底层鱼类。喜活动于水流缓慢的泥质底海区。常会至河口区觅食，甚至河川下游，主要以无脊椎动物及小鱼为食。夜行性，喜筑洞，偶尔集结成群。生殖期3—5月，结成大群，由深水游向近岸，并到表层活动。

毒器：由背鳍棘和胸鳍棘及毒腺组织构成。胸鳍棘粗长，其内缘和外缘具锯齿；鳍棘外包白色柔软组织，内具毒腺细胞。

危害类型：棘刺毒害。

危险等级：B 级。

伤害症状：被刺后立即引发剧烈疼痛，并波及整个肢体。

预防及处置：按照本章第二节概述中预防及处置方法来处理。

2. 中文名：线纹鳗鲇（图 12.17）

学名：*Plotosus lineatus*（Thunberg，1787）

俗名：鳗鲶、沙毛、海土虱、斜门

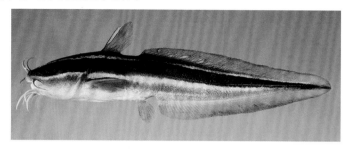

图 12.17 线纹鳗鲇

（图片引自：http：//www.fishbase.org）

主要形态特征：体延长，前部平扁，后部侧扁，细小。吻钝圆而长。眼小，上侧位。鼻孔每侧两个；前鼻孔每侧有一条小须，向后伸达眼前缘。上颌具小须一对，下颌小须两对，均达眼后缘。体光滑无鳞。侧线明显。体呈棕黑色，第二背鳍、尾鳍和臀鳍边缘为黑色。

分布：国外分布于日本、菲律宾、马来半岛和印度尼西亚海域；中国南海和东海，西沙群岛和南沙群岛海域有分布。

生态习性：为暖水性中下层小型鱼类，栖息于岩石及石下坑洼处，于岩缝中产卵。夜行性，昼间多成群密集栖息于礁洞中，遇危险则聚集成"鲇球"；成鱼则多独居。

毒器：由背鳍棘、胸鳍棘和鳍棘外包皮膜的毒腺组织构成。胸鳍棘长约为体长的1/12，鳍棘内缘和外缘具锯齿状小棘。小棘平斜尖锐，内缘前方有两个小棘，外缘9个小棘。鳍棘前方有5条斜沟，斜沟两端及小棘基部具白色柔软毒腺组织。背鳍棘与胸鳍棘同形，皆含有鳗鲇神经毒（plotospasmin）和鳗鲇溶血毒（plotolysin）。

危害类型：棘刺毒害。

危险等级：C 级。

伤害症状：毒性强，被刺后剧痛，创口变白，继而青紫，而后红肿，半小时后受伤肢体肿胀，有时疼痛可持续 48 h 以上，次日整个肢体肿起一倍多，一周后肿胀稍退，重者常一个月内肢体不能活动，约 5 个月才能恢复健康。严重的引起肢体麻痹和坏疽。

预防及处置：按照本章第二节概述中预防及处置方法来处理。

3. 中文名：斑尾棘鳞鱼（图 12.18）

学名：*Sargocentron caudimaculatum*（Rüppell, 1838）

俗名：金鳞甲、铁甲兵、澜公妾、铁线婆

主要形态特征：头、体呈红色，体侧无小斑点，腹侧较淡；下颌除前端外，鳃盖膜及颊部近白色，鳃盖骨上缘有一乳白色短纵纹；尾柄背侧前端有一大银白色斑。胸鳍基附近有一深红斑，而内侧为乳白色。各鳍为淡红色；背鳍鳍棘部上缘及棘附近，背鳍鳍条部前缘与尾鳍上、下缘均深红色。虹彩肌为红色，内缘为金黄色。

分布：国外分布于印度洋非洲东岸到太平洋中部各岛屿海域；中国台湾岛、南沙群岛

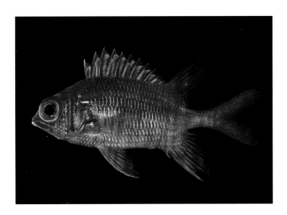

图 12.18 斑尾棘鳞鱼

（图片引自：http：//www.marinespecies.org）

和西沙群岛海域有分布。

生态习性：热带珊瑚礁区中下层肉食性鱼类。喜成小群，在西沙群岛水深 10~20 m 的珊瑚礁区很常见。为单独出现或成群的夜行性鱼种，白天栖息在礁洞中，来回不停地游动，休息的场所并不十分隐秘，晚上则离开礁洞，寻找底栖虾蟹和甲壳类等食物。

毒器：前鳃盖骨、背鳍及腹鳍、臀鳍皆有锐利毒棘。

危害类型：棘刺毒害。

危险等级：C 级。

伤害症状：在刺伤人体的同时，毒腺会随之释放毒液，引起剧痛。

预防及处置：按照本章第二节概述中预防及处置方法来处理。

4. 中文名：尖吻棘鳞鱼（图 12.19）

学名：*Sargocentron spiniferum*（Forsskål，1775）

俗名：金鳞甲、铁甲兵、澜公妾、铁线婆

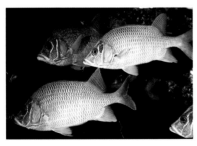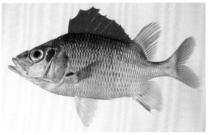

图 12.19 尖吻棘鳞鱼

（图片引自：http：//www.fishbase.org 和 http：//www.marinespecies.org）

主要形态特征：体呈长椭圆形，侧扁，中部稍前方处最高；尾柄细长。头中等大，吻稍尖，吻前端每侧有一叉棘。前鳃盖骨角棘长约等于或大于眼径；鳃盖骨角有 2~3 个棘，上棘较大。头、体呈玫瑰红色；前鳃盖骨后上缘、眶下骨及鳃盖骨后缘附近具乳白色纹。

眼后附近有一深红色斑；颊部上方数鳞呈深红色，后边呈黄色；尾柄前端背面色较暗。背、臀鳍鳍棘呈深红色，背鳍鳍棘部的鳍膜上有数个深红色条斑，其他各鳍为黄色。虹彩肌为金黄色。

分布：国外分布于印度洋非洲东部至太平洋中部夏威夷群岛海域；中国南海，台湾海峡南部海域，西沙群岛和南沙群岛海域有分布。

生态习性：为珊瑚礁区中下层稍大型肉食性鱼类。常集成小群游弋于珊瑚丛中。白天独自躲在洞穴中休息，或徘徊在附近的暗礁之外，夜晚则出外觅食，以虾、蟹之类的甲壳动物或小鱼为主要食物。

毒器：前鳃盖骨、背鳍、腹鳍及臀鳍皆有锐利毒棘。

危害类型：棘刺毒害。

危险等级：C 级。

伤害症状：在刺伤人体时，毒腺会随之释放毒液，引起剧痛。

预防及处置：按照本章第二节概述中预防及处置方法来处理。

5. 中文名：主刺盖鱼（条纹盖刺鱼）（图 12.20）

学名：*Pomacanthus imperator*（Bloch，1787）

俗名：皇后神仙（成鱼）、大花脸（幼鱼）、皇后、店窗、遍身苦、崁鼠

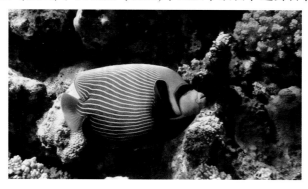

图 12.20　主刺盖鱼

（图片引自：http：//www. marinespecies. org）

主要形态特征：体侧扁而高，略呈长圆形，背、腹缘弧形。体被小型弱栉鳞，排列紧密，鳞间无小辅鳞。体呈紫黑色。体侧具 20 条深黄色纵纹，分别斜伸至体后上方、尾柄及臀鳍鳍条部；在小个体，有的纵纹中断或分枝；横过眼间隔通过两眼向下至前鳃盖骨棘的基部，有一侧具蓝边黑色横带；另一侧黑带具蓝边，较宽，始于鳃盖骨上方，向下扩至腹部和颊部之间。背鳍鳍条部外侧为黄色。臀鳍为黑色，具 5 条色纵纹。尾鳍为黄色。

分布：国外分布于印度洋非洲东岸至太平洋中部社会群岛海域，南至昆士兰，北至日本海域；中国南海、中国台湾南部海域，西沙群岛和南沙群岛海域有分布。

生态习性：栖息于近海的珊瑚礁区或岩礁、水道区或清澈的潟湖等。成鱼会发出"咯咯"声以吓退来者，具有领域性，会攻击其他同类或不同类鱼。幼鱼则在洞穴附近活动。

以海绵、附着生物和藻类为食。

毒器：各鳍硬棘及前鳃盖骨具毒腺。

危害类型：棘刺毒害。

危险等级：C级。

伤害症状：被刺后引起剧痛。

预防及处置：按照本章第二节概述中预防及处置方法来处理。

6. 中文名：双棘甲尻鱼（图12.21）

学名：*Pygoplites diacanthus*（Boddaert，1772）

俗名：皇帝仙、皇帝神仙鱼、毛巾鱼

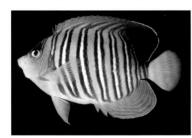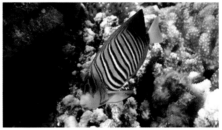

图12.21 双棘甲尻鱼

（图片引自：http://www.fishbase.org 和 http://www.marinespecies.org）

主要形态特征：体侧扁，略呈卵圆形，背、腹缘凸度略似。吻较长，前端突出，稍钝尖。眼上侧位。前鳃盖骨后缘具细锯齿，后下角具一伸向后方的强棘，下缘不具小刺。体呈土黄色。体侧有8条具有黑色边缘的蓝紫色横带，由背鳍基部向下至腹侧，带的上下端均多少弯向后方。由项部和头部分别向下发出两条与体带同色的细带，各自走向眼的前侧和后侧。背鳍鳍条部为黑蓝色。臀鳍具5条黑色纵带。尾鳍为黄色。

分布：国外分布于印度洋非洲东岸、红海至太平洋中部土阿莫土群岛海域，北至日本南部海域；中国台湾南部海域，西沙群岛和南沙群岛海域有分布。

生态习性：暖水性近岸底层小型鱼类。栖息于珊瑚礁中，昼间在离巢不远处游弋，遇惊吓即躲入礁洞中隐藏。以海绵、藻类及附着生物为食。

毒器：各鳍上的硬棘及前鳃盖骨棘具毒腺。

危害类型：棘刺毒害。

危险等级：C级。

伤害症状：被刺后引起剧痛。

预防及处置：按照本章第二节概述中预防及处置方法来处理。

7. 金钱鱼（图12.22）

学名：*Scatophagus argus*（Linnaeus，1766）

俗名：金鼓鱼、变身苦、遍身苦

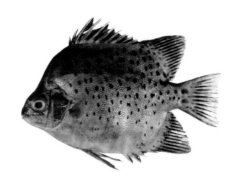

图 12.22 金钱鱼

（图片引自：http://www.marinespecies.org）

主要形态特征：体侧扁，颇高，略呈六边形。头小。前鳃盖骨边缘有细锯齿。头、体、背鳍和臀鳍鳍条部，以及胸鳍、尾鳍均被细栉鳞。腹鳍有腋鳞。背鳍始于鳃盖后缘的后下方。尾鳍后缘截形或双凹形，幼鱼为圆形。体呈褐色，体侧具黑色圆形斑点，背鳍、臀鳍和尾鳍具黑斑。

分布：国外分布于菲律宾、马来半岛、泰国、印度尼西亚、澳大利亚和印度等海域；中国南海和东海，西沙群岛和南沙群岛海域有分布。

生态习性：为暖水性小型鱼类；栖息于近岸岩礁或海藻丛生处的海域。摄食甲壳类及底栖贝类。分散活动，游速缓慢，常进入咸淡水中或河流中。初春至近岸产卵，产卵后即游向外海。

毒器：由 11~12 个背鳍棘、4~5 个臀鳍棘、左右两腹棘和毒腺组织构成。各鳍棘均具沟，沟内有毒腺组织。

危害类型：棘刺毒害。

危险等级：C 级。

伤害症状：毒性强，被刺后立即引起剧烈阵痛，达 2~3 h，局部红肿，伤肢发紫，全身乏力。

预防及处置：按照本章第二节概述中预防及处置方法来处理。

8. 中文名：双斑䲢（图 12.23）

学名：*Uranoscopus bicinctus* Temminck & Schlegel，1843

俗名：大头丁、眼镜鱼、含笑、向天虎、双斑瞻星鱼

主要形态特征：体延长，前部粗大，向后渐侧扁。头大，略平扁，颅骨背面和侧面粗糙。前鳃盖骨下缘有 4~5 个皮下尖棘，鳃盖骨无棘。头部、项背、胸腹部，以及背鳍、臀鳍和胸鳍基附近无鳞。背鳍两个；第一背鳍小，第一鳍棘最长；第二背鳍始于肛门上方，第四鳍条最长。体呈棕褐色，第一背鳍和第七至第十四鳍条下方各有一块黑褐色大横斑。第一背鳍上半部呈黑色。

分布：国外分布于日本、印度尼西亚和菲律宾海域；中国南海和东海南部海域，西沙

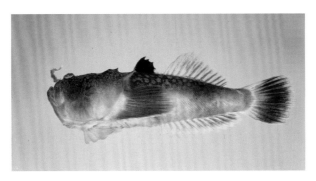

图 12.23　双斑䲢

（图片引自：http：//www. marinespecies. org）

群岛和南沙群岛海域有分布。

生态习性：为近海底层中小型杂鱼，喜栖息于海底，常把身体埋于沙中，伸出口内下颌内侧的皮质突起，引诱小鱼和其他动物，就近捕食。

毒器：由肱棘、棘外皮膜（内有毒腺组织）构成。肱棘尖长，两侧各具侧沟一条，背面具背沟一条。沟均短浅，只存在于基部。

危害类型：棘刺毒害。

危险等级：C 级。

伤害症状：被刺后引起剧痛。

预防及处置：按照本章第二节概述中预防及处置方法来处理。

9. 中文名：少鳞䲢（图 12.24）

学名：*Uranoscopus oligolepis* Bleeker，1878
俗名：大头丁、眼镜鱼、含笑、向天虎、寡鳞瞻星鱼

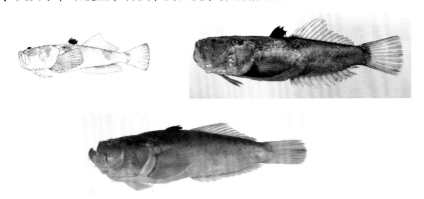

图 12.24　少鳞䲢

（图片引自：http：//www. fishbase. org 和 http：//www. marinespecies. org）

主要形态特征：体延长，呈亚圆筒形，前部稍平扁，向后渐侧扁。头粗大，近四棱形。鳃孔大。前鳃盖骨下缘有 3 个棘。背鳍两个，分离；第一背鳍短小，第二鳍棘最长；

第二背鳍较高大。体呈褐黄色，背侧有浅褐色网状细纹。第一背鳍黑色。第二背鳍、胸鳍及尾鳍呈淡黄色。臀鳍及腹鳍呈白色。口腔呈白色，鳃腔呈淡黄色。

分布：国外分布于日本和印度尼西亚海域；中国南海和东海沿岸海域，西沙群岛和南沙群岛海域均有分布。

生态习性：近海底层栖息，常把身体埋在沙中，伏击其他动物为食。

毒器：由肷棘、棘外皮膜（内有毒腺组织）构成。肷棘尖长，侧面有侧沟一对，明显，伸延肷棘之大半部；背面和腹面各有一沟，自基部伸达棘端。

危害类型：棘刺毒害。

危险等级：C 级。

伤害症状：被刺后引起剧痛。

预防及处置：按照本章第二节概述中预防及处置方法来处理。

10. 中文名：长鳍篮子鱼（图 12.25）

学名：*Siganus canaliculatus*（Park，1797）
俗名：臭肚、象鱼

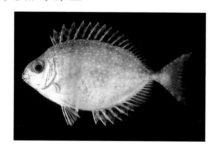 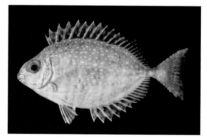

图 12.25　长鳍篮子鱼

（图片引自：http：//www.fishbase.org 和 http：//www.marinespecies.org）

主要形态特征：体呈长卵形，侧扁，背缘和腹缘浅弧形。背鳍始于鳃盖后缘后上方，背鳍起点前方具一个埋于皮下的向前的小棘；第一鳍棘与眼径等长，长于或等于最后鳍棘。腹鳍短于胸鳍，具内、外各一个鳍棘，3 条鳍条。尾鳍呈浅叉形。体为黄绿色，体侧散布黄色斑点。鳃盖后方有一块暗斑。

分布：国外分布于日本、印度尼西亚、澳大利亚、马来半岛和印度海域；中国南海和东海，西沙群岛和南沙群岛海域有分布。

生态习性：为暖水性近岸底层小型鱼类，常形成小群体栖息于珊瑚礁区或岩礁区等藻类生长的水域，亦常出现于河口或离岸数千米之清澈水域。杂食性，以藻类及小型附着性无脊椎动物为食。

毒器：由 13 个背鳍棘、7 个臀鳍棘、两个腹鳍棘、毒腺组织和鳍棘皮膜构成，毒腺位于每枚毒棘纵沟的表皮组织内。最长背鳍棘为体长的 1/7。各鳍棘左右每侧均具一个宽而深的前侧（前侧腺沟），沟内具毒腺组织；鳍棘均为皮膜包住，仅端部外露。

危害类型：棘刺毒害。

危险等级：C级。

伤害症状：被刺后立即产生急性剧痛，延续数小时，创口先呈局部发白，继而红肿、青紫，重者引起肢体麻痹，约2d恢复。

预防及处置：按照本章第二节概述中预防及处置方法来处理。

11. 中文名：褐篮子鱼（图12.26）

学名：*Siganus fuscescens*（Houttuyn，1782）

俗名：臭肚、象鱼、雉鱼、羊婴、娘唉、泥鯭

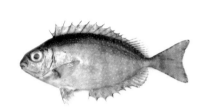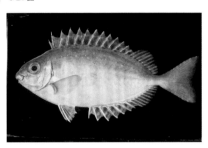

图12.26　褐篮子鱼

（图片引自：http://www.fishbase.org 和 http://www.marinespecies.org）

主要形态特征：体呈长椭圆形，侧扁，背缘和腹缘浅弧形。头短小，稍隆起，前端略尖。眼中等大，上侧位。口小，前下位。背鳍起点前方具一个埋于皮下的向前的小棘；第一鳍棘与眼径等长，长于或等于最后鳍棘。胸鳍中长。腹鳍短于胸鳍，具内、外各一个鳍棘，3条鳍条。尾鳍浅叉形。体呈黄绿色，体侧散布黑色小斑点，或具有不规则暗色云纹，各鳍呈浅黄色。

分布：国外分布于日本、菲律宾、印度尼西亚和澳大利亚海域；中国南海和东海，西沙群岛和南沙群岛海域有分布。

生态习性：为暖水性近海小型鱼类，常栖息于岩礁和珊瑚丛中成砂质底的海区，有时进入咸淡水和河口，以附着在石上的藻类如沙菜、红藻、硅藻等为食。白天在水层中觅食，夜间则至底层休息。常成群活动。

毒器：由13个背鳍棘、7个臀鳍棘、两个腹鳍棘、毒腺组织和鳍棘皮膜构成。各鳍棘左、右每侧均具一个前侧沟，沟较细狭，自基部伸达棘端，沟内具毒腺组织，位于鳍棘上部；鳍棘均为皮膜所包，仅端部外露。

危害类型：棘刺毒害。

危险等级：B级。

伤害症状：被刺后即发生剧痛，持续数小时，创口先呈局部发白，继而红肿、青紫，严重者肢体麻痹，并可致休克，2d后症状减轻，开始复原。被刺伤后，一般约需经过一周的时间伤口才会愈合。

预防及处置：按照本章第二节概述中预防及处置方法来处理。

12. 中文名：星篮子鱼（点篮子鱼）（图 12.27）

学名：*Siganus guttatus*（Bloch，1787）

俗名：臭肚、象鱼、金点臭肚仔、密点臭肚、猫尾仔、油鸭仔

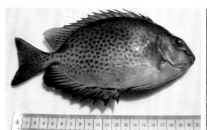 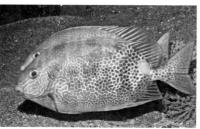

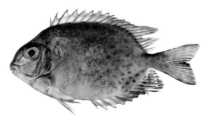

图 12.27　星篮子鱼

（图片引自：http：//www.fishbase.org 和 http：//www.marinespecies.org）

主要形态特征：体呈长椭圆形，侧扁，背缘和腹缘为浅弧形。体被细小圆鳞，埋于皮下。背鳍始于鳃盖后缘上方；背鳍起点前方具一个埋于皮下的向前的小棘；背鳍具 13 个鳍棘、10 条鳍条。腹鳍短于胸鳍，具内、外各一个鳍棘，3 条鳍条。尾鳍浅叉形。体呈褐色，体侧散布许多金黄色斑点，背鳍基后下方有一块橙黄色鞍状斑。头部自吻端至鳃盖有 3 条蓝色纵带，纵带间为黄色。背鳍、胸鳍及腹鳍为黄色，臀鳍、尾鳍为浅灰褐色。

分布：国外分布于日本、马来半岛、印度尼西亚、澳大利亚和印度海域。中国南海诸岛海域均有分布。

生态习性：栖息于珊瑚礁区，并常随潮水进出河口低盐度区。以礁石上的藻类及植物碎屑为食，白天与夜间均有觅食行为。

毒器：由 13 个背鳍棘、7 个臀鳍棘、两个腹鳍棘、毒腺组织和鳍棘皮膜构成。最长背鳍棘为体长的 1/9。各鳍棘左、右两侧均具一个前侧沟，沟宽而深。棘端露出，余均为皮膜所包盖。

危害类型：棘刺毒害。

危险等级：C 级。

伤害症状：被刺后引发剧痛，麻木，局部红肿。

预防及处置：按照本章第二节概述中预防及处置方法来处理。

13. 中文名：爪哇篮子鱼（图 12.28）

学名：*Siganus javus*（Linnaeus，1766）

俗名：臭肚、象鱼

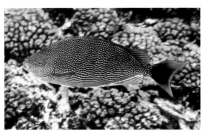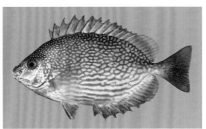

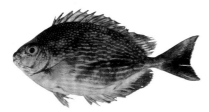

图 12.28　爪哇篮子鱼

（图片引自：http：//www.fishbase.org 和 http：//www.marinespecies.org）

主要形态特征：体呈长椭圆形，侧扁，背缘和腹缘浅弧形。头短小，背缘及须部腹缘斜直，稍隆起，不内凹，前端略尖。背鳍起点前方具一个埋于皮下的向前的小棘；第一鳍棘约等于眼径，短于最后鳍棘。腹鳍短于胸鳍，具内、外各一个鳍棘。尾鳍呈浅叉形。体为褐色，头、体背侧具许多浅色斑点，斑点间常互相连结成弯曲蠕状条纹，腹侧具不规则纵带。胸鳍为浅黄色，各鳍为浅褐色。

分布：国外分布于日本、菲律宾、马来半岛、印度尼西亚和澳大利亚海域；中国南海，西沙群岛和南沙群岛海域有分布。

生态习性：为暖水性近海鱼类，栖息于浅湾、珊瑚丛或岩礁中，并进入咸淡水及河口。主要在日间活动觅食。

毒器：由 13 个背鳍棘、7 个臀鳍棘、两个腹鳍棘、毒腺组织和鳍棘皮膜构成。最长背鳍棘为体长的 1/7。各鳍棘左右两侧均具一个前侧沟，沟内有毒腺组织。鳍棘端部外露，余为皮膜所包。

危害类型：棘刺毒害。

危险等级：B 级。

伤害症状：被刺后即引起创口红肿，剧痛，肌肉麻痹，持续数小时；严重时恶心呕吐、四肢无力，伴有心脏衰弱和呼吸困难的现象。

预防及处置：按照本章第二节概述中预防及处置方法来处理。

14. 中文名：眼带篮子鱼（图 12.29）

学名：*Siganus puellus*（Schlegel，1852）

俗名：臭肚、象鱼

主要形态特征：体呈黄橙色，背侧呈黄褐色。自背鳍起点经项部贯穿眼睛至颊部有一

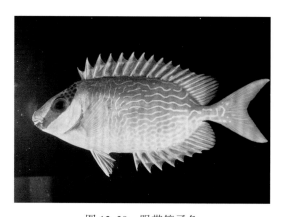

图 12.29　眼带篮子鱼

（图片引自：http：//www.marinespecies.org）

个深褐色宽斜带。体侧前部自鳃盖后方开始具 8 条蓝色垂直细纹，体侧中部具许多呈波形蓝色细纵纹，在腹鳍形成不规则多边形网状蓝纹，蓝纹随鱼体生长而成断续点纹。各鳍为黄色。

分布：国外分布于印度尼西亚至太平洋中部美拉尼西亚海域；中国台湾海峡和西沙群岛海域有分布。

生态习性：为暖水性近岸小型鱼类，栖于岩礁和珊瑚丛中。摄食底栖无脊椎动物。一般栖息在水深 1~30 m 的水域。白天在水层中觅食，夜间则至底层休息。

毒器：由 13 个背鳍棘、7 个臀鳍棘、两个腹鳍棘、毒腺组织和鳍棘皮膜构成，毒腺位于每枚毒棘纵沟的表皮组织内。

危害类型：棘刺毒害。

危险等级：C 级。

伤害症状：被刺后引起红肿、剧痛，肌肉麻痹，四肢无力。

预防及处置：按照本章第二节概述中预防及处置方法来处理。

15. 中文名：蓝带篮子鱼（图 12.30）

学名：*Siganus virgatus*（Valenciennes，1835）

俗名：臭肚、象鱼

主要形态特征：体呈长椭圆形，侧扁，背缘和腹缘呈浅弧形。尾柄低长。头短小，前端略尖。口小，前下位。背鳍起点前方具一个埋于皮下的向前的小棘和 13 个鳍棘、10 条鳍条，背鳍第一鳍棘短于最后鳍棘。臀鳍始于背鳍第七鳍棘下方。胸鳍呈圆刀形，大于头长。腹鳍短，具内、外各一个鳍棘和 3 条鳍条。尾鳍呈浅叉形。体为褐色，吻端至头后约有 15 条蓝色狭横带，头部有两条深褐色斜横带。胸鳍为黄色，各鳍为浅褐色。

分布：国外分布于日本、菲律宾、印度尼西亚和澳大利亚海域；中国南海诸岛海域均有分布。

生态习性：为暖水性鱼类，栖息于近海底层水质清澄、有岩石或珊瑚礁海域。

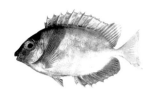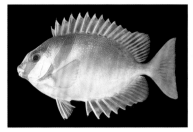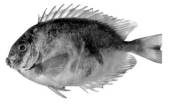

图 12.30 蓝带篮子鱼

（图片引自：http：//www.fishbase.org 和 http：//www.marinespecies.org）

毒器：由 13 个背鳍棘、7 个臀鳍棘、两个腹鳍棘、毒腺组织和鳍棘皮膜构成。各鳍棘每侧均具一个前侧沟，较细狭，沟内具毒腺组织。棘端露出，余为皮膜包盖。

危害类型：棘刺毒害。

危险等级：C 级。

伤害症状：被刺伤后即会引起剧痛，麻木。

预防及处置：按照本章第二节概述中预防及处置方法来处理。

16. 中文名：刺篮子鱼（图 12.31）

学名：*Siganus spinus*（Linnaeus，1758）

俗名：臭肚、象鱼、疏纲、娘庆仔、西纲、象耳、臭肚仔、羊矮仔

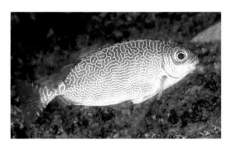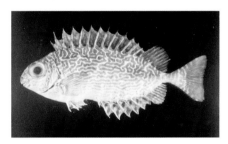

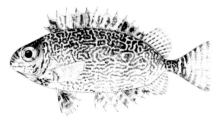

图 12.31 刺篮子鱼

（图片引自：http：//www.fishbase.org 和 http：//www.marinespecies.org）

主要形态特征：体呈长椭圆形，较侧扁，背缘和腹缘呈浅弧形，稍突出。头小，前端圆钝。背鳍起点前具一个埋于皮下的向前的小棘。胸鳍呈圆刀形，较长。腹鳍短于胸鳍。尾鳍稍凹入，近于截形。体侧具灰白色卷曲虫纹状条纹，有时条纹之间形成不规则网格状

或云纹状棕褐色斑块，有时散布若干不规则小黑斑。头部呈棕褐色，虫状条纹不显著。胸鳍呈淡棕色，各鳍呈灰棕色，背鳍和臀鳍的鳍条部具4~5纵列灰黑色小斑点，尾鳍具6~7横行灰黑色条纹。

分布：国外分布于印度洋非洲东岸、红海至太平洋中部波利尼西亚海域，北至日本海域；中国南海及台湾海峡，西沙群岛和南沙群岛海域有分布。

生态习性：为暖水性近岸小型鱼类，喜栖息于岩礁和珊瑚丛中，常成小群在礁区外缘活动，以附着的丝状藻及其他藻类为食。幼鱼成群在大洋以浮游生物为食，并渐朝礁区移动。

毒器：由13个背鳍棘、7个臀鳍棘、两个腹鳍棘、毒腺组织和鳍棘皮膜构成，毒腺位于每枚鳍棘的表皮组织内。

危害类型：棘刺毒害。

危险等级：C级。

伤害症状：被刺后可引起剧烈疼痛。

预防及处置：按照本章第二节概述中预防及处置方法来处理。

17. 中文名：肩斑刺尾鱼（图12.32）

学名：*Acanthurus gahhm*（Forsskål，1775）
俗名：倒吊、粗皮仔

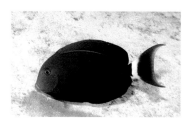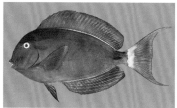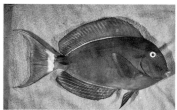

图12.32　肩斑刺尾鱼

（图片引自：http：//www.fishbase.org 和 http：//www.marinespecies.org）

主要形态特征：体呈长椭圆形，侧扁且高，背、腹缘呈弧形。头较小，背缘呈弧形，斜向下方。吻颇长，向前突出，前端略尖。眼较小，上侧位。尾柄部具发达的向前的倒棘，能竖起和收纳于沟中。体呈暗褐色，体侧自鳃孔上方至胸鳍中部上方具一条黑色纵纹，尾柄部向前的倒棘周围亦具一条黑色纵纹。尾鳍后缘呈白色，胸鳍后缘呈黄色。背鳍鳍条部和臀鳍鳍条部边缘微蓝，其余褐色。体色变异大，有些个体各鳍呈黄色，体呈蓝色，也有自头顶部至背鳍起点具暗蓝色斑。

分布：国外分布于日本、菲律宾、印度尼西亚、巴布亚新几内亚、澳大利亚、马绍尔群岛和马达加斯加海域；中国台湾岛和南海诸岛海域均有分布。

生态习性：暖水性浅海中下层鱼类。栖息于珊瑚丛和岩礁区海域。摄食藻类。

毒器：由9个背鳍棘、3个臀鳍棘、两个腹鳍棘、外包皮膜和毒腺组织构成。各鳍棘横切面呈"⊥"形，正中为一个纵脊，纵峰两侧各有一个前侧沟，沟较浅，毒腺组织即隐于前侧沟内，外包皮膜，毒液由沟输出。

危害类型：棘刺毒害、误食中毒。

危险等级：B级。

伤害症状：被刺后即感刺痛或搏痛，疼痛剧烈。随之扩展至全肢并产生肿胀。剧痛一般在12 h内消退，但余痛可继续数天，少数患者有恶心或呕吐。尾柄两侧的向前的倒棘是否有毒，尚未被组织学证实，但被刺伤后，患肢可能会大量出血，肿胀，并迅速扩及全肢。因此，捕捉时亦应注意避免被尾棘刺伤。

预防及处置：按照本章第二节概述中预防及处置方法来处理。

18. 中文名：橙斑刺尾鱼（图12.33）

学名：*Acanthurus olivaceus* Bloch & Schneider, 1801

俗名：红印倒吊、一字倒吊、倒吊、番倒吊

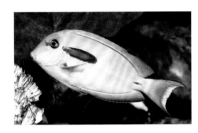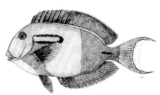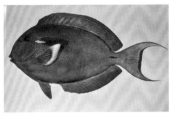

图12.33 橙斑刺尾鱼

（图片引自：http://www.fishbase.org 和 http://www.marinespecies.org）

主要形态特征：体呈长卵圆形，侧扁且高，背、腹缘为弧形。头短而高，背缘在眼上方圆凸，由眼下至吻端呈直角斜向下方。吻颇长，向前突出，前端略尖。牙一行，侧扁，叶状，不可动。尾柄每侧各具一个向前的尖锐倒棘，能竖起和纳入沟中。体为暗褐色，鳃孔上部至胸鳍具一条略小于头长的橙色长条形斑纹，边缘为黑色，各鳍为灰褐色，胸鳍边缘为淡黄色或白色，尾鳍后缘为白色。幼鱼全身呈黄色。

毒器：由9个背鳍棘、3个臀鳍棘、两个腹鳍棘、外包皮膜和毒腺组织构成。各鳍棘横切面呈"⊥"形，正中为一个纵嵴，纵嵴两侧各有一个前侧沟，沟较浅，毒腺组织即隐于前侧沟内，外包皮膜，毒液由沟输出。

分布：国外分布于日本、菲律宾、印度尼西亚、澳大利亚、马绍尔群岛、波利尼西亚、夏威夷和毛里求斯海域；中国台湾岛和南海诸岛海域有分布。

生态习性：为暖水性浅海中底层鱼类。栖息于珊瑚丛和岩礁区海域。在浅的内湾可看到幼鱼，而成鱼则单独或成群游弋，以沙地或岩石表面的藻类为食，是草食性鱼类。

危害类型：棘刺毒害、误食中毒。

危险等级：B级。

伤害症状：被刺后即感刺痛或搏痛，疼痛剧烈。随之扩展至全肢并产生肿胀。剧痛一般在12 h内消退，但余痛可继续数天，少数患者有恶心或呕吐。尾柄两侧的向前的倒棘是否有毒，不详，同样被刺后，患肢即大量出血，剧烈肿胀，并迅速扩及全肢。

预防及处置：按照本章第二节概述中预防及处置方法来处理。

19. 中文名：横带刺尾鱼（图 12.34）

学名：*Acanthurus triostegus*（Linnaeus，1758）

俗名：五间吊、斑马吊、条纹刺尾鱼

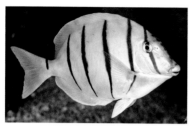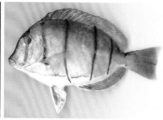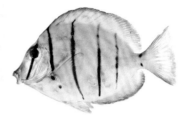

图 12.34　横带刺尾鱼

（图片引自：台湾鱼类资料库）

主要形态特征：体呈长卵圆形，侧扁且高，背、腹缘圆凹。尾柄颇短而高。头短而高，背缘在眼前方圆凸，在吻部凹下。牙一行，侧扁，颇宽，分叶，呈深锯齿状。尾柄每侧各具一个平卧于沟中和能竖起的向前的尖锐倒棘。体为褐色，鳃盖及体侧中部为黄绿色，腹侧为白色。体侧有 5 条或 6 条黑色较窄横带。腹鳍为白色，各鳍为淡黄色。

分布：国外分布于日本、菲律宾、印度尼西亚、澳大利亚、美拉尼西亚和夏威夷海域；中国南海诸岛海域均有分布。

生态习性：为暖水性底层鱼类。栖息于珊瑚礁岸，摄食藻类。觅食时会聚集成群以抵抗其他具有领域性的草食鱼类攻击。主要以丝状藻为食。当产卵时会有集群的习性。

毒器：由 9 个背鳍棘、3 个臀鳍棘、两个腹鳍棘以及外包皮膜和毒腺组织构成。各鳍棘横切面呈"⊥"形，正中为一个纵峰，纵峰两侧各有一个前侧沟，沟较浅，毒腺组织即隐于前侧沟内，外包皮膜，毒液由沟输出。

危害类型：棘刺毒害、误食中毒。

危险等级：B 级。

伤害症状：被刺后立即发生剧烈刺痛或搏痛，扩展至全肢并产生肿胀，剧痛一般在12 h 左右消退，余痛可继续数天至一周，少数患者有恶心或呕吐。尾柄两侧的倒棘是否有毒，尚未被组织学证实，但被刺后，患肢立即大量出血，1 h 后开始剧烈肿胀，并迅速扩及全肢，肿痛可继续数天，约 2~3 周复原。因此，捕捉时应注意避免被尾棘刺伤。

预防及处置：按照本章第二节概述中预防及处置方法来处理。

20. 中文名：栉齿刺尾鱼（图 12.35）

学名：*Ctenochaetus striatus*（Quoy & Gaimard，1825）

俗名：正吊、涟剥、倒吊

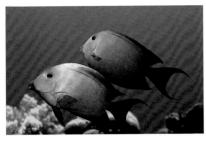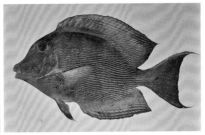

图 12.35　栉齿刺尾鱼

（图片引自：http：//www.fishbase.org 和 http：//www.marinespecies.org）

主要形态特征：体呈长椭圆形，侧扁且高，背、腹缘呈浅弧形凸起状。两颌牙细长，各一行，可动，具柄状部，牙端一侧膨大呈扁平状，边缘具锯齿。尾柄每侧各具一个平卧于沟中和能竖起的向前的尖锐倒棘。体呈暗橄榄色，体侧具多条不规则蓝色纵线。背鳍和臀鳍的鳍条部均具 5 条蓝色纵线，这些纵线渐消失或模糊。头部散布橙色小点。尾鳍和腹鳍为褐色。

分布：国外分布于日本、菲律宾、印度尼西亚、巴布亚新几内亚和非洲南部海域；中国台湾岛和南海诸岛海域均有分布。

生态习性：暖水性浅海中下层鱼类。生活于沿岸附近之珊瑚礁及岩礁地带。幼鱼于礁盘上方活动，成鱼则常成群地洄游于中层水域。草食性，摄食各种海藻和浮游生物等。

毒器：由 8 个背鳍棘，3 个臀鳍棘、两个腹鳍棘、外包皮膜和毒腺组织构成。各鳍棘横切面呈"⊥"形，正中为一个纵嵴，纵嵴两侧各有一个前侧沟，沟较浅；外包皮膜内有毒腺组织。

危害类型：棘刺毒害、误食中毒。

危险等级：B 级。

伤害症状：被刺后即感刺痛或搏痛，疼痛剧烈。随之扩展至全肢并产生肿胀。剧痛一般在 12 h 内消退，但余痛可继续数天，少数患者有恶心或呕吐。尾柄两侧的向前的倒棘是否有毒，不详，但被刺后，患肢立即大量出血，剧烈肿胀，并迅速扩及全肢，肿痛可继续 10 d，约 2~3 周复原。

预防及处置：按照本章第二节概述中预防及处置方法来处理。

21. 中文名：横带高鳍刺尾鱼（图 12.36）

学名：*Zebrasoma velifer*（Bloch，1795）

俗名：粗皮鱼、高鳍刺尾鲷、老娘

主要形态特征：体呈卵圆形，甚侧扁。头颇短，吻颇长，向前突出。眼较小，上侧位。口小，前位。背鳍一个，起点在眼后缘稍后上方，鳍条部甚高，以前半部鳍条最高，最长鳍条约与体高相等，后缘圆弧形。尾柄两侧各具一个平卧于沟中和能竖起的向前的尖锐倒棘。体黄褐色，具 5 条较宽橄榄色或紫色的斜横带；第一横带贯穿眼的后半部，各横带间具 3~5 条黑色细横带。吻部具金黄色小点。背鳍和臀鳍为呈紫褐色，后方具淡色细斜纹。尾鳍呈褐色，胸鳍呈黄色。

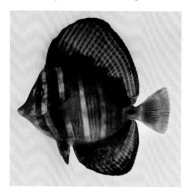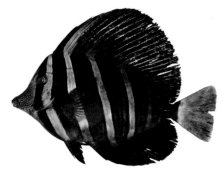

图 12.36　横带高鳍刺尾鱼

（图片引自：http：//www.fishbase.org 和 http：//www.marinespecies.org）

分布：国外分布于日本、菲律宾、印度尼西亚、巴布亚新几内亚、澳大利亚、马绍尔群岛、波利尼西亚和马达加斯加海域；中国南海诸岛海域均有分布。

生态习性：为暖水性底层鱼类。栖息于珊瑚礁茂盛的海域，常单独或三两成群一起活动。以藻类及底栖动物为食。

毒器：由背鳍棘、臀鳍棘、腹鳍棘、外包皮膜和毒腺组织构成。各鳍鳍棘前缘为一个纵峰，两侧各有一个较浅的前侧沟。

危害类型：棘刺毒害、误食中毒。

危险等级：C级。

伤害症状：刺伤后引起剧痛。误食后会引起口中瘙痒和灼烧感等中毒症状。

预防及处置：按照本章第二节概述中预防及处置方法来处理。

22. 中文名：眼斑新连鳍鿕（图 12.37）

学名：*Neosynchiropus ocellatus*（Pallas，1770）

俗名：老鼠、狗坼、石麒麟

主要形态特征：体延长，似四棱状，宽而平扁，向后渐细尖，后部略侧扁。头短小，很平扁，背视三角形。吻短钝，平扁。眼中等大，位于头的背侧。口稍小，前下位，很低，稍伸出，能伸缩。前鳃盖骨角为一长的尖棘，后端有一个向上弯曲的小棘，短于瞳孔，末端两个分叉；基部无向前下方的倒棘。侧线完全，上侧位，左、右侧线在项部的前端及尾柄的后端上方各具一条横支在体背侧相连。体为灰红色，吻部为褐色，体侧有不规则褐色大斑。背鳍第一鳍棘和第二鳍棘间有 4 个眼状黑色斑点，鳍膜为暗灰色。胸鳍和尾鳍上有暗色不规则斑带。腹鳍膜为黑色，臀鳍边缘为黑色。

分布：国外分布于印度洋非洲东岸至太平洋中部诸岛海域，北至日本海域，南至澳大利亚海域；中国南海诸岛海域均有分布。

生态习性：暖水性近海底层小型鱼类。栖息于岩礁或珊瑚礁缘靠沙地之阴暗处，或离洞至圆石或砂石地上觅食小型底栖无脊椎动物。

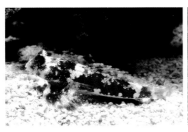
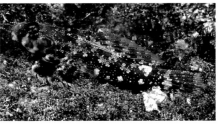

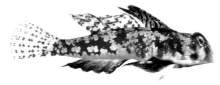

图 12.37　眼斑新连鳍䲗

（图片引自：http：//www.fishbase.org 和 http：//www.marinespecies.org）

毒器：据报道，前鳃盖骨上的强棘可能有毒腺，颇具危险性。

危害类型：棘刺毒害。

危险等级：C 级。

伤害症状：被刺后伤口红肿、剧痛。

预防及处置：按照本章第二节概述中预防及处置方法来处理。

23. 中文名：大鳞新棘鲉（图 12.38）

学名：*Neomerinthe megalepis*（Fowler，1938）

俗名：石狗公、石头鱼

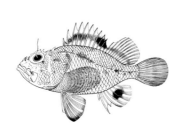
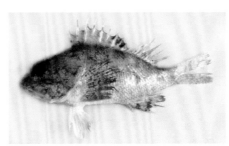

图 12.38　大鳞新棘鲉

（图片引自：http：//www.marinespecies.org 和 http：//www.fishbase.org）

主要形态特征：体呈长椭圆形，侧扁。头中等大，侧扁。吻略侧扁，背面中央隆起，眼前方微凹。眼较大，上侧位；眼间隔狭窄。口较大，斜裂。鳞中等大，体被栉鳞；眼下方、鳃盖、头背侧均被栉鳞。侧线伸达尾鳍基。背鳍始于鳃孔上角上方，具 12 个鳍棘、9 个鳍条。臀鳍始于背鳍第一鳍条下方，具 3 个鳍棘、5 个鳍条。胸鳍宽大，具 19 个鳍条，后端略伸越肛门，下部 8~9 鳍条不分支。腹鳍略短于胸鳍。尾鳍为圆形。体为红色，背鳍第 4 至第 6、第 7 至第 8、第 10 至第 12 鳍棘和第 7 至第 9 鳍条下方背侧各有一个不明显圆斑。各鳍呈红色。

分布：国外分布于菲律宾海域；中国南海诸岛海域均有分布。

生态习性：暖水性沿岸底层小型鱼类，栖于水深为 62~82 m 的海域。

毒器：由 12 个背鳍棘、3 个臀鳍棘、两个腹鳍棘、鳍棘皮膜、毒腺组织和头部棘突构成。最长背鳍棘为体长的 1/6。各鳍棘具前侧沟，位于棘的边缘；前侧沟明显，细狭。沟内有毒腺。鳍棘外包皮膜。

危害类型：棘刺毒害。

危险等级：C 级。

伤害症状：被头部棘突及鳍棘刺后，剧痛难忍。

预防及处置：按照本章第二节概述中预防及处置方法来处理。

24. 中文名：冠棘鲉

学名：*Scorpaena hatizyoensis* Matsubara，1943

俗名：石狗公、石头鱼

图片：暂缺资料。

主要形态特征：体延长，侧扁。头中等大，侧扁。额棱明显，后端有一个高锐额棘。吻部背面中央隆起。体被中大栉鳞，头部、胸鳍和腹鳍基附近及其前方具小圆鳞。背鳍始于鳃孔上角上方，具 12 个鳍棘、10 个鳍条。臀鳍具 3 个鳍棘、5 个鳍条。尾鳍呈圆截形。体呈淡黄褐色，体上有黑褐色云状斑块。背鳍在第 7 至第 9 鳍棘间有一个大黑斑。各鳍呈黄绿色，具黄褐色小斑点。

分布：国外分布于日本海域；中国南海诸岛海域均有分布。

生态习性：为浅海小型鱼类，栖居于珊瑚丛或礁石中，较少见。体态与环境相似，常伏击小鱼和甲壳动物等为食。

毒器：由 12 个背鳍棘、3 个臀鳍棘、两个腹鳍棘、鳍棘皮膜、毒腺组织和头棘构成。鳍棘具前侧沟，沟内有毒腺。

危害类型：棘刺毒害。

危险等级：C 级。

伤害症状：被刺后即发生急性剧烈疼痛。

预防及处置：按照本章第二节概述中预防及处置方法来处理。

25. 中文名：花鲉（圆鳞鲉）（图 12.39）

学名：*Parascorpaena picta*（Cuvier，1829）

俗名：石狗公、红鸡仔

主要形态特征：体延长，侧扁；体长为体高的 3.0 倍，为头长的 2.3 倍。头中等大，侧扁。眼间隔略大于眼径的 1/2，中央具一个纵沟。背鳍始于鳃孔上角上方，具 12 个鳍棘、9 个鳍条。胸鳍具 17 个鳍条，下方 11 个不分支鳍条，上方有一个宽扁肱棘。腹鳍具一个鳍棘、5 个鳍条；后端伸越肛门。尾鳍呈圆截形。体呈淡黄色，头部及体侧

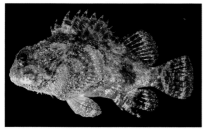 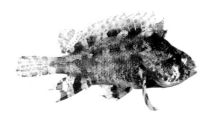

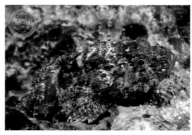

图 12.39　花鲉

（图片引自：http://www.fishbase.org 和 http://www.marinespecies.org）

有黑褐色斑块，背鳍具黑色斑纹。腹鳍呈淡红色，其余各鳍呈淡黄色，均具黑褐色或红褐色斑纹。

分布：国外分布于菲律宾和印度尼西亚等海域；中国南海诸岛海域均有分布。

生态习性：为珊瑚礁附近小型食肉性鱼类。栖息于礁盘水域，岸边到外礁区中有掩蔽的潟湖与洞穴区等也曾发现。具伪装能力，时常隐藏身体而不容易被发现。

毒器：由 12 个背鳍棘、3 个臀鳍棘、两个腹鳍棘、毒腺组织、鳍棘皮膜和头棘构成。各鳍两侧具一个前侧沟，沟内有一个毒腺组织。鳍棘为皮膜所包。

危害类型：棘刺毒害。

危险等级：C 级。

伤害症状：刺伤后引发剧烈疼痛，随后麻木。

预防及处置：按照本章第二节概述中预防及处置方法来处理。

26. 中文名：关岛小鲉（图 12.40）

学名：*Scorpaenodes guamensis*（Quoy & Gaimard，1824）

俗名：石狗公、石头鱼、虎鱼

主要形态特征：体呈长椭圆形，侧扁。头中等大，侧扁。眼较大，侧高位。眼间隔深凹。鼻孔两个，前鼻孔后缘具一个圆形羽状皮瓣。口大，斜裂，上颌骨后端伸达眼中央下方。舌细小，尖形，前端游离。鳃孔宽大。前鳃盖骨边缘具 3 个棘，鳃盖骨两个棘。鳃盖膜不连于颊部。尾鳍呈圆形。体呈黄褐色，背侧有 5 个黑色横斑；尾鳍和胸鳍上部为红色，其余各鳍为黄色，具许多黑色小斑。

分布：国外分布于印度至西太平洋海域；中国南海、台湾海峡，西沙群岛和南沙群岛海域有分布。

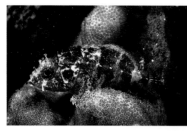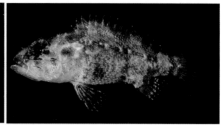

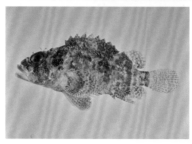

图 12.40　关岛小鲉

（图片引自：http：//www.fishbase.org 和 http：//www.marinespecies.org）

生态习性：暖水性中小型底层鱼类。栖息于热带珊瑚礁或较深海底岩礁中。摄食底栖无脊椎动物。具伪装能力，白天通常躲藏，因此不易被发现，晚上出来觅食。

毒器：由 13 个背鳍棘、3 个臀鳍棘、两个腹鳍棘、鳍棘皮膜、毒腺组织和头部棘突构成。最长背鳍棘为体长的 1/8。各鳍棘侧面正中具一个侧沟，沟内具毒腺组织；前侧沟较宽，在近基部处消失。鳍棘为皮膜所包。

危害类型：棘刺毒害。

危险等级：C 级。

伤害症状：鳍棘和头部棘突均有毒，被刺后即发生剧痛。

预防及处置：按照本章第二节概述中预防及处置方法来处理。

27. 中文名：须拟鲉（图 12.41）

学名：*Scorpaenopsis cirrosa*（Thunberg，1793）

俗名：鬼石狗公、石狮子、虎鱼、石崇、石狗公、石降、臭头格仔

主要形态特征：体呈长椭圆形，侧扁。头大，略侧扁。下颌下方有 2~4 个较大羽状皮瓣和一些小皮瓣。背鳍始于鳃盖骨上角前上方，具 12 个鳍棘、9 个鳍条，后方鳍条的后端几伸达尾鳍基。胸鳍宽大，后端几伸达肛门。腹鳍具一个鳍棘、5 个鳍条，后端几伸达肛门。尾鳍圆截形。体呈红色，体侧及头部散布褐红色不规则斑块。各鳍具云状条纹，背鳍鳍棘部后部常具一大黑斑。

分布：国外分布于日本、夏威夷、波利尼西亚、印度尼西亚和菲律宾海域；中国南海和东海，西沙群岛和南沙群岛海域有分布。

生态习性：暖水性海洋底层鱼类。多数栖息于岩礁或珊瑚礁区，也见于礁盘内。善于拟态与伪装来掠食不经意游来之小鱼。肉食性，摄食小鱼及底栖无脊椎动物。

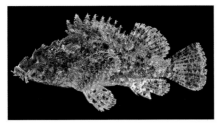
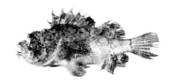
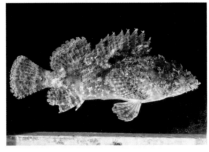

图 12.41　须拟鲉

（图片引自：http：//www.fishbase.org 和 http：//www.marinespecies.org）

毒器：由背鳍棘、臀鳍棘、腹鳍棘、鳍棘皮膜、毒腺组织和头棘构成，各鳍棘两则均具一个前侧沟，沟深底窄，向基部渐浅，近基部消失，沟内具毒腺。

危害类型：棘刺毒害。

危险等级：A 级。

伤害症状：被头部棘突及鳍棘刺后毒腺分泌毒液注入人体，造成严重刺毒伤害，伤口红肿，疼痛难忍。逐渐蔓延全身，会引发神经错乱、痉挛，甚至休克、死亡。

预防及处置：按照本章第二节概述中预防及处置方法来处理。

28. 中文名：魔拟鲉（图 12.42）

学名：*Scorpaenopsis neglecta* Heckel，1837

俗名：斑鳍石狗公、石狮子、虎鱼、石崇、石狗公、沙姜虎、石降、臭头格仔、石头鱼

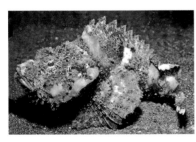
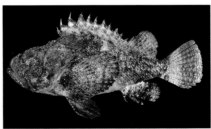

图 12.42　魔拟鲉

（图片引自：http：//www.fishbase.org）

主要形态特征：体呈长椭圆形，侧扁，头后至背鳍前部隆起。头大，略侧扁。眼较

小，上侧位，眼间隔颇宽，约为眼径的 1.3 倍。背鳍始于鳃盖骨上角前上方，具 12 个鳍棘、10 个鳍条。胸鳍宽大，后端伸越臀鳍起点。体呈暗红色，背侧有 5 条黑褐色横纹；背鳍和臀鳍有不规则黑褐色斑块，尾鳍有两条黑褐色横纹，腹鳍红黑色，胸鳍具两条黑红色弧形横纹，基部内侧及腋部密具大小不等的红色小圆斑。

分布：国外分布于朝鲜、日本、太平洋南部、萨摩亚岛和非洲南部海域；中国南海和东海，西沙群岛和南沙群岛海域有分布。

生态习性：暖水性较深海区底层鱼类，栖息于岩礁及珊瑚丛中，善于伪装隐藏。肉食性，为礁区主要掠食者，摄食鱼类、甲壳类。

毒器：由 12 个背鳍棘、3 个臀鳍棘、两个腹鳍棘、鳍棘皮膜、毒腺组织和头部棘突构成。最长背鳍棘为体长的 1/8。各鳍棘每侧具一条前侧沟；前侧沟沟深底窄，自基部延至端部，沟内有毒腺。

危害类型：棘刺毒害。

危险等级：A 级。

伤害症状：头部棘突及鳍棘有剧毒，被刺后引发剧痛，出现恶心、失去知觉、皮肤湿冷、血压降低、呼吸困难等症状，严重者甚至有死亡的可能。

预防及处置：按照本章第二节概述中预防及处置方法来处理。

29. 中文名：花腋鳞头鲉（图 12.43）

学名：*Sebastapistes nuchalis*（Günther, 1874）
俗名：石狮子、虎鱼、石崇、石狗公、石头鱼

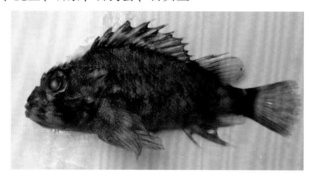

图 12.43　花腋鳞头鲉
（图片引自：台湾鱼类资料库）

主要形态特征：体延长，侧扁。头中等大，侧扁。眶下棱低平，有上下二棱，上棱后端有两个小棘。吻钝圆，背面中央隆起。眼中等大，上侧位；眼前方微凹。背鳍始于鳃孔上角上方，具 12 个鳍棘、9 个鳍条。胸鳍宽大，具 16 个鳍条，第 2 或第 3 至第 6 个鳍条分支，后端伸越肛门。腹鳍始于胸鳍基的稍后方，具一个鳍棘、6 个鳍条，后端伸越肛门。尾鳍截形。体呈紫灰色，背鳍第 4 至第 5、第 7 至第 9、第 11 至第 12 个鳍棘下方背侧各有一块淡黄色斑。各鳍呈黄绿色。

分布：国外分布于菲律宾和夏威夷海域；中国南海诸岛海域均有分布。

生态习性：为热带珊瑚礁附近底栖小型鱼类。摄食虾类。

毒器：由12个背鳍棘、3个臀鳍棘、两个腹鳍棘、鳍棘皮膜、毒腺组织和头部棘突构成。最长棘为体长的1/6。各鳍棘两侧具前侧沟一个；前侧沟的中间较宽，向前和向后均细狭，内具毒腺组织。

危害类型：棘刺毒害。

危险等级：C级。

伤害症状：被刺后即发生急性剧烈疼痛。

预防及处置：按照本章第二节概述中预防及处置方法来处理。

30. 中文名：褐菖鲉（图12.44）

学名：*Sebastiscus marmoratus*（Cuvier，1829）

俗名：石狗公、石头鱼、红绘仔

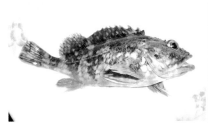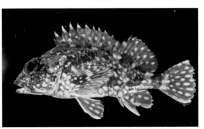

图12.44 褐菖鲉

（图片引自：http://www.fishbase.org 和 http://www.marinespecies.org）

主要形态特征：体延长，侧扁。眶下棱低平，不明显，无棘。吻圆突。眼大，上侧位。口大，前位，斜裂；下颌稍短，每侧下方有4个黏液孔；上颌骨后端伸达眼后缘前下方。背鳍始于鳃孔上角后上方，鳍棘部与鳍条部之间有一浅凹，鳍条后端几伸达尾鳍基，具12个鳍棘、12个鳍条。臀鳍始于背鳍鳍条部前端下方；第2鳍棘最长，约为第1鳍棘长的两倍；具3个鳍棘、5个鳍条。胸鳍宽大，鳍端伸越肛门。腹鳍具一个鳍棘、5个鳍条，后端伸越肛门。尾鳍截形或后缘微圆凸。体呈褐红色，侧线上方具5~6条褐色横纹。各鳍具褐色斑点和斑块。

分布：国外分布于朝鲜、日本和菲律宾海域；中国沿海，西沙群岛和南沙群岛海域有分布。

生态习性：为暖温性底层鱼类，栖息于近岸岩礁附近。常潜伏于潮间带至数十米水深处的岩缝、礁石、海藻丛中，体态与环境相似，不易被发觉。以小鱼、蟹类、虾类、麦秆虫、端足类、泥螺、藻类为食。

毒器：由头鳍、12个背鳍棘、3个臀鳍棘、两个腹鳍棘、鳍棘皮膜和毒腺组织构成。最长背鳍棘为体长的1/9。各鳍棘两侧均具一个前侧沟，内具毒腺组织；前侧沟短浅，存在于鳍棘上半部，至下部渐消失。继棘外包皮膜。

危害类型：棘刺毒害。

危险等级：C 级。

伤害症状：被刺后即发生急剧阵痛，创口局部发白，继而青紫、红肿，引发灼热或肢体麻痹，持续数小时之久。

预防及处置：按照本章第二节概述中预防及处置方法来处理。

31. 中文名：棱须蓑鲉 （图 12.45）

学名：*Apistus carinatus*（Bloch & Schneider，1801）

俗名：狮子鱼、国公、白虎

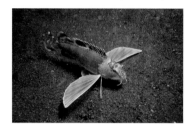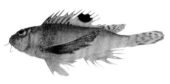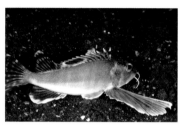

图 12.45　棱须蓑鲉

（图片引自：http://www.fishbase.org）

主要形态特征：体侧扁，呈长纺锤形。头中等大，略侧扁。头部棘棱低平。眶前骨下缘有 3 个棘，后下棘特别尖长。背鳍始于鳃孔背角前上方，具 15 个鳍棘、9 个鳍条。臀鳍始于背鳍第 11 至第 12 个鳍棘下方，后端伸达尾鳍基。胸鳍尖长，伸达尾柄。腹鳍后端略伸越肛门。尾鳍圆截形。体呈红褐色，体侧具 8~9 块褐色横斑。背鳍第 1 至第 2 个鳍棘间有一块圆形小黑斑，第 8 至第 13 个鳍棘间有一块长卵圆形黑斑。背鳍鳍条部和尾鳍有横纹多条，臀鳍有一条褐色纵纹。

分布：国外分布于日本、菲律宾、印度尼西亚和印度海域；中国南海和东海，西沙群岛和南沙群岛海域有分布。

生态习性：为近海底层栖息的小型鱼类，主食甲壳动物。主要栖息于大陆架的软质底部。潜水者在适当的栖息地能偶然遇见，尤其是在晚上。白天期间，会埋藏身体于泥沙中，仅仅暴露眼部。当被惊扰时，会展开长长的胸鳍，利用其上明亮的颜色来制止掠食者。

毒器：由 15 个背鳍棘、3 个臀鳍棘、两个腹鳍棘、毒腺组织、鳍棘皮膜和眶前棘构成。最长背鳍棘为体长的 2/15。各鳍棘前纵嵴高锐，前侧沟宽而深，沟内有一条白色柔软毒腺组织。皮膜中厚，包于鳍棘外，仅端部露出。

危害类型：棘刺毒害。

危险等级：A 级。

伤害症状：鳍棘有剧毒，被刺后即发生急性剧痛。

预防及处置：按照本章第二节概述中预防及处置方法来处理。

32. 中文名：锯棱短棘蓑鲉（锯蓑鲉）（图 12.46）

学名：*Brachypterois serrulata*（Richardson，1846）

俗名：狮子鱼

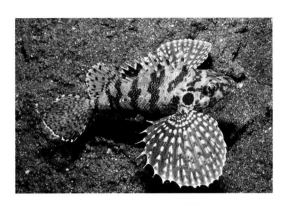

图 12.46　锯棱短棘蓑鲉

（图片引自：http：//www.fishbase.org）

主要形态特征：体延长，侧扁。头中等大，侧扁，无皮瓣，棘棱低平。口大，斜裂。前鳃盖骨后缘具细锯齿，中部具 3~4 个棘。背鳍始于顶颈棱后方；鳍棘部与鳍条部有一缺刻；鳍棘长短于鳍条长，鳍棘膜凹入；鳍条后端不伸达尾鳍基。臀鳍始于背鳍第一鳍条下方，后端几伸达尾鳍基。胸鳍宽大，后端仅伸达背鳍基底后部。腹鳍不伸达肛门。尾鳍呈圆形。体为红色，体侧具不规则灰褐色斑块。尾鳍具黑色小斑。背鳍、臀鳍呈灰黑色；胸鳍和腹鳍为黑色。

毒器：由 13 个背鳍棘、3 个臀鳍棘、两个腹鳍棘、皮膜和毒腺组织构成。最长背鳍棘为体长的 1/6。各鳍鳍棘正中前缘有一个纵峭，高锐凸出，其基部两侧各具一个前侧沟；前侧沟沟宽底窄；沟内有一条白色柔软毒腺组织。

分布：国外分布于菲律宾和印度海域；中国南海和东海，西沙群岛和南沙群岛海域有分布。

生态习性：暖水性底层小型鱼类。栖息于岩礁及珊瑚礁盘水域。摄食底栖无脊椎动物。

危害类型：棘刺毒害。

危险等级：A 级。

伤害症状：被刺后颇为疼痛。

预防及处置：按照本章第二节概述中预防及处置方法来处理。

33. 中文名：美丽短鳍蓑鲉（图 12.47）

学名：*Dendrochirus bellus*（Jordan & Hubbs，1925）

俗名：赤斑多臂簑鲉、狮子鱼

主要形态特征：体延长，侧扁。头中等大，侧扁。眶前骨边缘有 3 个小棘，前棘和中

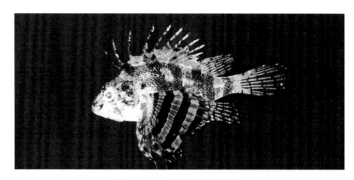

图 12.47　美丽短鳍蓑鲉

（图片引自：http：//www.fishbase.org）

棘有一个皮瓣。下颌稍突出，腹面无锯状棱。前鳃盖骨具 3 个棘，鳃盖骨无棘。背鳍始于顶颈棱后方，鳍条长约与鳍棘长相等。臀鳍始于背鳍第二鳍条下方，后端伸越尾鳍基。胸鳍宽长，具 17~18 条鳍条，下部 8 条鳍条不分支，不伸达尾鳍基。腹鳍后端几伸达臀鳍起点。尾鳍圆形。体呈红色，背鳍鳍条部，臀鳍、尾鳍多少均有暗褐色小点，胸鳍具暗褐色横纹 6~7 条。

　　分布：国外分布于日本海域；中国南海和东海，西沙群岛海域有分布。

　　生态习性：暖水性底层中小型鱼类。栖息于浅水岩礁及珊瑚礁的礁盘区。摄食底栖无脊椎动物。

　　毒器：由 13 个背鳍棘、3 个臀鳍棘、两个腹鳍棘、毒腺组织和鳍棘皮膜构成。

　　危害类型：棘刺毒害。

　　危险等级：A 级。

　　伤害症状：鳍棘有剧毒，被刺后立即产生剧烈疼痛。

　　预防及处置：按照本章第二节概述中预防及处置方法来处理。

34. 中文名：花斑短鳍蓑鲉（花斑叉指鲉）（图 12.48）

学名：*Dendrochirus zebra*（Cuvier，1829）

俗名：斑马纹多臂簑鲉、狮子鱼、短狮、红虎、鸡公

主要形态特征：体延长，侧扁。头较大，侧扁。头部多锐棘和皮瓣。背鳍始于颈棘后方，鳍棘细长，大部分分离，只基部有膜相连；第 4 至第 6 个鳍棘最长，鳍条后端伸越尾鳍基。臀鳍始于背鳍鳍条部前端下方。胸鳍宽大，具 17 条鳍条，后端不伸达尾鳍基。腹鳍具一个鳍棘、5 条鳍条，伸达臀鳍。尾鳍圆形。体呈红色；体侧约有 10 条褐色横纹，前眼至鳃盖骨上棘有一条斜纹，眼后头背部有一条横纹，前鳃盖骨后角下方有一块大黑斑。背鳍、尾鳍和臀鳍有许多小黑斑，胸鳍鳍条前部有小黑斑。

　　分布：国外分布于大洋洲、斐济群岛和非洲南部海域；中国南海诸岛海域均有分布。

　　生态习性：暖水性底层中小型鱼类。栖息于岩礁、珊瑚礁盘浅水水域。摄食底栖无脊椎动物。

　　毒器：由头棘、13 个背鳍棘、3 个臀鳍棘、两个腹鳍棘、鳍棘皮膜和毒腺组织构成。

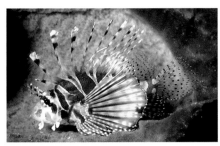
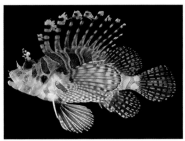
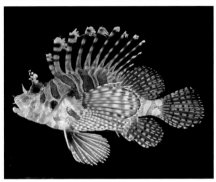

图 12.48　花斑短鳍蓑鲉

（图片引自：http：//www.fishbase.org 和 http：//www.marinespecies.org）

最长背鳍棘为体长的 1/3。各鳍鳍棘正中前缘为一个尖锐纵嵴凸，其基部两侧为前侧沟；该沟在鳍棘端部宽大，向鳍棘基部渐浅狭。沟内有白色柔软毒腺组织。

　　危害类型：棘刺毒害。

　　危险等级：A 级。

　　伤害症状：鳍棘有剧毒，被刺后立即产生剧烈疼痛。

　　预防及处置：按照本章第二节概述中预防及处置方法来处理。

35. 中文名：截尾拟蓑鲉（图 12.49）

学名：*Parapterois heterura*（Bleeker，1856）

俗名：石狗公、石头鱼、虎鱼、红虎

主要形态特征：体延长，侧扁，前部较高，后部低斜。头中等大，侧扁，在眼前方凹入。眶上棱后部具一个皮瓣；眶前骨下缘有一个长形皮瓣。前鳃盖骨后缘具 4 个棘。背鳍始于顶颈棱上方，鳍棘细长，大于体高，鳍条短，后端伸越尾鳍基。臀鳍始于背鳍第一鳍条下方，鳍条后端伸越尾鳍基。胸鳍宽大，后端伸达背鳍基底末端。腹鳍后端伸达或伸越臀鳍起点。尾鳍呈截形，上、下缘鳍条丝状延长。体为褐红色；体侧有 8 条不显著的暗色横带。背鳍和臀鳍具黑色斑点。尾鳍上部有黑色斑点。

毒器：由 13 个背鳍棘、两个臀鳍棘、两腹鳍棘、皮膜和毒腺构成。最长背鳍棘为体长的 1/4，各鳍鳍棘正中前缘具一个尖凸纵嵴，其基底两侧为前侧沟；前侧沟沟底狭窄；沟内中段有一条白色柔软毒腺组织。鳍棘后面圆凸。

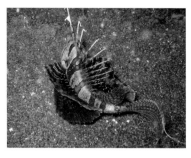 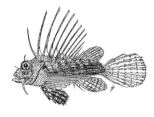 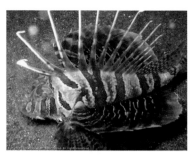

图 12.49　截尾拟蓑鲉

（图片引自：http：//www. fishbase. org）

分布：国外分布于日本、马来半岛和菲律宾海域；中国南海、东海，西沙群岛和南沙群岛海域有分布。

生态习性：暖水性热带近海底层中小型鱼类。栖息于岩礁和珊瑚丛中，摄食小型鱼类、甲壳类。平时会半埋于砂泥底，受干扰时会崭露颜色亮丽的背鳍吓唬掠食者，宽大的胸鳍也有助于捕食猎物。

危害类型：棘刺毒害。

危险等级：A 级。

伤害症状：头棘及鳍棘有毒，被刺后立即产生急性剧痛，创口局部发白，继而青紫、红肿、灼热，组织腐败或肢体完全麻痹。全身症状有心力衰竭、痉挛、神经紊乱、恶心、呕吐、淋巴发炎、关节痛、发烧，严重者呼吸困难，惊厥以至死亡。

预防及处置：按照本章第二节概述中预防及处置方法来处理。

36. 中文名：环纹蓑鲉（图 12.50）

学名：*Pterois lunulata* Temminck & Schlegel，1843

俗名：龙须蓑鲉、狮子鱼、长狮、魔鬼、国公、石狗敢、虎鱼、鸡公、红虎、火烘、石头鱼

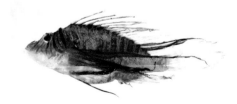 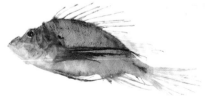

图 12.50　环纹蓑鲉

（图片引自：http：//www. fishbase. org）

主要形态特征：体延长，侧扁。头中等大，侧扁。前鳃盖骨常有 2~4 个斜行小棘，后缘有 4 个棘，下缘常有 1~2 个皮瓣。体被小圆鳞；吻端至头腹面无鳞。侧线伸达尾鳍基。背鳍起点位于顶颈棱后方，伸越尾鳍基。臀鳍始于第二背鳍前端下方。胸鳍很长，伸

越尾鳍基。腹鳍伸达肛门和臀鳍之间。尾鳍尖圆。体呈红色。自眼间隔后缘向前约有 5 条褐色横纹，头侧有 11 条褐色横纹，体侧约有 20~22 条褐色横纹。肩胛部有一块黑色斑块。第一背鳍、胸鳍有小黑斑，腹鳍有 4~5 个横行黑色小斑点。

分布：国外分布于日本、菲律宾、大洋洲和非洲西南海域；中国南海和东海，南沙群岛海域有分布。

生态习性：栖息于近海或热带珊瑚礁中的小型鱼类。以甲壳类为食。有时会形成小鱼群。栖息深度通常在水浅的区域。

毒器：由头棘、13 个背鳍棘、3 个臀鳍棘、两个腹鳍棘、毒腺组织和鳍棘皮膜构成。最长背鳍棘为体长的 1/4。各鳍棘前纵嵴狭而圆凸，前侧沟宽而深，沟底与沟壁呈直角，沟内有一条白色柔软毒腺组织。鳍棘为皮膜包盖，端部露出。

危害类型：棘刺毒害。

危险等级：A 级。

伤害症状：头棘及鳍棘有毒，被刺后立即产生急性剧痛，创口局部发白，继而青紫、红肿、灼热，组织腐败或肢体完全麻痹。全身症状有心力衰竭、痉挛、神经紊乱、恶心、呕吐、淋巴发炎、关节痛、发烧，严重者呼吸困难，惊厥以至死亡。

预防及处置：按照本章第二节概述中预防及处置方法来处理。

37. 中文名：勒氏蓑鲉（肩斑蓑鲉）（图 12.51）

学名：*Pterois russelii* Bennett，1831

俗名：罗素氏蓑鲉、狮子鱼、长狮、魔鬼、国公、石狗敢、虎鱼、鸡公、红虎、火烘、石头鱼

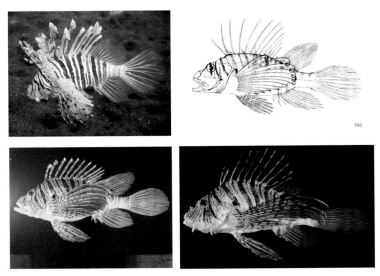

图 12.51　勒氏蓑鲉

（图片引自：http://www.fishbase.org 和 http://www.marinespecies.org）

主要形态特征：体延长，侧扁。头中等大，侧扁。眶下棱显著，具 2~3 个小棘。体

被细小圆鳞，吻部无鳞。侧线高位，伸达尾鳍基。背鳍连续，始于顶颈棱后方，具 13 个鳍棘、12 条鳍条；鳍棘细长，向后伸越尾鳍基。臀鳍起点在背鳍第 1 或第 2 条鳍条下方，伸越尾鳍基。胸鳍很长，伸越尾鳍基或尾鳍后端。体呈红色。眼上缘至口侧中部有一个黑色斜带，吻上具黑色纵带数条，头侧具辐射状黑色条纹 7~8 条。体侧具黑色横带约 20 条，宽狭交迭。胸鳍及腹鳍红黑色，具黑色斑点。肩胛部有一块黑色斑块。

分布：国外分布于马来半岛、印度和非洲南部海域；中国南海和东海，西沙群岛和南沙群岛海域有分布。

生态习性：栖息于岩礁或珊瑚丛中，行动缓慢，以甲壳动物为食。有时会形成小鱼群。栖息深度通常在水浅的区域。

毒器：由头棘、13 个背鳍棘、3 个臀鳍棘、两个腹鳍棘、外包皮膜和毒腺组织构成。鳍棘细长，背鳍最长棘为体长的 1/4，鳍棘前方纵峰圆凸，每侧具一个前侧沟；前侧沟深凹，自鳍棘基延伸至端部，沟内具毒腺组织。鳍棘为较薄皮膜所包。

危害类型：棘刺毒害。

危险等级：A 级。

伤害症状：头棘及鳍棘有毒，被刺后立即产生急性剧痛，创口局部发白，继而青紫、红肿、灼热，组织腐败或肢体完全麻痹。全身症状有心力衰竭、痉挛、神经紊乱、恶心、呕吐、淋巴发炎、关节痛、发烧，严重者呼吸困难，惊厥以至死亡。

预防及处置：按照本章第二节概述中预防及处置方法来处理。

38. 中文名：翱翔蓑鲉（图 12.52）

学名：*Pterois volitans*（Linnaeus，1758）

俗名：魔鬼蓑鲉、狮子鱼、长狮、魔鬼、国公、石狗敢、虎鱼、鸡公、红虎、火烘、石头鱼

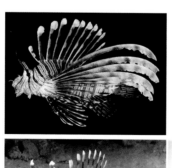
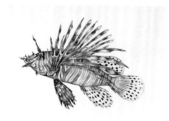
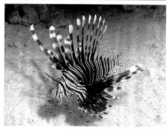
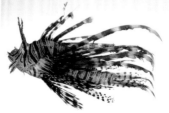

图 12.52　翱翔蓑鲉

（图片引自：http://www.fishbase.org 和 http://www.marinespecies.org）

主要形态特征：体延长，头中等大，侧扁。前鳃盖骨缘有 4 个小棘和两个皮瓣。体被小圆鳞。侧线伸达尾鳍基。背鳍始于鳃孔背角前上方，具 13 个鳍棘、12 条鳍条。臀鳍始于背鳍第一至第二鳍条下方，具 3 个鳍棘、6 条鳍条。胸鳍长大，具 14 条鳍条，上方第 2 至第 3 鳍条最长，略伸越尾鳍后端。体为红色；头侧有 16 条黑色横纹，体侧有 27 条暗褐色横纹。肩胛部有一块黑斑。背鳍鳍棘上有 5 个节斑，鳍条部、尾鳍和臀鳍有许多小黑斑。胸鳍约有 10 行黑色横纹。腹鳍有大黑斑及许多小黄点。

分布：国外分布于印度洋非洲南岸，东至澳大利亚海域，北至日本海域；中国南海、台湾海峡，西沙群岛和南沙群岛海域有分布。

生态习性：暖水性底层中小型鱼类。栖息于岩礁、珊瑚丛中。摄食底栖无脊椎动物。游泳缓慢，常静停水中或以腹面贴壁以求自卫。

毒器：由 13 个背鳍棘、3 个臀鳍棘、两个腹鳍棘、毒腺组织、鳍棘皮膜和头棘构成。最长背鳍棘为体长的 2/5。各鳍棘具宽深前侧沟，沟内有一条白色柔软毒腺组织。鳍棘皮膜较厚。

危害类型：棘刺毒害。

危险等级：A 级。

伤害症状：被刺后引发剧痛。

预防及处置：按照本章第二节概述中预防及处置方法来处理。

39. 中文名：理查森鲉（白腹裸皮鲉）（图 12.53）

学名：*Richardsonichthys leucogaster*（Richardson，1848）

俗名：狮子鱼、长狮、魔鬼、国公、石狗敢、虎鱼、鸡公、红虎、火烘、石头鱼

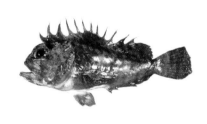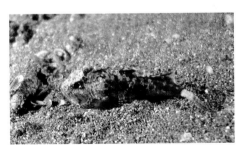

图 12.53　理查森鲉

（图片引自：http：//www.fishbase.org 和 http：//www.marinespecies.org）

主要形态特征：体呈长椭圆形，侧扁。头中等大，侧扁。无鼻棘。眶前骨下缘有两个棘，后棘尖长。鳃孔宽大。前鳃盖骨有 5 个棘，鳃盖骨有两个弱棘。体无鳞。皮肤松软光滑。背鳍连续，始于眼中央上方，具 14 个鳍棘、7 条鳍条。臀鳍始于第 11 至第 12 背鳍棘下方。胸鳍圆形。腹鳍具一个鳍棘、5 条鳍条。尾鳍呈截形。体侧具云状斑纹。

分布：国外分布于印度尼西亚、菲律宾和非洲南部海域；中国南海，西沙群岛和南沙群岛海域有分布。

生态习性：暖水性近海底层食肉性小型鱼类。摄食底栖无脊椎动物。

毒器：由 14 个背鳍棘、3 个臀鳍棘、两个腹鳍棘、毒腺组织和鳍棘皮膜构成。各鳍棘具前侧沟，沟内有毒腺组织。

危害类型：棘刺毒害。

危险等级：C 级。

伤害症状：被刺后引发剧痛。

预防及处置：按照本章第二节概述中预防及处置方法来处理。

40. 中文名：虻鲉（蜂鲉）（图 12.54）

学名：*Erisphex pottii*（Steindachner，1896）

俗名：老虎鱼、虎鱼

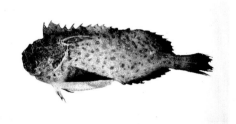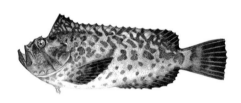

图 12.54　虻鲉

（图片引自：http://www.fishbase.org）

主要形态特征：体延长，略侧扁。头中等大，侧扁。眼小上侧位。前鳃盖骨有 4 个尖棘，上棘最大。鳞退化，体被绒毛状细刺。背鳍连续，始于眼后缘上方。臀鳍始于背鳍第二条鳍条下方，后端几伸达尾鳍基。胸鳍宽大，低位，尖形，伸达臀鳍起点，具 12 个鳍条。腹鳍短小，喉位，具一个鳍棘、两个鳍条。尾鳍圆形。体棕褐色；背侧面具不规则黑色斑块和小点。

分布：国外分布于朝鲜和日本海域；中国沿海，西沙群岛和南沙群岛海域有分布。

生态习性：为暖温性小型鲉类，栖息于泥沙底质的较深海区，以虾、蟹类为食。

毒器：由头棘、12 个背鳍棘，两个臀鳍棘、两个腹鳍棘、外包皮膜和毒腺组织构成。最长背鳍棘为体长的 1/10。各鳍鳍棘为厚皮膜所包，仅端部露出。鳍棘两侧具一个前侧沟；前侧沟较浅，自鳍棘基部延至端部 1/4 处消失，沟内有白色柔软毒腺组织。眶前棘和前鳃盖骨棘基部有凹槽。

危害类型：刺伤。

危险等级：C 级。

伤害症状：被鳍棘或眶前骨棘等刺伤后即产生剧痛。

预防及处置：按照本章第二节概述中预防及处置方法来处理。

41. 中文名：狮头毒鲉 （图 12.55）

学名：*Erosa erosa* （Cuvier，1829）
俗名：虎鱼、石虎、狮头鲉、石头鱼

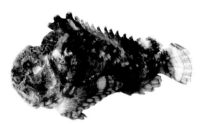
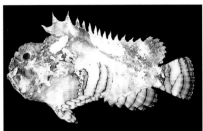
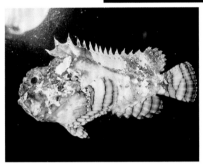

图 12.55　狮头毒鲉

（图片引自：http：//www.fishbase.org 和 http：//www.marinespecies.org）

主要形态特征：体粗大，后部略侧扁。头很粗大，凹凸。眼前方有一个横月形凹窝，后上方有一个方形凹窝。背鳍连续，始于鳃孔稍前上方，具 14 个鳍棘、7 个鳍条，第 3 鳍棘最长。臀鳍始于背鳍第 11 鳍棘下方，最后鳍棘最长。背鳍和臀鳍后端均伸越尾鳍基。胸鳍稍大，后端略伸越肛门。腹鳍小，具一个鳍棘、4 个鳍条，伸达腹鳍前端与肛门中间。尾鳍呈圆截形。体为棕褐色，具黄色宽纹；胸鳍、臀鳍和尾鳍有数条棕褐色条纹。

分布：国外分布朝鲜、日本、印度尼西亚和澳大利亚海域；中国南海，西沙群岛和南沙群岛海域有分布。

生态习性：为热带近海底栖食肉性小型鱼类，常隐伏于珊瑚礁和海藻中，袭食其他动物。

毒器：由 14 个背鳍棘、3 个臀鳍棘、两个腹鳍棘、皮膜和毒腺组织构成。最长背鳍棘为体长的 1/8。各鳍鳍棘两侧自中部至端部各具一个前侧沟；前侧沟内有白色柔软毒腺组织，鳍棘为肥厚皮膜所包，端部露出。

危害类型：棘刺毒害。

危险等级：C 级。

伤害症状：鳍棘毒性强烈，被刺后引发剧痛。

预防及处置：按照本章第二节概述中预防及处置方法来处理。

42. 中文名：居氏鬼鲉（长吻鬼鲉）（图 12.56）

学名：*Inimicus cuvieri*（Gray，1835）

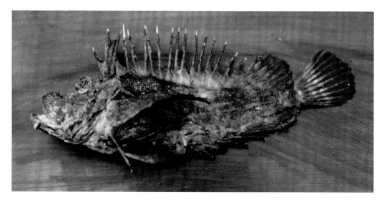

图 12.56　居氏鬼鲉

（图片引自：http://www.fishbase.org）

主要形态特征：体延长，前部粗大，后部稍侧扁。头大，侧扁。吻圆钝，吻长等于或稍长于眼后头长。眼小，上侧位；眼前吻侧具一个深凹。体光滑无鳞，在头部、体前部、胸鳍前面及背鳍鳍棘均具皮瓣。臀鳍始于背鳍第 14 鳍棘下方。胸鳍宽大，为圆形，具 10 条鳍条和下方两条指状游离鳍条，略伸越肛门。尾鳍为圆形。体为暗黑色或红褐色，常具不规则黄色或白色斑纹或斜纹；胸鳍和尾鳍具横列圆斑。

分布：国外分布于菲律宾、印度尼西亚和印度海域；中国南海，西沙群岛和南沙群岛海域有分布。

生态习性：为热带近海底层食肉性小型鱼类，主食小鱼和甲壳类。

毒器：由 16～17 个背鳍棘、两个臀鳍棘、两个腹鳍棘、毒腺组织、鳍棘皮膜和头部棘突构成。最长背鳍棘为体长的 2/13。各鳍棘前纵嵴高锐，两侧各具一个前侧沟；前侧沟较深，由棘端至基部 1/3 处渐浅而消失；沟内有一条白色柔软毒腺组织，在鳍棘端部不膨大。皮膜较厚，柔软。鳍棘端部露出，余为皮膜所盖。

危害类型：棘刺毒害。

危险等级：B 级。

伤害症状：头部棘突和鳍棘有剧毒，被刺后，创口剧痛，肿胀，极度痛苦超过 20 h，有时全身阵痛，发热畏寒。

预防及处置：按照本章第二节概述中预防及处置方法来处理。

43. 中文名：虎鲉（单指虎鲉）（图 12.57）

学名：*Minous monodactylus*（Bloch & Schneider，1801）

俗名：鬼虎鱼、猫鱼、鱼虎、虎鱼、石头鱼、石狗公

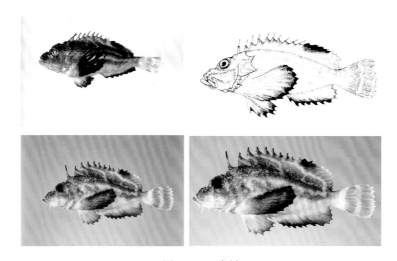

图 12.57　虎鲉

（图片引自：http：//www.fishbase.org 和 http：//www.marinespecies.org）

主要形态特征：体延长，前部粗大，后部稍侧扁。头大，高宽约相等，侧扁。额棱细，两对，中间一对"人"字形。眼间隔宽而凹入，约与眼径相等或略宽。体光滑无鳞。背鳍连续。胸鳍为圆形，下方有一条指状游离鳍条。腹鳍后端伸达臀鳍。尾鳍后缘呈圆形。体呈灰红色，具数条不规则暗色条纹。背鳍鳍条部前上方具一块大黑斑。尾鳍具 3 条暗灰色横带。

分布：国外分布于日本、菲律宾和印度海域；中国沿海，西沙群岛和南沙群岛海域有分布。

生态习性：栖息于近海底层，为热带较深海区食肉性小型鱼类，冬末产卵，以小虾为食。

毒器：由头棘、10 个背鳍棘、两个臀鳍棘、两个腹鳍棘、皮膜和毒腺组织构成。最长背鳍棘为体长的 1/8。各鳍鳍棘为皮膜所包，棘端露出，鳍棘两侧均具一个前侧沟；前侧沟内有白色柔软毒腺组织，在鳍棘中部至端部，该毒腺组织膨大扩展于沟外。

危害类型：棘刺毒害。

危险等级：C 级。

伤害症状：头棘及鳍棘有毒，被刺后极为疼痛，疼痛超过 10 h。

预防及处置：按照本章第二节概述中预防及处置方法来处理。

44. 中文名：丝棘虎鲉（丝鳍虎鲉）（图 12.58）

学名：*Minous pusillus* Temminck & Schlegel, 1843

俗名：鬼虎鱼、猫鱼、鱼虎、虎鱼、石狗公、石头鱼

主要形态特征：体延长，前部粗大，后部渐侧扁。头大，高宽约相等，侧扁。鳃孔宽大，前鳃盖骨具 5~6 个棘。背鳍连续，始于鳃孔后角前上方，具 11 个鳍棘、10 条鳍条，鳍棘细弱，丝状延长；第 3 鳍棘最长，约为头长的 1/2。背鳍呈宽圆形，下方具一条指状

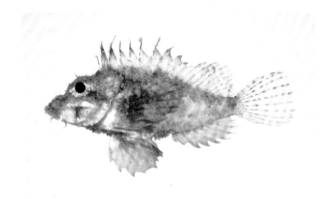

图 12.58　丝棘虎鲉

（图片引自：http://www.fishbase.org）

游离鳍条。腹鳍位于胸鳍基底下方，后端几伸达臀鳍。尾鳍呈圆形。体呈红褐色，有不规则云状小红斑；腹侧自腹鳍基到口的下方为白色。各鳍为红色；胸鳍后面具黑色网状花纹，尾鳍有 5~6 条黑褐色横纹。

　　分布：国外分布于朝鲜、日本和菲律宾海域；中国南海和东海，西沙群岛和南沙群岛海域有分布。

　　生态习性：为暖温性近海底层小型鱼类。可以利用胸鳍的游离鳍在海底爬行，具伪装能力，时常埋藏身体而不容易被发现。

　　毒器：由 11 个背鳍棘、两个臀鳍棘、两个腹鳍棘、鳍棘皮膜和毒腺组织构成。各鳍鳍棘两侧各具一个前侧沟。前侧沟内有一个白色柔软毒腺组织。鳍棘外包较厚皮膜。

　　危害类型：棘刺毒害。

　　危险等级：C 级。

　　伤害症状：鳍棘有毒，被刺后极疼痛。

　　预防及处置：按照本章第二节概述中预防及处置方法来处理。

45. 中文名：玫瑰毒鲉（图 12.59）

学名：*Synanceia verrucosa* Bloch & Schneider，1801

俗名：石头鱼、肿瘤毒鲉、虎鱼、石头鱼、拗猪头、合笑

主要形态特征：头长为吻长的 3.6~3.9 倍。眼的前外侧有一个斜凹，眼后方和眼后横棱两侧各有一个宽大方形凹窝。眼间眶和眼后横棱两侧各有一个宽大方形凹窝。眼间眶宽大，中间具一条横沟。背鳍连续，始于顶颈棱中间，具 13 个鳍棘、6~7 条鳍条，第 8 至第 12 鳍棘最长。腹鳍具一个鳍棘、5 条鳍条。体呈红黄色或褐色，头、体散具不规则斑块。

　　分布：国外分布于印度洋、红海，以及菲律宾、印度尼西亚、澳大利亚和非洲南部海域；中国南海，西沙群岛和南沙群岛海域有分布。

　　生态习性：栖息于潮间带水体、礁石、珊瑚礁中，形丑陋，常停栖在礁石台上，潜伏于洞穴、礁隙、海藻中，或埋藏于沙子中。体色变化大，伪装与四周环境相似，适于隐

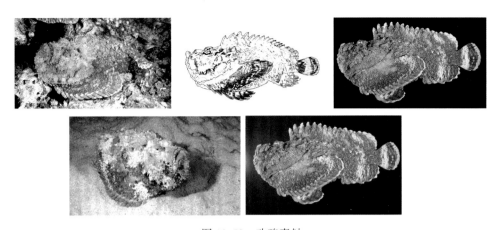

图 12.59　玫瑰毒鲉

（图片引自：http：//www.fishbase.org 和 http：//www.marinespecies.org）

蔽，不易被发觉，很少活动。

毒器：由两个背鳍棘、3 个臀鳍棘、两个腹鳍棘、鳍棘皮膜和毒腺组织构成。

危害类型：棘刺毒害。

危险等级：B 级。

伤害症状：被刺伤后比较危险，产生不同程度的症状，如急性剧烈阵痛、创口局部发白、继而青紫、红肿、灼热，持续数天，痛状有如烧灼和鞭抽感，难以忍受。以至失去知觉。患处麻痹，一定距离外有触痛，或整个肢体麻痹肿胀，创口腐烂。全身症状伴有心力衰竭、精神错乱、痉挛、神经紊乱、恶心、呕吐、淋巴结炎、关节痛、发烧、呼吸困难、惊厥，甚至死亡。完全恢复健康要数月。另外，被刺后亦会引起血压降低、呼吸急促，毒素影响心脏横膈膜使末梢血管丧失张力而导致死亡。

预防及处置：按照本章第二节概述中预防及处置方法来处理。在海中活动时应特别提防岩礁中潜伏玫瑰毒鲉，勿徒手捕捉。目前已有特定的抗毒血清问市，受伤后应及时送医院救治。

46. 中文名：瞻星粗头鲉（滕头鲉）（图 12.60）

学名：*Trachicephalus uranoscopus*（Bloch & Schneider，1801）

俗名：石狗公、石头鱼

主要形态特征：体延长，呈圆柱状，后部侧扁。头中等大，侧扁。头短小，粗钝。吻短钝，略长于眼径，背面有一条横沟。眼小，背位，近吻端。口中等大，直裂；上颌后端宽圆。前鳃盖骨有 4 个棘。体无鳞。背鳍低长，具 11~12 个鳍棘、12~14 条鳍条。臀鳍颇长，始于背鳍鳍条部前端下方，无鳍棘，具 14~16 条鳍条。胸鳍宽圆，具 15 条鳍条，无独立游离鳍条。腹鳍具一个鳍棘、5 条鳍条，后端伸越肛门。尾鳍后缘稍圆凸。体呈棕褐色，散具小黑斑和灰白色斑点。

分布：国外分布于马来半岛和印度海域；中国南海和东海南部，西沙群岛和南沙群岛海域有分布。

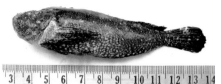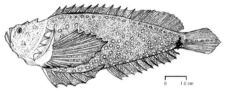

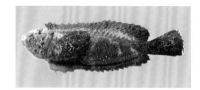

图 12.60　瞻星粗头鲉

（图片引自：http：//www.fishbase.org）

生态习性：暖水性近海底层小型鱼类。栖息于岩礁区海域。摄食底栖无脊椎动物。具伪装能力，时常隐藏身体而不容易被发现。

毒器：由 11~12 个背鳍鳍棘、两个腹鳍棘、鳍棘皮膜和毒腺组织构成。最长背鳍棘为体长的 1/9。各鳍棘全为皮膜所包。鳍棘侧沟不明显，中段腹面具一条腹中沟，前段为肥厚柔软白色组织所包围。

危害类型：棘刺毒害。

危险等级：C 级。

伤害症状：鳍棘有毒，被刺后立即产生剧痛。

预防及处置：按照本章第二节概述中预防及处置方法来处理。

47. 中文名：毛躄鱼（图 12.61）

学名：*Antennarius hispidus*（Bloch & Schneider，1801）

俗名：五脚虎、跛脚鱼

主要形态特征：体粗短，侧扁，呈长圆形，背缘弧形隆起，腹部突出。额部在背鳍第 2 鳍棘的后方具一凹陷区，凹陷区皮肤光滑。体无鳞，皮肤粗杂，密被细绒毛状小棘。背鳍具 3 个分离鳍棘：第 1 鳍棘形成吻触手，位于眼前上方的吻背中央，柄细长，顶端为一球状穗，不分支；第 2 鳍棘紧接在第 1 鳍棘后方，第 3 鳍棘位于头的后上方，粗强，全为皮膜所包，呈三角形隆突，距第 2 鳍棘和鳍条部均较远。胸鳍位于体侧下方，具一个埋于皮下的假臂。腹鳍近喉位，较小，在头腹面常作水平状向两侧伸展。胸鳍前方沿体侧至头腹面具稀疏的肉质须状小突起。尾鳍为圆形。液浸标本体呈淡褐色或浅红色，腹部无色；各鳍及头、体上均具不规则黑褐色斜带或斑块，眼部具 5~6 条放射状斜带。背鳍顶端第一鳍棘的穗状物黑色。

分布：国外分布于印度洋非洲东岸至太平洋中部夏威夷群岛海域，北至日本海域；中国南海及台湾海峡，西沙群岛和南沙群岛海域有分布。

生态习性：暖水性近海底层小型鱼类。栖息于浅水滩或岩礁中，随海藻漂流或栖居于

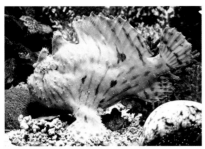
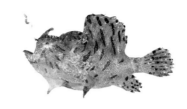
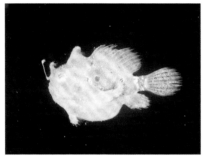

图 12.61　毛躄鱼

（图片引自：http：//www.fishbase.org 和 http：//www.marinespecies.org）

珊瑚礁内。借胸鳍特化的假臂在海底爬行。常借吻触手之挥动当饵来引诱小鱼予以吞食。体色变化大，具拟态，不易分辨。

　　毒器：背鳍上的 3 个触角状硬棘，据报道可能具有毒腺。

　　危害类型：棘刺毒害。

　　危险等级：C 级。

　　伤害症状：鳍棘有毒，被刺后立即产生剧痛。

　　预防及处置：按照本章第二节概述中预防及处置方法来处理。

48. 中文名：裸躄鱼（图 12.62）

学名：*Histrio histrio*（Linnaeus，1758）

俗名：五脚虎、死团仔鱼

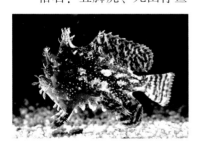
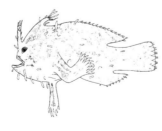
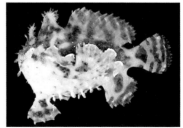

图 12.62　裸躄鱼

（图片引自：http：//www.fishbase.org）

主要形态特征：体粗短，侧扁，呈长圆形，背缘弧形隆起，腹部突出，尾柄较短。头大，以第 3 鳍棘的基部最高。吻较短。眼较小，眼间隔大而隆起。体裸露，无绒毛状小鳞。无侧线。背鳍具 3 个分离鳍棘，第 1 鳍棘变为细弱的小触手，紧位于第 2 鳍棘的基部；第 2 鳍棘最粗大；第 3 鳍棘粗短，部分埋于皮下，各鳍软条部完全埋于皮下，仅尖端微外露。臀鳍起点在背鳍后基的下方，鳍条分支。胸鳍位于体侧下方，具一个埋于皮下的假臂。腹鳍喉位，较小，在头腹面常作水平状向两侧伸展。尾鳍后缘半圆形，不分叶。液浸标本体呈浅白色，具不规则黑色网状带，腹部具不规则黑色斑，各鳍条部具不规则的横带及黑斑。

分布：国外分布于印度洋非洲东岸至太平洋中部海域；中国南海和台湾海峡，西沙群岛和南沙群岛海域有分布。

生态习性：暖水性近海底层小型鱼类。栖息于浅海滩涂或岩礁区。借吻触手之挥动当饵来诱引小鱼，予以吞食，主要摄食无脊椎动物。体色变化大，不易分辨，具拟态。

毒器：背鳍上的 3 个触角状硬棘，据报道可能具有毒腺。

危害类型：棘刺毒害。

危险等级：C 级。

伤害症状：被刺后立即产生剧痛。

预防及处置：按照本章第二节概述中预防及处置方法来处理。

第十三章 皮肤黏液毒鱼类

一、概述

在动物界中，某些两栖类和软体动物中的后鳃类，其皮肤有毒，能分泌毒液，这一现象早已为人们所熟知，而对鱼类皮肤黏液毒的观察和研究则是近 20 年的事。1970 年 Halstead 在其有毒鱼类的分类中，首次提出皮肤黏液毒鱼类（ichthyocrinotoxic fishes）。这是指某些鱼类的皮肤有毒腺结构而无像棘、齿或其他引起机械创伤使毒素注入受害者体中的结构，而是通过腺体直接分泌含有毒素的黏液进入水中，杀死附近的鱼类，这类鱼称为皮肤黏液毒鱼类。皮肤黏液毒鱼类大多为无鳞（或仅留痕迹）鱼，以滑溜的黏液替代鳞片起保护作用。

皮肤黏液毒鱼类使人中毒的方式依种类而异，如某些圆口类（盲鳗）的黏液，咽下是有毒的，若与人的黏膜接触，可以产生炎症。某些海鳝、裸胸鳝、东方鲀等的皮肤有黏液毒，不能食用，食之会中毒。

（一）伤害症状

恶心、腹痛、上吐下泻、运动失调，再则口唇及四肢麻痹、呼吸困难、严重时血压下降、昏睡、死亡。但一般中毒症状严重者不多，少有死亡。

（二）预防及处置

预防：① 尽可能不要进食皮肤黏液毒鱼类。② 若要食用这类鱼，宜剥除产生毒素的鱼皮。③ 含大量黏液的鱼，如果不清楚其是否为皮肤黏液毒鱼，可先用盐擦抹，除去黏液后再食用。④ 蓄养于水槽中的皮肤黏液毒鱼不要混入其他种类的鱼混养，以防被其杀死。⑤ 用手指擦抹鱼体，若尝到苦味，建议不要进食。

处置：摄食皮肤黏液毒鱼类引起的中毒，目前还没有特效疗法，也没有免疫方法，只是进行一些对症治疗和支持疗法。对患者的饮食应注意营养，待中毒急性期（一周左右）过去之后，给予高蛋白、高电解质、葡萄糖酸钙、复合维生素 B、维生素 C 有利于缩短病程，但忌食鱼贝类及其汁液，因这些食品能使中毒综合征重现或加重。

二、主要种类

1. 中文名：黄鲈（双带黄鲈）（图 13.1）

学名：*Diploprion bifasciatum* Cuvier，1828

俗名：皇帝鱼、火烧腰、拆西仔、酸监仔、虱梅鱼、涎鱼

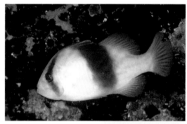
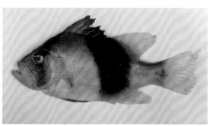
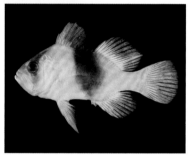

图 13.1 黄鲈

（图片引自：http：//www.fishbase.org 和 http：//www.marinespecies.org）

主要形态特征：背鳍两个，分离，仅在基底稍相连，甚高；背鳍具 8 个鳍棘，第三鳍棘最长，向后逐渐短小。全体呈黄色，头部和体侧各具一条蓝褐色横带，头部横带自背鳍起点向前下方延伸，经眼眶伸达口角后方，带宽稍小于或等于眼径；体侧宽带自第五鳍棘至第三鳍条的基底向下延伸，达肛门至臀鳍前部基底。背鳍鳍棘部除第二至第五鳍棘的基部为黄色外，其余为深蓝色。背鳍鳍条部、臀鳍、胸鳍和尾鳍为黄色，腹鳍色较深。

分布：国外分布于印度洋北部沿岸至太平洋中部各海区；中国南海、台湾海峡及东海南部，西沙群岛和南沙群岛海域均有分布。

生态习性：近海暖水性鱼类。主要栖息于珊瑚礁或岩礁之洞穴或缝隙中，白天会在礁区外围的砂泥地上活动。以鱼及甲壳类为食。

毒器：皮肤可分泌皮肤黏液毒，能毒杀周围的鱼类，皮肤有毒，不供食用。

危害类型：误食中毒、接触性毒害。

危险等级：C 级。

伤害症状：食用后，出现食物中毒症状。

预防及处置：按照本章概述中预防及处置方法来处理。

2. 中文名：六带线纹鱼（图 13.2）

学名：*Grammistes sexlineatus*（Thunberg，1792）
俗名：包公、皂鱼、黑包公

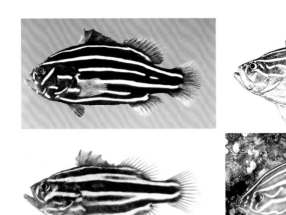

图 13.2　六带线纹鱼

（图片引自：http://www.fishbase.org 和 http://www.marinespecies.org）

主要形态特征：体被细圆鳞，埋于皮下；头部除鳃盖、颊部外，其余部分皆裸露。背鳍鳍棘部与鳍条部相连，具深缺刻，鳍棘稍粗壮，鳍膜厚，以第三鳍棘为最长。胸鳍宽大。腹鳍尖细，末端离肛门颇远。背鳍、臀鳍、胸鳍与尾鳍的后缘均为圆形。体呈黑褐色，体侧具 4 条白色纵走带。从吻端至背鳍起点及腹部各有一条白色的纵走线。各鳍均呈灰白色。吻端为黑色。

分布：国外分布于印度洋非洲东岸到太平洋中部波利尼西亚海域，北至日本南部海域，南至澳大利亚海域；中国台湾岛和南海诸岛海域均有分布。

生态习性：暖水性底层鱼类。喜独居礁底孔穴内，昼伏夜出；从潮间带至 1000 m 深海均有。

毒器：皮肤黏液细胞会分泌一种脂肪酸的皮肤黏液毒（crinotoxin）和线纹鱼毒素（grammistin），这些毒素能使海水呈皂沫状，对鱼类和哺乳类的红细胞具有溶血作用。

危害类型：误食中毒、接触性毒害。

危险等级：B 级。

伤害症状：能杀死在其附近游动的鱼类。食用后易导致食物中毒。在国外，曾发生工人因误食六带线纹鱼而中毒的案例，其中一人死亡。中毒症状为恶心、腹痛、上吐下泻、运动失调，再则口唇及四肢麻痹、呼吸困难，严重时血压下降、昏睡、死亡。但一般中毒症状严重者不多，少有死亡。

预防及处置：按照本章概述中预防及处置方法来处理。

3. 中文名：橙色叶虾虎鱼（图 13.3）

学名：*Gobiodon citrinus*（Rüppell，1838）
俗名：狗甘仔、甘仔鱼

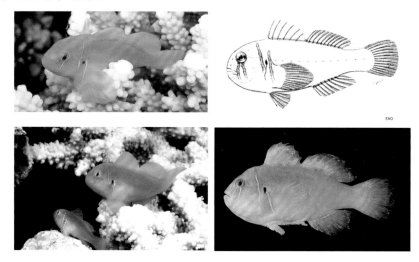

图 13.3　橙色叶虾虎鱼

（图片引自：http：//www.fishbase.org）

主要形态特征：体呈长圆形，较短，叶片状，甚侧扁，背缘和腹缘浅弧形隆起。头部与体部完全裸露无鳞。头部背面及鳃盖部均具若干细小的似斑状突起的感觉突。背鳍两个，两背鳍基底以鳍膜相连，中间具一个凹刻。头部和体侧呈橙褐色或红褐色。鳃盖后上角具一块黑色小圆斑。眼睛有两条蓝色横线向下延伸。胸鳍基底前方另有两条蓝色横线，两背鳍及臀鳍基部各有一条深色细纵纹，有时纵纹不明显。各鳍为灰黄色或灰褐色。

分布：国外分布于日本琉球群岛、菲律宾及印度-太平洋海域；中国台湾岛南部和南海诸岛海域均有分布。

生态习性：橙色叶虾虎鱼为暖水性沿岸小型鱼类，栖息于枝状珊瑚丛中，有很强的领域行为。摄食小型浮游动物。

毒器：皮肤组织有大型特殊细胞，可分泌毒素，具皮肤黏液毒，有苦味及刺激味，能杀死周围的水生动物。

危害类型：误食中毒、接触性毒害。

危险等级：C 级。

伤害症状：能杀死周围的水生动物，食用后易导致食物中毒。

预防及处置：按照本章概述中预防及处置方法来处理。

4. 中文名：五带叶虾虎鱼（图 13.4）

学名：*Gobiodon quinquestrigatus*（Valenciennes，1837）
俗名：五带短虾虎、狗甘仔、甘仔鱼

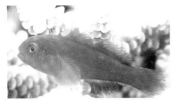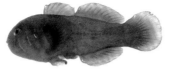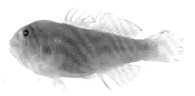

图 13.4　五带叶虾虎鱼

(图片引自：http：//www. fishbase. org 和 http：//www. marinespecies. org)

主要形态特征：体呈椭圆形，片状，甚侧扁，颇高。尾柄为近方形。头大，颇侧扁，短而高。鳃孔垂直，侧位，裂缝状，较狭。头部与体部完全裸露无鳞。背鳍两个，两背鳍基底以鳍膜相连，中间具一个凹刻。体呈灰棕色，头部呈橘红色。眼呈黄色。头侧和胸鳍基底具 5 条蓝色细长横纹。各鳍呈黑色，尾鳍边缘呈浅灰色。鳃盖上方无黑色小斑点。体侧无横纹。

分布：国外分布于红海、印度洋非洲东岸至太平洋中部的波利尼西亚海域，北至日本海域；中国台湾岛和西沙群岛海域有分布。

生态习性：五带叶虾虎鱼为暖水性沿岸小型鱼类，栖息于岩礁和珊瑚丛中，摄食浮游动物及小型底栖无脊椎海洋动物。

毒器：皮肤可分泌毒素，具皮肤黏液毒，有苦味及刺激味。

危害类型：误食中毒、接触性毒害。

危险等级：C 级。

伤害症状：能杀死周围的水生动物，食用后易导致食物中毒。

预防及处置：按照本章概述中预防及处置方法来处理。

5. 中文名：沟叶虾虎鱼（图 13.5）

学名：*Gobiodon rivulatus*（Rüppell，1830）

俗名：狗甘仔、甘仔鱼

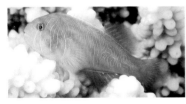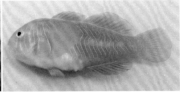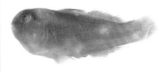

图 13.5　沟叶虾虎鱼

(图片引自：http：//www. fishbase. org 和 http：//www. marinespecies. org)

主要形态特征：体为长圆形，叶片状，甚侧扁，颇高。头大，侧扁，短而高。吻部、颊部和体侧为绿色，头侧和口部为黄色。头侧和胸鳍基部具 5 条红色横纹。体侧背缘沿背鳍基底处具一条红色纵纹，背鳍下部 1/3 为淡黄色，上部 2/3 为褐黄色，鳍条部边缘为蓝绿色。体侧腹缘沿臀鳍基部处具一条红色纵纹，臀鳍基底上方 1/3 为淡黄色，下方 2/3 为褐黄色，边缘呈蓝绿色。其他各鳍呈褐黄色。鳃盖上端近鳃孔处具一黑色小斑点。

分布：国外分布于印度、新加坡、印度尼西亚至太平洋中部的美拉尼西亚和斐济群岛、澳大利亚等海域；中国海南岛沿岸海域和西沙群岛等海域有分布。

生态习性：暖水性沿岸小型鱼类，栖息于珊瑚丛中。

毒器：皮肤组织有大型特殊细胞，可分泌毒素，具皮肤黏液毒，有苦味及刺激味，能杀死周围的水生动物。

危害类型：误食中毒、接触性毒害。

危险等级：C 级。

伤害症状：能杀死周围的水生动物，食用后易造成食物中毒。

预防及处置：按照本章概述中预防及处置方法来处理。

6. 中文名：眼斑豹鳎（图 13.6）

学名：*Pardachirus pavoninus*（Lacepède，1802）

俗名：龙舌、鳎沙、比目鱼、扁鱼、贴沙、鳎西

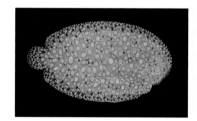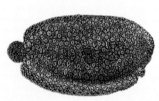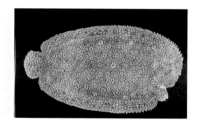

图 13.6　眼斑豹鳎

（图片引自：http：//www.fishbase.org 和 http：//www.marinespecies.org）

主要形态特征：体颇侧扁，呈长圆形。头较短，头的背、腹缘均为圆凸。体两侧均被小栉鳞，无眼侧前端部的鳞片变形为绒毛状感觉突。除尾鳍外，各鳍均不被鳞。臀鳍起点与鳃孔上端的起点相对，鳍条均分枝，在近基部处亦各有一个小孔。无胸鳍。腹鳍基底略长。尾鳍后缘为圆形。有眼侧呈暗绿色，缀以许多不规则黄斑，各斑的中心大多均有一小黑斑。各鳍亦有黄色斑。

分布：国外分布于印度尼西亚至太平洋中部诸岛海域，北至日本海域，南至澳大利亚海域；中国广东、海南岛和台湾岛沿岸海域，西沙群岛和南沙群岛海域有分布。

生态习性：暖水性底栖鱼类，多于砂泥底质之海域活动。幼鱼期行浮游生活，身体左右对称，随成长而变态，渐沉入底层活动，并行底栖活动，以小鱼、小虾为食，体色会随环境而改变。昼夜均隐伏在礁区外缘之砂泥底质上，有时仅露两眼及管状外孔。

毒器：豹鳎是著名的皮肤黏液毒鱼。背鳍和臀鳍鳍条近基部处各有数十对小孔，受刺激时鳍条竖起，从毒囊分泌出乳状毒液。或用手压迫鱼体时，可分泌数毫升毒液，毒液出口小孔直径仅 0.4 mm，毒囊长约 16 mm。

危害类型：误食中毒、接触性毒害。

危险等级：C 级。

伤害症状：毒液经海水稀释 200～1500 倍，可在 20 min 内杀死其周围的鱼，稀释到 1/5000 的低浓度仍有破坏红细胞的作用。人们误食亦会中毒。症状为呕吐、下痢、四肢麻痹，严重者可引起死亡。

预防及处置：按照本章概述中预防及处置方法来处理。

7. 中文名：角箱鲀（图 13.7）

学名：*Lactoria cornuta*（Linnaeus，1758）

俗名：长牛角、箱河鲀、牛角、牛角狄、海牛港、角规

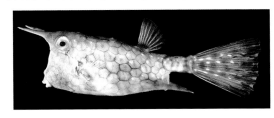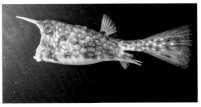

图 13.7　角箱鲀

（图片引自：http：//www. fishbase. org 和 http：//www. marinespecies. org）

主要形态特征：体呈长方形。头短而高，侧视方形，鳞特化为六边形骨板，连成一体甲。体甲五棱形，在背鳍和臀鳍后方闭合。尾柄后端裸露。眶前具一对长棘，向前突出。腹侧棱甚突出，后端具一对长棘，向后突出。体为黄褐色，腹部为白色，具蓝黑色圆斑。尾鳍具暗色斑点。各鳍为淡黄色。

分布：国外分布于印度洋非洲东岸至太平洋中部夏威夷群岛海域，南至澳大利亚海域，北至朝鲜、日本海域；中国沿海，西沙群岛海域有分布。

生态习性：热带、亚热带近海底层鱼类，栖息于岩礁海域，也见于珊瑚礁中，行动迟缓，肉食性，以底栖动物为食。

毒器：内脏有弱碱毒，食用时应弃去。另外，其皮肤有毒，皮肤表面所分泌的黏液含有箱鲀毒素（pahutoxin），具鱼毒性和溶血作用。

危害类型：误食中毒、接触性毒害。

危险等级：B 级。

伤害症状：误食后引发上吐下泻、运动失调、四肢麻痹、昏睡甚至死亡。

预防及处置：按照本章概述中预防及处置方法来处理。

8. 中文名：双峰真三棱箱鲀（图 13.8）

学名：*Tetrosomus concatenatus*（Bloch，1785）

俗名：三角河鲀

主要形态特征：体短小。头短而高，后半部为四棱形。鳞特化为六边形骨板，连成一体甲。体甲三棱。背鳍短小，小刀状，位于肛门稍前上方。胸鳍侧位，扇状。无腹鳍。尾鳍长，后缘圆凸。体为黄褐色，微紫。腹面为白色，微黄。尾柄为淡紫色。各鳍为淡黄

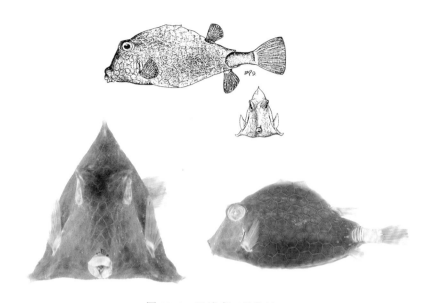

图 13.8　双峰真三棱箱鲀

（图片引自：http：//www.fishbase.org 和 http：//www.marinespecies.org）

色，尾鳍及背鳍较灰暗。鳃腔为淡灰色。

　　分布：国外分布于日本、澳大利亚、印度和非洲南部海域；中国台湾岛至海南岛沿岸海域，西沙群岛和南沙群岛海域有分布。

　　生态习性：热带暖水性小型底层鱼类，约可达水深 110 m 处。行动缓慢，不善游。

　　毒器：内脏有弱碱毒。皮肤有毒，皮肤表面所分泌的黏液含有箱鲀毒素，具鱼毒性和溶血作用。

　　危害类型：误食中毒、接触性毒害。

　　危险等级：B 级。

　　伤害症状：可毒死周围鱼类。误食也会中毒，引发上吐下泻、运动失调、四肢麻痹、昏睡甚至死亡。

　　预防及处置：按照本章概述中预防及处置方法来处理。

9. 中文名：纹腹叉鼻鲀（图 13.9）

学名：*Arothron hispidus*（Linnaeus，1758）

俗名：白点河鲀、乌规、花规、绵规、规仔、刺规

主要形态特征：头、体背侧为绿褐色，两侧及背面散布许多白色小圆斑。腹部为白色，有约 20 条黑褐色纵行细波状条纹，细纹在头部腹面连成网状。鳃孔及胸鳍基底由两个白色环纹包围。背鳍、臀鳍及胸鳍为淡黄色，微绿。尾鳍为灰绿色，尾柄部及尾鳍 2/3 处具许多白色小圆斑。鳃腔及肛门为白色。鳃孔外缘及咽腔为黑褐色。

　　分布：国外分布于印度洋非洲东岸至太平洋中部夏威夷群岛海域，南至澳大利亚海域，北至日本海域；中国台湾岛、海南岛和南海诸岛海域均有分布。

　　生态习性：暖水性中小型底层鱼类。栖息于珊瑚礁水域，夜间在礁区内外砂地觅食。

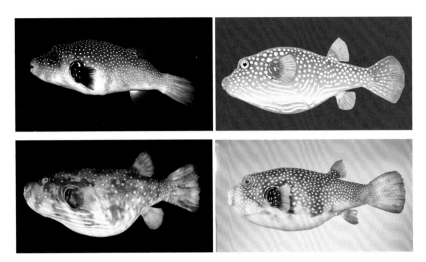

图 13.9　纹腹叉鼻鲀

（图片引自：台湾鱼类资料库）

偶有躲入洞中。杂食性，以珊瑚、海藻、海绵、软体动物和鱼类为食。

毒器：体含河豚毒素，产于中国台湾者其皮肤为强毒，肌肉、肝脏、卵巢和肠为弱毒，胆囊和精巢无毒，但产于中国南海者其肝脏和卵巢有强毒，皮肤和肠有弱毒。肌肉无毒，经去除内脏、洗去血液、长时间烹煮后可以食用。

危害类型：误食中毒、接触性毒害。

危险等级：B 级。

伤害症状：误食会引起中毒。

预防及处置：按照本章概述中预防及处置方法来处理。

10. 中文名：白点叉鼻鲀（图 13.10）

学名：*Arothron meleagris*（Anonymous，1798）

俗名：白点规仔、海猪仔、规仔、刺规

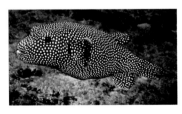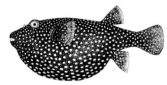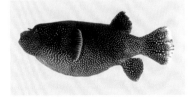

图 13.10　白点叉鼻鲀

（图片引自：http：//www.fishbase.org）

主要形态特征：体稍延长，头胸部粗圆，尾部短，向后渐细狭。无鼻孔。体除吻端、眼、鳃孔周围及尾柄外其余部分均密布小棘。背鳍一个，呈圆刀形。臀鳍与背鳍同形，起点在背鳍起点后下方。胸鳍宽短，为扇形。无腹鳍。尾鳍后缘圆凸。体呈黑褐色，全体散布白色小点，背侧小点较小，腹侧较大。有些个体其体为黄色。肛门为白色。

分布：国外分布于菲律宾至太平洋中部社会群岛、波利尼西亚海域，北至日本海域；中国台湾岛和南海诸岛海域均有分布。

生态习性：暖水性中小型底层鱼类。多栖息于珊瑚礁海域。

毒器：体含河豚毒素，卵巢有强毒，肝脏有弱毒，肌肉无毒。但产于中国台湾海域者皮肤有弱毒，肌肉无毒。

危害类型：误食中毒、接触性毒害。

危险等级：B级。

伤害症状：误食会引起中毒。

预防及处置：按照本章概述中预防及处置方法来处理。

11. 中文名：黑斑叉鼻鲀（图13.11）

学名：*Arothron nigropunctatus*（Bloch & Schneider，1801）

俗名：狗头、污点河鲀、规仔、刺规

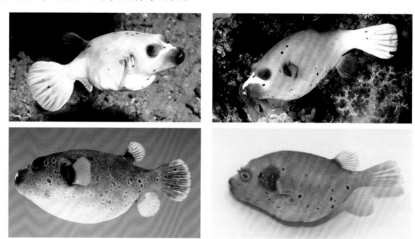

图13.11　黑斑叉鼻鲀

（图片引自：http：//www.fishbase.org 和 http：//www.marinespecies.org）

主要形态特征：体呈卵圆形，稍侧扁，背、腹缘圆凸，尾部短，向后渐细狭。无鼻孔，每侧各有一个深叉状皮质鼻突起。体呈褐色或黄色，体侧及腹面有排列稀疏的小黑斑。背鳍、臀鳍及尾鳍呈淡黄褐色，边缘呈淡灰色。胸鳍呈黄绿色，鳍基附近呈灰黑色。肛门呈黑色。鳃腔及鳃膜突起呈灰白色。口腔呈黑色。

分布：国外分布于印度洋非洲东岸至太平洋中部密克罗尼西亚海域，南至澳大利亚海域，北至日本海域；中国台湾岛、海南岛和南海诸岛海域均有分布。

生态习性：为太平洋和印度洋热带底层鱼类，多栖于珊瑚礁附近，不常见，独立生活。主要以珊瑚枝芽的尖端为食，也以藻类、海绵及小型底栖无脊椎动物等为食。

毒器：体含河豚毒素，卵巢有强毒，肝脏有弱毒，肌肉无毒。但产于中国台湾海域者皮肤有弱毒，肌肉无毒。

危害类型：误食中毒、接触性毒害。

危险等级：B 级。

伤害症状：误食会引起中毒。

预防及处置：按照本章概述中预防及处置方法来处理。

第十四章 鲀毒鱼类

一、概述

鲀毒鱼类（tetrodotoxic fish）是指内脏、肌肉蓄积河豚毒素的有毒鱼类，人或动物误食会导致严重中毒甚至死亡。鲀毒鱼类属辐鳍鱼纲，鲈形总目，鲀形目，广泛分布在世界的热带和温带区域，如日本沿海，中国黄海南部、东海和南海等海域。

河豚是近海肉食性底层鱼类，性贪食。上、下颌愈合成 4 个喙状板牙，适于咬嚼坚硬食物，以贝类、甲壳类、幼鱼等为饵，也食其他小型底栖生物。河豚的食道结构特殊，向前腹侧及后腹侧扩大成囊，遇敌害能吸入水或空气，使胸腹部膨大如球，背部向下，倒浮于水面以自卫。被捕获后，虽离水亦能吸气膨胀，发出咕咕之声。

（一）伤害症状

河豚中毒发生得迟、早和症状的轻、重与摄入的毒量成正比。主要症状是麻痹，过程甚为迅速，其潜伏期从食后到显症最快为 10 min，大多为 30 min 至 3 h，延至 3 h 以上的多属轻症。重症中毒从发生不适感直到死亡，最快 1 h，最长者 8 h，以 4~6 h 内死亡最多，耐过 8 h 的患者大都可获康复。

根据河豚中毒的轻重和发展进程，其中毒症状可区分为 4 度，这对临床诊治的诊断、中毒程度的判断颇具参考价值。

Ⅰ度：唇和舌端麻痹，指端针刺感，此时少数人往往伴有头晕、恶心、腹胀痛和手腕痛。

Ⅱ度：患者恶心、激烈呕吐（但也有不呕吐的，其预后险恶）、眩晕、四肢肌肉麻痹、尚能步行但步态跟跄失常、言语不清，但神志清楚。

Ⅲ度：全身运动机能完全麻痹，不能站立，软绵瘫痪。发音含糊嘶哑，出现言语障碍。膈肌和呼吸中枢麻痹，由于呼吸极度困难而出现紫绀、吞咽困难，知觉丧失，肌腱反射消失，血压剧降。

Ⅳ度：瞳孔散大，血压趋零，全部反射均消失时，意识开始模糊，不久呼吸停止，脉微弱，最后窒息死亡。心跳在呼吸停止后仍可维持 7~8 min。

（二）预防及处置

预防：①深度中毒而死亡的患者，多数是不知河豚有毒误将其当作普通食用鱼类煮食而中毒；有的捡食别人丢弃的河豚鱼卵、肝脏等剧毒内脏而中毒；也有嗜食河豚者疏忽大意，未将毒素漂洗干净即煮食而中毒。为防止误食中毒事件，必须加强管理，对沿海地区群众加强卫生宣传教育，普及河豚中毒知识。②河豚不得流入消费市场。在生产过程中要求渔民将河豚及其他鱼类分别装舱，防止混杂。对捕获河豚要集中送水产加工部门统一加工，加工时应按照操作规程严格执行。鱼贩及水产零售单位如发现鱼货中夹杂有河豚时必须拣出上交或销毁。严禁非人工饲养的有毒河豚鲜品上市和自由贩卖，不得擅自处理或乱扔。运输途中也要注意保管。饭店、宾馆禁止销售非人工饲养的有毒鲜河豚菜肴。③对吃河豚弃内脏，到处乱扔，殃及无辜的事件，要严肃认真查究，给予严惩。④发生中毒时要立即送医院抢救，并报告卫生防疫部门，以便进行调查处理。

处置：①催吐、洗胃、导泻。河豚中毒迄今尚无特效解毒药物或抗毒血清，关键在于中毒残留物能否迅速排出，它对患者预后的吉凶极为重要。重症患者发病快，来势猛，若抢救延迟或误诊，死亡率极高。故仍以尽快排除胃、肠部残毒，减少吸收，以对症治疗为主，再施以排毒、解毒辅助剂，则大多数患者仍可望转危为安。排除胃、肠部残毒主要有催吐、洗胃和导泻。②排毒。静脉补液，静脉注射高渗或等渗葡萄糖液，以促进体内毒素排出。③维持呼吸。对于重度中毒患者出现呼吸衰竭时，在应用呼吸兴奋剂的同时，应辅以人工呼吸、氧气吸入、呼吸兴奋剂注射等。④升压。血压剧降时，升压药物、心血管兴奋药均可酌情使用。⑤去麻痹及解毒。

二、主要种类

1. 中文名：纹腹叉鼻鲀

学名：*Arothron hispidus*（Linnaeus，1758）
详细介绍见第226~227页。
预防及处置：按照本章概述中预防及处置方法来处理。

2. 中文名：白点叉鼻鲀

学名：*Arothron meleagris*（Anonymous，1798）
详细介绍见第227~228页。
预防及处置：按照本章概述中预防及处置方法来处理。

3. 中文名：黑斑叉鼻鲀

学名：*Arothron nigropunctatus*（Bloch & Schneider，1801）
详细介绍见第228~229页。
预防及处置：按照本章概述中预防及处置方法来处理。

4. 中文名：圆斑扁背鲀（图14.1）

学名：*Canthigaster janthinoptera*（Bleeker，1855）

俗名：尖嘴规、白纹河鲀、斑点尖鼻鲀

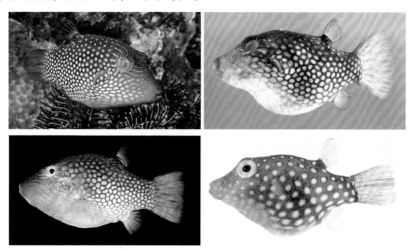

图 14.1　圆斑扁背鲀

（图片引自：http：//www.fishbase.org 和 http：//www.marinespecies.org）

主要形态特征：体呈卵圆形，侧扁而高。头体为青褐色或红棕色。腹面为灰青色。头后部、躯干及尾部密布许多大小不一、圆形或多边形白圆斑。腹部圆斑大于背部斑点，最大斑点约与眼径等大。腹部与颊部白边多延长成带状。从口到颊部具由小点构成的许多蓝纹。背鳍基有由蓝带围成的类似眼状斑，眼四周有放射状的蓝线。各鳍为白色，尾鳍具较明显斑点。

分布：国外分布于太平洋中部夏威夷群岛和日本海域；中国台湾岛、海南岛和南海诸岛海域均有分布。

生态习性：暖水性小型底层鱼类。栖息于珊瑚礁礁盘边缘海域的砂地处。行动迟缓。食小型底栖生物。

毒器：体含河豚毒素，卵巢和肠无毒或弱毒，肝脏、皮肤、肌肉有弱毒，毒力不详。

危害类型：误食中毒。

危险等级：B级。

伤害症状：误食会引起中毒。

预防及处置：按照本章概述中预防及处置方法来处理。

5. 中文名：水纹扁背鲀（图 14.2）

学名：*Canthigaster rivulata*（Temminck & Schlegel，1850）

俗名：条纹尖鼻鲀、尖嘴规、规仔、刺规

主要形态特征：体呈卵圆形，甚侧扁，胸鳍鳍基附近的身体处最高；尾柄短，甚很侧扁，向后渐细狭。头体背侧面呈淡褐色，腹面呈白色，略带蓝紫色。幼鱼背面具许多黑褐色波状纹，成鱼波状纹常中断成为许多圆形小黑斑。头、吻的背面具黑褐色网纹，头侧下方具多条淡白色斜纹。体侧有一条灰白色环纹，前面由鳃孔绕过胸鳍基底上下方而平行向

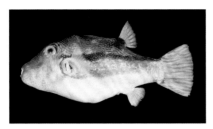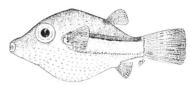

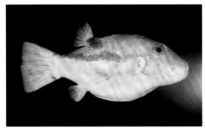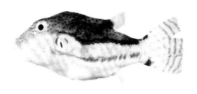

图 14.2　水纹扁背鲀

（图片引自：http：//www.fishbase.org 和 http：//www.marinespecies.org）

尾部延伸，上纹达尾柄，下纹达臀鳍上方。各鳍为淡黄色，背鳍下端为黑褐色，胸鳍基前后各有一块直立形长黑斑。尾鳍基上下方具黑斑，尾鳍具 5~7 条褐色横纹。

　　分布：国外分布于太平洋中部夏威夷群岛海域，北至日本海域；中国东海南部、台湾海峡和南海诸岛海域均有分布。

　　生态习性：热带、亚热带小型底层鱼类。栖息于珊瑚礁边缘砂质底海区。

　　毒器：体含河豚毒素，皮肤有强毒，肝脏和肠有弱毒，卵巢、精巢和肉无毒。

　　危害类型：误食中毒。

　　危险等级：B 级。

　　伤害症状：误食会引起中毒。

　　预防及处置：按照本章概述中预防及处置方法来处理。

6. 中文名：凹鼻鲀（图 14.3）

学名：*Chelonodontops patoca*（Hamilton，1822）

俗名：冲绳河鲀、气规、规仔

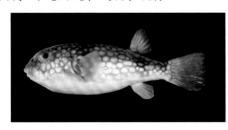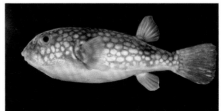

图 14.3　凹鼻鲀

（图片引自：http：//www.fishbase.org 和 http：//www.marinespecies.org）

主要形态特征：体稍延长，呈亚圆筒形。头胸部粗圆，后部渐细狭。无鼻孔。背面自眼间隔至背鳍起点、腹面自鼻凹窝下方至肛门稍前方均被小刺。头、体背侧及侧上方为黄褐色，具许多比眼稍小的灰白色圆斑，眼间隔具黑色横带。在鳃孔上方、胸鳍后上方、背鳍稍前方、背鳍两侧及尾柄后端各具一条黑褐色不规则横带，胸鳍后上方的横带最宽而显著。体侧中部为白色，下部为黄色，腹面为白色。各鳍为灰黄色，尾鳍缘为灰褐色。鳃腔为淡黄色。

毒器：体含河豚毒素，皮肤有强毒，肝脏和肠有弱毒，卵巢、精巢和肉无毒。但也有认为皮肤属强毒，肝脏、胆囊、卵巢及肌肉有弱毒。肌肉在繁殖季节含毒量较强。

分布：国外分布于印度洋非洲东部沿岸至太平洋中部诸岛海域，北至日本海域，南至澳大利亚海域；中国台湾岛和南海诸岛海域均有分布。

生态习性：暖水性中小型底层鱼类。栖息于热带、亚热带沿岸砂泥底质之海域，遇惊吓时往往吞入空气或水，使身体鼓胀。亦能进入河口海潮达到的地方。主食贝类、甲壳类和海鞘。

危害类型：误食中毒。

危险等级：B 级。

伤害症状：误食后会引起中毒，口唇麻木，眼睑下垂，严重时语言障碍、瞳孔放大而昏迷。

预防及处置：按照本章概述中预防及处置方法来处理。

7. 中文名：兔头鲀（图 14.4）

学名：*Lagocephalus lagocephalus*（Linnaeus，1758）

俗名：规仔、刺规

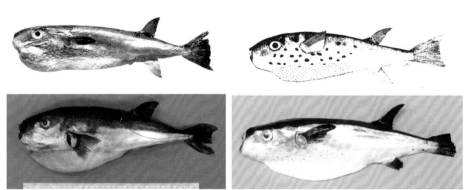

图 14.4　兔头鲀

（图片引自：http：//www. fishbase. org. 和 http：//www. marinespecies. org）

主要形态特征：体较延长，为亚圆筒形，稍侧扁。头较长大，稍侧扁，背缘为浅弧形。头体的背面及侧面光滑无鳞，腹面自头部的眼下方到肛门前有许多纵行小沟，每沟有一个小刺突出皮外。背鳍一个，呈镰刀形，位置偏后，在肛门后上方，前部鳍条稍长。臀鳍与背鳍相对，同形。胸鳍宽短，侧位。尾鳍为凹形。液浸标本头、体背面为黑色，腹部为灰白色，尾部下侧为灰黑色。体侧散布一些黑色小斑点。背鳍、臀鳍及尾鳍为黑褐色。胸鳍上部有 2/3 为黑褐色，下部有 1/3 为银灰色。

分布：国外分布于太平洋西部的日本至太平洋中部夏威夷群岛海域；中国南海诸岛海域均有分布。

生态习性：暖水性中型底层鱼类。栖息于珊瑚礁区海域，以底栖无脊椎动物为食。

毒器：体含河豚毒素，肝脏及卵巢有毒，其他部分的毒性及毒力不详。

危害类型：误食中毒。

危险等级：B 级。

伤害症状：误食会引起中毒。

预防及处置：按照本章概述中预防及处置方法来处理。

8. 中文名：圆斑兔头鲀（图 14.5）

学名：*Lagocephalus sceleratus*（Gmelin，1789）

俗名：圆斑扁尾鲀、仙人河鲀、气规、规仔、沙规仔、凶兔头鲀

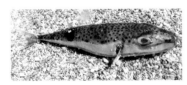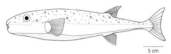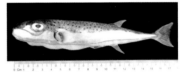

图 14.5　圆斑兔头鲀

（图片引自：http://www.fishbase.org）

主要形态特征：体延长，稍侧扁，向后渐狭小。头呈长方形，前端钝尖。吻中长，钝圆。头、体背面和腹面及两侧均被小刺。鳃孔及胸鳍基底附近、腹面自肛门稍前方至尾鳍基光滑无刺。体侧下缘具皮褶。头、体背侧为淡黄色，微绿，具许多圆形小黑斑，有时具数条暗色云状横纹。体侧中部为银白色。眼下方、口周为淡黄色，无黑斑。腹部为白色。背鳍及尾鳍为灰黄色，尾鳍中部为黄色。臀鳍为淡黄色。胸鳍为灰黄色。鳃腔为灰褐色，边缘及鳃膜为亮黑色。

分布：国外分布于印度洋非洲南部、太平洋西部，北至日本海域，南至澳大利亚海域；中国台湾海峡和南海诸岛海域均有分布。

生态习性：暖水性中大型底层鱼类。生活于热带水深 60 m 的较深海区。肉食性，以底栖鱼类、无脊椎动物为食。

毒器：体含河豚毒素，卵巢和肝脏有剧毒，肠有强毒，皮肤和肌肉含弱毒。产于中国台湾的幼鱼（300 mm 以下），其卵巢和肌肉有弱毒；但产于日本者其卵巢具剧毒（吃 10 g 以下会致死），肠具强毒，其他部位均有毒。产于菲律宾以南的本种具剧毒。

危害类型：误食中毒。

危险等级：B 级。

伤害症状：误食会引起中毒。

预防及处置：按照本章概述中预防及处置方法来处理。

9. 中文名：横纹东方鲀（图 14.6）

学名：*Takifugu oblongus*（Bloch，1786）

俗名：鬼仔鱼、黄天霸、鸡枪鱼、乖枪鱼、河鲀

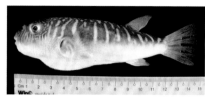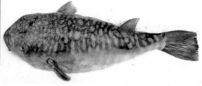

图 14.6　横纹东方鲀

（图片引自：http://www.fishbase.org）

主要形态特征：体呈圆筒形，前部较粗圆，向后渐细狭；尾柄细长，后部渐侧扁。头部及体背、腹面均被小刺，小刺强，背刺区与腹刺区在胸鳍前和胸鳍后互相连接。头、体背侧为淡黄褐色，中央有许多不规则淡黄色小斑，背面及侧面具 10 对以上黄褐色横带，横带向下伸延，横带之间具黄色小点或细纹；头部几对横带较狭窄，紧列；鳃孔以后横带较宽；头部背面前方正中横带连合，具许多黄色小斑。侧下方及唇部全为黄色。腹侧为白色。各鳍为黄色，微红。鳃腔为白色。

分布：国外分布于印度洋非洲东岸至太平洋中部波利尼西亚海域；中国南海和东海沿岸海域，西沙群岛和南沙群岛海域有分布。

生态习性：暖水性中小型底层食肉性鱼类。栖息于水深 100 m 以上的较深海区。以甲壳类、贝类和小鱼为食。

毒器：体含河豚毒素，产于东海南部者卵巢、肝脏有剧毒，肠有强毒，肌肉、精巢弱毒或无毒。产于中国台湾者卵巢、肝脏、胆囊有剧毒，只要误食该鱼肝脏 5 g，就会造成中毒死亡；精巢、肌肉、皮肤和肠均为强毒，1957 年 3 月中国台湾屏东东港居民进食该鱼，食后 4~5 h 发生中毒，意识不清，8~9 h 后死亡。

危害类型：误食中毒。

危险等级：A 级。

伤害症状：误食会引起中毒。

预防及处置：按照本章概述中预防及处置方法来处理。

10. 中文名：头纹丽纹鲀（图 14.7）

学名：*Torquigener hypselogeneion*（Bleeker，1852）

俗名：头纹宽吻鲀、纵带河鲀、花纹河鲀、宽吻鲀

主要形态特征：体呈圆筒形，稍长，头胸部粗圆，向后渐细狭；前部较粗圆，向后渐细狭；尾柄细长，后部渐侧扁。背面自鼻孔稍前方至背鳍起点处被粗短而扁形的小刺；小

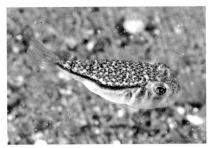 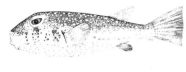

图 14.7 头纹丽纹鲀

(图片引自：http：//www.fishbase.org)

刺略伸出皮外，排列稀疏。头、体背面及侧线上方为绿褐色，背面有许多淡蓝色小圆斑。头侧前端、眼下方及后端各有数条暗褐色横带，横带之间为橘红色。体侧下方为黄色，腹部为白色。各鳍为黄色。鳃腔为淡黄色。

分布：国外分布于印度洋非洲南部至太平洋中部密克罗尼西亚海域，南至澳大利亚海域，北至日本沿海；中国南海，南沙群岛海域有分布。

生态习性：暖水性小型底层鱼类。栖息于近岸浅水区，肉食性，主食贝类、海螺、虾、蟹和小鱼。

毒器：体含河豚毒素，产于中国台湾者其卵巢和肝脏有剧毒，皮肤、肌肉无毒或弱毒，肠及精巢无毒至强毒；但也有认为其卵巢有强毒，皮肤、肝脏、肠和胆囊弱毒，精巢无毒，应禁食。

危害类型：误食中毒。

危险等级：B 级。

伤害症状：误食会引起中毒。

预防及处置：按照本章概述中预防及处置方法来处理。

第十五章 珊瑚礁毒鱼类

一、概述

珊瑚礁毒鱼（ciguatera-producing fish）指栖息于各大洋热带、亚热带陆棚边缘及岛屿沿岸珊瑚礁的有毒鱼类，鱼体肌肉或内脏含有雪卡毒素等有毒成分，食后能引起中毒，称为珊瑚礁毒鱼中毒。ciguatera 一词源自西班牙语，当时仅指 18 世纪移民到古巴的西班牙人食用加勒比海域中所产的一种卷贝（当地居民称之为"cigua"）后所造成的胃肠紊乱或神经系统障碍的中毒现象，后来只要是食用加勒比海域中所产的鱼、贝类而引起的类似中毒现象，统称为珊瑚礁毒鱼中毒。现在又将此名词加以扩大，凡食用热带、亚热带珊瑚礁的毒鱼（鲀形目鱼类除外）、虾、贝、蟹所引起的低死亡率食物中毒均称为珊瑚礁毒鱼中毒。

中国热带珊瑚礁毒鱼主要有海链目北梭鱼科，鼠鳝目遮目鱼科，灯笼鱼目狗母鱼科，鳗鲡目海鳝科，金眼鲷目鳂科，刺鱼目管口鱼科，鲉形目鲬科，鲈形目鲹科、笛鲷科、裸颊鲷科、大眼鲷科、鲹科、蝴蝶鱼科、隆头鱼科、鹦嘴鱼科，鲀形目三刺鲀科、鳞鲀科、革鲀科等的某些种类。

（一）伤害症状

珊瑚礁毒鱼中毒症状的记载涉及身体各部分，涉及面极为广泛，临床症状可分为四类：胃肠症状、神经症状、心脏血管症状及一般症状。中毒的潜伏期平均 6 h。

1）胃肠症状通常在进食后 10 min～12 h 内出现症状。病人首先感觉恶心、呕吐，痉挛性腹痛、腹泻等，但 24 h 后恢复，病人仍会觉得虚弱、疲倦达一周之久。

2）神经症状有些病例表现为口干，口有金属样味觉，手指、脚趾尖，口唇、舌、咽喉部产生刺痛感，继之出现麻痹；口、颊、颌部肌肉僵直。全身症状包括头痛、焦虑、关节痛、神经过敏、眩晕、失眠、进行性衰弱、苍白、发绀、寒战、发热、大汗、脉速而微弱、肌肉疼痛甚至不能步行。尤其在腕部、脚部感到剧痛，齿根感觉松弛，眼窝疼痛，视物障碍或暂时失去视力，瞳孔扩大和对光反射消失等。皮肤病变也屡有报道，通常先有皮肤瘙痒，继之出现红斑、斑丘疹、水疱，手脚广泛脱皮，甚至发生溃疡，毛发和指甲脱落等。有些患者可能主诉牙痛、牙齿松动。

严重中毒时，神经障碍甚为明显，特别是肢体感觉异常，故出现所谓冷热感觉倒错，把冷感自觉为烧灼感，犹如触干冰或触电的感觉，把温感自觉为冷感。这种感觉异常或过敏等神经症状通常经一周后即会恢复。

3）从草食性鱼类提制的热带珊瑚礁鱼毒通常会导致心脏血管症状的出现，如心跳衰弱或不规则，每分钟心跳仅 35~50 次，血压降低等。心脏血管症状通常在 48~72 h 后恢复，时常被误认为心脏病发。

4）一般症状虚弱造成走路困难、卧床数天之久，腰背僵直、关节痛、肌肉痛，特别是腿部肌肉无力感或痉挛，头痛、晕眩等均使病人异常痛苦。

中毒情况严重时，呈现全身性肌肉运动共济失调、反射减弱、肌肉麻痹、阵挛性或强直性痉挛、肌肉颤搐、震颤、发音和咽下困难、昏迷等，甚至发生因呼吸麻痹而死亡的案例。死亡多发生在发病几天之内。但死亡率低，据不完全统计，死亡率约占 7%。如患者存活，则体力恢复很慢，完全恢复往往需要几个月的时间。在恢复过程中，其极度衰弱、感觉障碍和体重减轻等表现最后消失，严重中毒者可能需要更长时期才能恢复。

中毒不产生免疫，但有致敏作用，患过珊瑚礁毒鱼中毒者有时甚至吃无毒鱼亦能引起神经系统的症状。似乎像珊瑚礁毒鱼积累毒素那样，毒素也可能蓄积在人体内，当患者再次罹患珊瑚礁毒鱼中毒时，发生严重反应的危险性增大。孕妇患珊瑚礁毒鱼中毒，胎儿是否受到影响，可能和中毒时期有关。

（二）预防及处置

预防：对珊瑚礁毒鱼的预防，从总体上说，勿食热带珊瑚礁大型鱼。如必须食用，应注意下述各点，①首先向大家做好宣传和普及肉毒鱼类的中毒知识，加强水产品的管理工作。②文献曾描述过的或曾发生中毒事件的鱼种，食用时应特别小心，最好不食。对可疑的或不常见的热带珊瑚礁鱼类、岸边海钓所获不知名鱼种，应避免食用，第一次尝试食用时不要过量。对珊瑚礁巨型鱼类的食用要谨慎小心，特别是在赤潮期间和产卵季节的大型石斑鱼类、魟类和裸胸鳝类等可能有毒，最好不要食用。尤其是大型裸胸鳝和海鳝多含剧毒，误食可致痉挛、迅速死亡。③任何时候不要食用产于珊瑚礁附近的热带海洋鱼类的鱼头、内脏（肝、肠、生殖腺等），通常这些器官都会蓄积较高量的毒素。④在煮食一些大型热带海洋鱼类时，先去除内脏，再将肉切成薄片，多次浸泡在淡水或盐水中至少 1 h，取出挤去鱼汁，换水再浸，反复多次后，再进行烧煮，但此法并不绝对可靠，因有些毒素不溶于水。⑤食用可疑鱼类，最好先将鱼肉在开水中煮沸一段时间，弃汤后，加水再烹煮，反复多次。此法可减低鱼肉中的毒素含量，但不能完全除毒。⑥若在食用这些珊瑚礁鱼类时，发生唇、舌刺痛或麻痹时，应立即停用，并保留残肴送交卫生单位检验。病人要及时送医院救治，详细记录所食鱼种、中毒症状和治疗过程，为进一步研究珊瑚礁毒鱼积累资料。

处置：摄食珊瑚礁毒鱼类引起的中毒，目前还没有特效疗法，也没有免疫方法，只是进行一些对症治疗和支持疗法。对患者的饮食应注意营养，待中毒急性期（1 周左右）过去之后，给予高蛋白、高电解质、葡萄糖酸钙、复合维生素 B、维生素 C 有利于缩短病程，但忌食鱼贝类及其汁液，因这些食品能使中毒综合征重现或加重。

二、主要种类

1. 中文名：圆颌北梭鱼（图15.1）

学名：*Albula glossodonta*（Forsskål，1775）
俗名：狐头鲻、梭鱼、狐鲻、北梭鱼

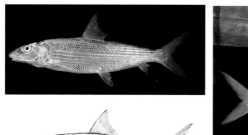
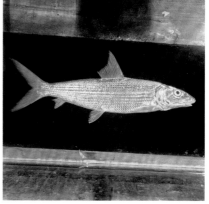

图15.1　圆颌北梭鱼

（图片引自：http：//www.fishbase.org 和 http：//www.marinespecies.org）

主要形态特征：体为梭形，稍侧扁，腹部圆。侧线平直，完整，伸达尾柄中央。体背部为青褐色，腹部为银白色。体背和体侧中部具灰色纵纹多行。吻端具半圆形黑斑。眼的虹彩部为金黄色。臀鳍为浅色，其余各鳍为灰黄色。

分布：国外分布于印度洋非洲东岸至太平洋中部，南至澳大利亚海域；中国台湾海峡、南海西沙群岛和南沙群岛海域有分布。

生态习性：暖水性中小型海洋鱼类，栖息于热带和亚热带海区的礁缘外砂泥底处、河口或潟湖中底层水域，以挖掘捕食底栖无脊椎动物。

毒器：一般无毒，但生活于礁区的个体，据记载有时由于食物链的毒素积累，其肌肉、肝、肠和生殖腺含有珊瑚礁鱼毒素（"雪卡"毒素）。

危害类型：误食中毒。

危险等级：B级。

伤害症状：误食后引起腹痛呕吐、全身乏力，造成食物中毒。严重者甚至呼吸麻痹而死。

预防及处置：按照本章概述中预防及处置方法来处理。

2. 中文名：遮目鱼（图15.2）

学名：*Chanos chanos*（Fabricius，1775）

俗名：虱目鱼、麻虱鱼、白鳞鯔、海港鱼、细鳞仔鱼、幼鳞鱼、状元鱼、海草鱼、安平鱼、国姓鱼、麻虱目仔

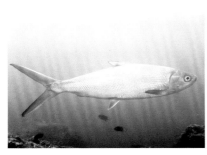
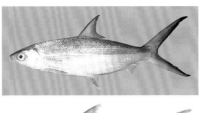
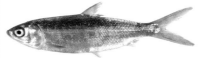

图 15.2　遮目鱼

（图片引自：http：//www.fishbase.org 和 http：//www.marinespecies.org）

主要形态特征：体呈梭形，侧扁，稍高。头呈锥形，中等大。吻尖钝。眼中大，中侧位。脂眼睑发达，完全遮盖眼。尾鳍基部有两个狭长大鳞。背鳍中大，起点在腹鳍起点前上方。臀鳍较小，狭长，后缘接近尾鳍基。胸鳍短小，下侧位。腹鳍始于背鳍基底后 1/3 处下方。尾鳍深叉形，上叶较长。体背部为青灰色，体侧和腹部为银白色。

分布：国外分布于印度洋非洲东岸至太平洋中部夏威夷群岛海域，北至日本海域，南至新西兰海域；中国东海南部、台湾海峡和南海西沙群岛海域有分布。

生态习性：暖水性表层洄游鱼类，平时栖息于沿岸海区表层水域至水深 80 m 的海底、河口红树林区及珊瑚礁附近。春、秋生殖时游向河口及近岸水域，偶尔也进入淡水河川中生活，善跳跃。幼鱼摄食底栖硅藻、蓝绿藻、有孔虫、软体动物和大型浮游动物。成鱼主要摄食硅藻及其他藻类。适温范围 15~35℃。

毒器：一般无毒，少数栖息于珊瑚礁区附近的个体，因食物链关系，其内脏蓄积珊瑚礁鱼毒素。

危害类型：误食中毒。

危险等级：B 级。

伤害症状：误食后于 3~5 h 开始腹痛、下痢、全身乏力、肌肉疼痛、口唇麻痹，皮肤出现红疹，经治疗 7~10 d 后康复。

预防及处置：按照本章概述中预防及处置方法来处理。

3. 中文名：细蛇鯔（图 15.3）

学名：*Saurida gracilis*（Quoy & Gaimard，1824）

俗名：狗母梭、小蜥鱼、海狗母梭、狗母、番狗母、汕狗母

主要形态特征：体细长，前部呈亚圆管形，后部侧扁。体被圆鳞，头后背部、颊部和鳃盖均被细鳞。腹鳍基部有细长的腋鳞。背鳍较大，始于腹鳍基的后上方。体背部为浅橘黄色，具白色光泽；体侧具 9~10 个黄褐色不规则云状斑。沿背面有 4 个大的明显斑块。

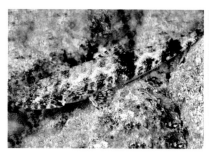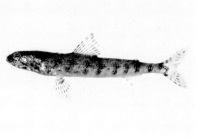

图 15.3 细蛇鲻

（图片引自：http：//www.fishbase.org）

脂鳍有一个褐色斑。各鳍为橘黄色，有褐色斑纹。

分布：国外分布于印度洋非洲东岸至太平洋中部夏威夷群岛海域，南至澳大利亚的新南威尔士海域；中国南海和台湾岛沿岸海域，西沙群岛和南沙群岛海域有分布。

生态习性：暖水性海洋底层小型鱼类。生活于沿岸浅水砂底处和珊瑚礁区浅水域，喜栖息于礁盘或埋身砂地内，仅露出眼与鼻孔，以守株待兔方式猎捕鱼、虾、蟹类。

毒器：一般无毒，少数栖息于珊瑚礁区附近的个体，因食物链关系，其内脏蓄积珊瑚礁鱼毒素。

危害类型：误食中毒。

危险等级：C 级。

伤害症状：误食后会出现腹痛、上吐下泻、口唇麻痹、全身乏力、肌肉疼痛等症状。

预防及处置：按照本章概述中预防及处置方法来处理。

4. 中文名：豆点裸胸鳝（图 15.4）

学名：*Gymnothorax favagineus* Bloch & Schneider，1801
俗名：大斑裸胸鳝、黑斑裸胸鳝、薯鳗、钱鳗

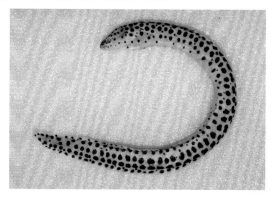

图 15.4 豆点裸胸鳝

（图片引自：http：//www.marinespecies.org）

主要形态特征：体色由白、灰白至灰褐色，体上及背鳍、臀鳍、尾鳍上均散布有大小

不等的圆形及椭圆形黑色斑块或黑点，这些斑点常相连合，头上斑点并不小于体上的斑点，腹部斑点稀疏。全长 650 mm 以下的幼鳝，全身具大斑块，数量少，几无黑点，无白色边缘。全长 1 m 的成鱼全身的黑斑块变小而呈黑点，且数量多，有时愈合，有淡色边缘。全长 1.7 m 的老成鱼全身密具细黑点，数量多，有白色边缘。背鳍、臀鳍、尾鳍无白色边缘。鳃裂孔周围无黑色椭圆斑。

分布：国外分布于日本海域；中国南海、台湾海峡，西沙群岛和南沙群岛海域有分布。

生态习性：近海暖水性底层鱼类，栖息浅海域珊瑚礁或岩礁洞穴及其缝隙中。常与清洁虾共生，喜食鱼类和底栖无脊椎动物。

毒器：牙齿。一般无毒，供食用；但产于热带珊瑚礁海域的大型个体因食物链积累珊瑚礁鱼毒素，其内脏有弱毒。它们体内具热带珊瑚礁鱼毒，血清中含有鱼血清毒素，由于溶血作用破坏血液引起症状，甚至因神经麻痹而致死。

危害类型：误食中毒、咬伤。

危险等级：A 级。

伤害症状：舌部有肿胀感、麻木及流涎；被咬后引起剧痛。

预防及处置：按照本章概述中预防及处置方法来处理。

5. 中文名：黄边裸胸鳝（图 15.5）

学名：*Gymnothorax flavimarginatus*（Rüppell，1830）

俗名：钱鳗、薯鳗、虎鳗、鳗、糯鳗、青痣

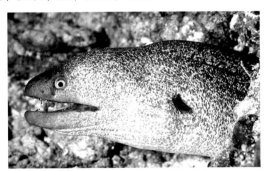

图 15.5　黄边裸胸鳝

（图片引自：http://www.marinespecies.org）

主要形态特征：体肥厚，几近圆筒状，头长加躯干长几等于尾部长。体呈黄褐色，密具暗褐色斑点，斑点的形状和大小均有变异。斑点互相愈合成大的不规则斑块，斑块与斑块之间形成不规则黄色网格状纹。头部斑点细小，为虫纹状。鳃孔周围有一块黑褐色椭圆斑。

分布：国外分布于日本、菲律宾、印度尼西亚、巴布亚新几内亚、马绍尔群岛、马里亚纳群岛、印度、红海和非洲东岸等海域；中国台湾海峡和南海诸岛海域均有分布。

生态习性：为暖水性大型鱼类，穴居珊瑚礁中，较常见。全长超过 1.5 m。性凶猛，喜食鱼类。幼鳝常生活于珊瑚礁潮间带，长大后迁居于亚潮间带的洞穴中。肉食性，捕食鱼类和头足类。

毒器：牙齿。肉含珊瑚礁鱼毒素，毒性强，为剧毒。毒素具较强的耐热性，虽加热至100℃，经10 min并无变化，是珊瑚礁毒鱼类中的代表。

危害类型：误食中毒、咬伤。

危险等级：B级。

伤害症状：痉挛、口唇麻痹；被咬后引起剧痛。

预防及处置：按照本章概述中预防及处置方法来处理。

6. 中文名：爪哇裸胸鳝（图15.6）

学名：*Gymnothorax javanicus* （Bleeker，1859）

俗名：薯鳗、钱鳗

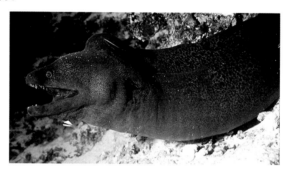

图15.6　爪哇裸胸鳝

（图片引自：http://www.marinespecies.org）

主要形态特征：体延长，稍侧扁；尾部长稍大于头与躯干部长。头中等大，侧扁，呈锥形。体无鳞，皮肤光滑，完全裸露。无胸鳍和腹鳍。背鳍、臀鳍和尾鳍较发达，相连续，被较厚皮膜。体为棕褐色，体侧具3~4块纵列黑色大斑，中间隔以淡褐色网状条纹，随鱼的成长其大斑中心产生若干淡色小斑。鳃孔四周为黑色。

分布：国外分布于印度尼西亚、日本南部至太平洋中部各岛屿海域；中国南海、台湾海峡，南沙群岛海域有分布。

生态习性：近海暖水性底层鱼类。栖息于岩礁及珊瑚礁附近海域，喜穴居。性凶猛，摄食鱼类、虾类等。体大型，长达2.2 m，为印度—太平洋地区最大的裸胸鳝。

毒器：牙齿。肉可食用，但生活于珊瑚礁中个体，偶有因食物链关系而在肌肉及内脏积累珊瑚礁鱼毒素，尤以内脏含较强毒素。在中国台湾曾有人误食该鱼中毒的记录。

危害类型：误食中毒、咬伤。

危险等级：B级。

伤害症状：舌部有肿胀感、麻木及流涎；被咬后引起剧痛。

预防及处置：按照本章概述中预防及处置方法来处理。

7. 中文名：斑点裸胸鳝（图 15.7）

学名：*Gymnothorax meleagris*（Shaw，1795）
俗名：钱鳗、薯鳗、虎鳗、糯鳗（澎湖）

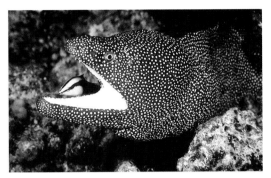

图 15.7　斑点裸胸鳝

（图片引自：http://www.marinespecies.org）

主要形态特征：体延长，侧扁，但较粗短；头长加躯干长约等于或稍小于尾部长。头中等大，较侧扁。体完全裸露无鳞，皮肤光滑。侧线孔不明显。背鳍起点在鳃孔稍前方，无胸鳍，背鳍、臀鳍和尾鳍发达，相连接，埋于较厚的皮下。体色变化很大，一般体为棕紫色，除眼外，全身散布有深褐色边的黄色或白色小斑点。斑点不会随身体的增长而变大。孔为黑色。尾鳍后端边缘为白色。口内皮肤为白色。

分布：国外分布于日本、菲律宾、澳大利亚、马绍尔群岛、马里亚纳群岛、夏威夷、印度洋和非洲东岸等海域；中国台湾岛、广东和南海诸岛海域均有分布。

生态习性：为大型鱼类，栖息于低潮线以下的珊瑚礁洞穴中，较大型的个体则在水深 10 m 以下才可发现。体长超过 1 m。

毒器：牙齿和肉。牙齿数量少，肉有剧毒，肝脏毒素较弱，一般不作食用。

危害类型：误食中毒、咬伤。

危险等级：B 级。

伤害症状：舌部有肿胀感、麻木及流涎。若误食后可引起严重中毒，甚至死亡。在中国台湾曾发生过食用斑点裸胸鳝中毒的事例。

预防及处置：按照本章概述中预防及处置方法来处理。

8. 中文名：波纹裸胸鳝（图 15.8）

学名：*Gymnothorax undulatus*（Lacepède，1803）
俗名：钱鳗、薯鳗、虎鳗
主要形态特征：体延长，稍侧扁；头长加躯干长稍短于尾部长。体无鳞，皮肤光滑，完全裸露。背鳍起点在鳃孔的前方。无胸鳍。背鳍、臀鳍和尾鳍均发达，相连续。体和鳍均呈赤褐色或暗褐色，具淡黄色或黄白色网状纹，或具波状及横列状线纹。臀鳍具狭长的

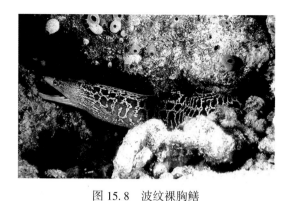

图 15.8 波纹裸胸鳝

（图片引自：http：//www. marinespecies. org）

黄边。吻为黑色，口角具一个黑点。

分布：国外分布于非洲东岸至太平洋中部马绍尔群岛、夏威夷、马里亚纳群岛、日本、菲律宾和印度尼西亚海域；中国台湾岛、广东和南海诸岛海域均有分布。

生态习性：为暖水性底层鱼类。栖息于珊瑚礁浅海中，常隐藏于珊瑚礁洞穴内，袭食各种鱼类及无脊椎动物。大型鱼，体长达 1.5 m。

毒器：牙齿。一般可供食用，但栖息于珊瑚礁者因食物链关系，有时肉含珊瑚礁鱼毒素，毒性强，其鲜肉、干肉及煮过的鱼肉均有毒，食鱼时需加注意。

危害类型：误食中毒、咬伤。

危险等级：B 级。

伤害症状：舌部有肿胀感、麻木及流涎。若误食后可引起严重中毒，甚至死亡。在中国台湾曾发生过食用波纹裸胸鳝中毒的事例。

预防及处置：按照本章概述中预防及处置方法来处理。

9. 中文名：花斑裸胸鳝（图 15.9）

学名：*Gymnothorax pictus*（Ahl，1789）

俗名：钱鳗、薯鳗、虎鳗

主要形态特征：体延长，侧扁；头长加躯干长等于或稍短于尾部长。体裸露无鳞，皮肤光滑。无胸鳍。背鳍、臀鳍和尾鳍发达，相连接。成鱼体的底色白，其上有许多褐色不定型小斑点。头部斑点短于眼径，身体部分的斑点常聚集成大块碎斑，排列不规则。幼鱼体侧布有眼径大小"C"形黑斑，不规则地排成若干纵列，且随成长而增加列数。腹部前较白。

分布：国外分布于非洲东岸、日本、菲律宾和澳大利亚海域；中国台湾海峡和南海诸岛海域均有分布。

生态习性：为暖水性近岸底层鱼类。也生活于珊瑚礁浅海中，常隐藏于珊瑚礁洞穴内，经常将挺起的身体前半部露出洞穴外。活动敏捷，常外出猎食；袭食各种鱼类及无脊椎动物。体长达 1 m。

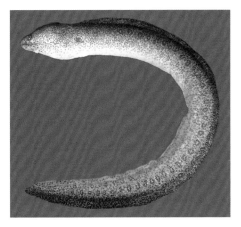

图 15.9　花斑裸胸鳝

（图片引自：http：//www.marinespecies.org）

毒器：牙齿。一般可供食用，但生活于珊瑚礁者因食物链关系，有时肉含珊瑚礁鱼毒素，毒性强。

危害类型：误食中毒、咬伤。

危险等级：B 级。

伤害症状：舌部有肿胀感、麻木及流涎。若误食后可引起严重中毒，甚至死亡。

预防及处置：按照本章概述中预防及处置方法来处理。

10. 中文名：白边锯鳞鱼（图 15.10）

学名：*Myripristis murdjan*（Forsskål，1775）

俗名：赤松球、厚壳仔、金鳞甲、铁甲、铁甲兵、澜公妾、铁线婆、大目仔

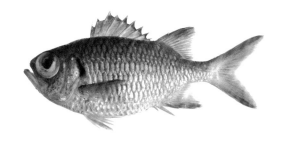

图 15.10　白边锯鳞鱼

（图片引自：http：//www.marinespecies.org）

主要形态特征：体呈长椭圆形，侧扁。体被大的强栉鳞。胸鳍腋部具许多小鳞。体为灰红色，鳞中央较淡，体侧下方为银白色；鳞后缘为紫红色。鳃盖骨后上缘皮膜为红黑色，横斑状。胸鳍腋部有紫红色大斑。瞳孔上部有一块红黑色斑。第一背鳍边缘为紫红色，其余各鳍均为红色。后背鳍、臀鳍、腹鳍和尾鳍前缘为乳白色，其后 1~2 条鳍条末端附近有红黑色条纹状。口腔为白色。

分布：国外分布于印度洋非洲东岸至中美洲太平洋沿岸，南至昆士兰海域，北达琉球群岛海域；中国台湾岛及南海诸岛海域均有分布。

生态习性：为热带珊瑚礁区中小型底层鱼类。多栖息于水深 3~40 m 水域中，夜行性，昼间单独或群聚于礁洞内。夜间觅食，以小鱼及多毛类等为食。

毒器：一般无毒。唯栖息于珊瑚礁区的个体，偶因食物链的关系，常在肝脏、消化道和生殖腺积累珊瑚礁鱼毒素。

危害类型：误食中毒。

危险等级：C 级。

伤害症状：误食后感到牙松动，出现惧光、暂时失明、视野暗点现象等中毒症状。

预防及处置：按照本章概述中预防及处置方法来处理。

11. 中文名：中华管口鱼（图 15.11）

学名：*Aulostomus chinensis*（Linnaeus，1766）

俗名：牛鞭、筢箭柄、土管

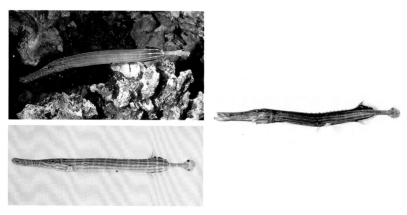

图 15.11　中华管口鱼

（图片引自：http：//www.fishbase.org）

主要形态特征：体细长，侧扁。吻为长管状。口小，前位，位于长而侧扁的吻部前端。体有小栉鳞，侧线完全。臀鳍与第二背鳍相对，同形。胸鳍为圆形。腹鳍小，有 6 条不分支鳍条。尾鳍小，为菱形。雄鱼背侧为黄色，腹部为苍白色，尾鳍上叶有黑点。雌鱼背侧为浅棕色，腹部呈微白色，体侧有 6 条浅色纵纹，上颌有一个棒状黑斑。背鳍、臀鳍基部有黑色带。尾鳍上下叶有圆形黑点。腹鳍基部有一块黑斑。

毒器：栖息于礁盘的大型个体有时因食物链关系而在体内积累珊瑚礁鱼毒素。20 世纪 80 年代初，在西沙群岛曾发生误食其内脏及鱼肉引起食物中毒的案例。

分布：国外分布于印度洋非洲东岸至太平洋中部各岛屿海域，南至澳大利亚海域，北至日本海域；中国台湾岛和西沙群岛海域有分布。

生态习性：热带和亚热带海洋小型珊瑚礁鱼类，栖息于礁盘水域，体色多变，有拟态习性，常横游或停滞水中，或竖立贴近礁盘伪装。以长吻吸食小鱼及甲壳类。

危害类型：误食中毒。

危险等级：C级。

伤害症状：误食后引发头痛、晕眩和肌肉无力等症状。

预防及处置：按照本章概述中预防及处置方法来处理。

12. 中文名：大魣（图15.12）

学名：*Sphyraena barracuda*（Edwards，1771）

俗名：针梭、竹梭、巴拉库答、烂投梭、烂糟梭、粗鳞竹梭

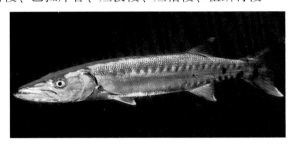

图15.12 大魣

（图片引自：http://www.marinespecies.org）

主要形态特征：体为长梭形，略侧扁，腹部较粗圆。体被较大圆鳞、鳞薄，侧线鳞少于90个；颊部与鳃盖有小鳞。背鳍两个，为分离状。体背侧呈蓝色，腹部呈白色，自背侧至腹部具20余条蓝色短横斑，成鱼横斑不明显。体侧在侧线下方自中部向后有不规则黑色斑块3~5个。第一背鳍上部、第二背鳍、臀鳍和尾鳍为深灰色。胸鳍和腹鳍为灰黄色，中央较黑。

分布：国外分布于日本、菲律宾、加勒比海及各大洋热带海域；中国台湾海峡及南海诸岛海域均有分布。

生态习性：为栖息于珊瑚礁的食肉性大型鱼类，通常单独或数尾在大洋中表层及珊瑚礁附近活动，游泳能力强，速度快，喜攻击逃窜猎物，曾有攻击人的记录。

毒器：肉有毒，尤其是栖息于珊瑚礁的大型个体在生殖季节含珊瑚礁鱼毒素，毒性强烈，故热带海域某些地区严禁贩卖和食用，进入市场的大魣均作废弃物处理。常以锐齿伤人，咬伤潜水者及水下作业者。

危害类型：误食中毒。

危险等级：C级。

伤害症状：一般进食后30 min至2 h发病，早期中毒症状为口部周围颜面麻痹，四肢及全身呈触电样麻痹，兼有酒醉感。重症患者引起流涎，下咽困难，言语障碍，有的患者起立和步行困难。主要症状呈现末梢神经麻痹，运动机能障碍。一般于1~2 d内痊愈，重症也于数天后康复。

预防及处置：按照本章概述中预防及处置方法来处理。

13. 中文名：斑条鲟（图 15.13）

学名：*Sphyraena jello* Cuvier, 1829

俗名：针梭、竹梭、巴拉库答、竹针鱼、细鳞竹梭

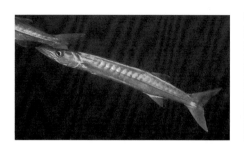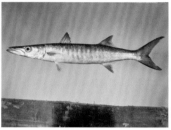

图 15.13　斑条鲟

（图片引自：http://www.marinespecies.org）

主要形态特征：体呈长梭形，圆筒形，向吻端渐尖细。体被小圆鳞。背鳍两个，第一背鳍起点后于腹鳍起点；第二背鳍起点前于臀鳍起点，臀鳍起点约位于第二背鳍第四至第五鳍条的基部下方。体侧线上方为黑褐色，下方为灰白色。吻端为黑色。体侧具不规则的黑色横带 20 条左右。腹鳍无色，其余各鳍为黑色。

分布：国外分布于印度洋非洲东岸至太平洋菲律宾、斐济群岛及澳大利亚海域；中国台湾岛及南海诸岛海域均有分布。

生态习性：为暖水性表层肉食性中小型海洋鱼类。生活于珊瑚礁海域。摄食底栖无脊椎动物。

毒器：牙齿，生活于珊瑚礁的大型个体，其肉偶含有珊瑚礁鱼毒素，内脏毒性特强。

危害类型：误食中毒，咬伤。

危险等级：C 级。

伤害症状：发生知觉麻痹与运动麻痹；被咬伤后引起剧痛。

预防及处置：按照本章概述中预防及处置方法来处理。

14. 中文名：斑点九棘鲈（图 15.14）

学名：*Cephalopholis argus* Schneider, 1801

俗名：过鱼、石斑、青猫

主要形态特征：体呈椭圆形，稍延长，侧扁，背、腹缘圆钝。体被细栉鳞。背鳍鳍棘部和鳍条部连续，始于胸鳍基部上方。体为暗褐色，头、体侧及各鳍均散布小于瞳孔且有黑色边缘的蓝色小圆斑，体后半部具黑纹。成鱼背鳍鳍棘部的边缘为橙黄色。背鳍鳍条部、臀鳍鳍条部、胸鳍和尾鳍边缘均为黄白色。

分布：国外分布于日本、菲律宾、印度尼西亚、澳大利亚、夏威夷、印度和斯里兰卡海域；中国台湾岛及南海诸岛海域均有分布。

生态习性：为热带海域常见的鱼类，生活栖息场所多变，自潮池至水深 40 m 处的礁

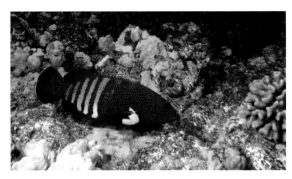

图 15.14　斑点九棘鲈

（图片引自：http://www.marinespecies.org）

石区皆可见其踪迹，一般较常见于 1～10 m 的水域。主要以小鱼为食，偶尔捕食甲壳类。主要摄食时间为清晨及午后，其余时间则穴居休息。

毒器：生活于珊瑚礁的大型个体的肉有毒，毒性较轻。

危害类型：误食中毒。

危险等级：C 级。

伤害症状：呕吐、下痢、口舌麻木、手足部产生水泡、寒战和痛感。

预防及处置：按照本章概述中预防及处置方法来处理。

15. 中文名：青星九棘鲈（图 15.15）

学名：*Cephalopholis miniata*（Forsskål，1775）

俗名：红鲙、红格仔、过鱼、石斑、条舅、红条、鲙仔

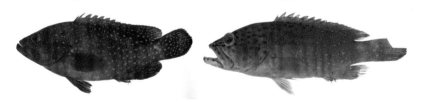

图 15.15　青星九棘鲈

（图片引自：http://www.marinespecies.org）

主要形态特征：体呈长椭圆形，侧扁。头中等大，大于体高。眼中大，上侧位。口大，斜裂。体被弱栉鳞，头部除吻及上、下颌外余均被鳞。侧线完全，在胸鳍上呈弯曲状。体为橙红色，头部、体侧及奇鳍均散布许多约与瞳孔等大且具有黑边的蓝色斑点，在胸鳍基部有少数斑点。背鳍、臀鳍鳍条部和尾鳍均具黑边。

分布：国外分布于印度洋非洲东岸至太平洋中部海域，北至日本海域；中国台湾岛和南海诸岛等海域均有分布。

生态习性：为暖水性底层鱼类。喜栖息于水深 2～150 m 处珊瑚礁及多岩石的底质中。常独游，但亦可小群出现。在清晨及午后觅食，以底栖无脊椎动物及鱼类为食。

毒器：虽为常见食用鱼类，但栖息于礁区的大型个体，有时因食物链关系而在体内积累珊瑚礁鱼毒素，尤以内脏毒性较强。大型鱼内脏所含毒素一般高于小型鱼。

危害类型：误食中毒。

危险等级：C 级。

伤害症状：呕吐、下痢、口舌麻木、手足部产生水泡、寒战和痛感。

预防及处置：按照本章概述中预防及处置方法来处理。

16. 中文名：棕点石斑鱼（图 15.16）

学名：*Epinephelus fuscoguttatus*（Forsskål，1775）
俗名：老虎斑、过鱼

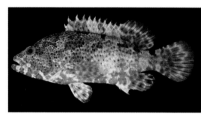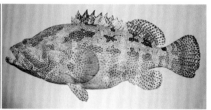

图 15.16　棕点石斑鱼

（图片引自：http://www.fishbase.org）

主要形态特征：体呈椭圆形，稍延长，侧扁而粗壮，背缘和腹缘为圆弧形，尾柄侧扁。侧线完全，与背缘平行，伸达尾基。头、体为浅灰棕色，微黄，背侧色深，腹部为浅白色。头部及全身密布许多黑色小点。头部及腹部小斑之间为浅白色，有时形成蜂巢状白色网纹。体侧沿侧线具 2~4 个不规则大黑斑，各黑斑下方隐具宽横带，鳍棘部和鳍条部下方分别各具两个不规则大黑斑，尾柄上方亦具一个黑色鞍状斑。各鳍为浅白色，均密具黑色圆斑，各圆斑较头及体侧小斑为大。上颌两侧具 2~3 条较宽黑带。

分布：国外分布于日本、印度尼西亚、澳大利亚海域，以及印度洋和红海；中国南海西沙群岛海域有分布。

生态习性：为热带水深 60 m 以内浅海底层食肉性鱼类，也栖息于珊瑚礁礁盘的浅海区，主食底栖甲壳动物和小鱼，珊瑚礁中较多。

毒器：虽为常见食用鱼类，但生活于礁区的大型个体，有时因食物链关系而在体内积累珊瑚礁鱼毒素，尤以内脏毒性较强。

危害类型：误食中毒。

危险等级：C 级。

伤害症状：出现口角及四肢肌肉麻痹、呕吐、腹泻和冷热感觉颠倒等症状。有的患者接受治疗后其麻痹症状要持续数周才会消失。

预防及处置：按照本章概述中预防及处置方法来处理。

17. 中文名：清水石斑鱼（图 15.17）

学名：*Epinephelus polyphekadion*（Bleeker，1849）

俗名：石斑、过鱼、罔仔、鲙仔、杉斑

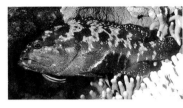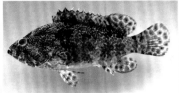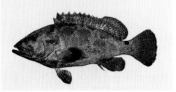

图 15.17　清水石斑鱼

（图片引自：http://www.fishbase.org）

主要形态特征：体呈长椭圆形，稍延长，侧扁，粗壮，背缘和腹缘为圆弧形；尾柄侧扁。头及体侧密具深棕色小点，这些小点也见于两颌、唇部、鳃盖膜、颊部和口的内侧；头部及体背具 5~6 个深棕色不规则的大斑块，重叠于棕色小点上。尾柄部中间上方具一个鞍状斑块。各鳍具许多白色小点，头及体侧有时亦具少量白点。

分布：国外分布于印度洋非洲东岸至太平洋中部波利尼西亚海域；中国南海，南沙群岛海域有分布。

生态习性：为暖水性近岸底层食肉性鱼类，栖息于珊瑚礁及环礁内的浅海区，喜食底栖甲类、鱼类和头足类。

毒器：产于热带太平洋海域的大型个体，其肉常含珊瑚礁鱼毒素。

危害类型：误食中毒。

危险等级：C 级。

伤害症状：出现四肢肌肉麻痹、呕吐、腹泻等症状。

预防及处置：按照本章概述中预防及处置方法来处理。

18. 中文名：蓝点鳃棘鲈（图 15.18）

学名：*Plectropomus areolatus*（Rüppell，1830）

俗名：西星斑

主要形态特征：体呈长椭圆形，侧扁，粗壮，背缘和腹缘为浅弧形，尾柄侧扁。背鳍鳍棘部和鳍条部相连续，无缺刻。臀鳍与背鳍鳍条部相对，同形，后缘浅为圆形，第二鳍棘最长。胸鳍宽圆，下位。腹鳍短小，末端不伸达肛门。尾鳍为截形。头、体为暗红褐色。头、体及鳍散具许多褐边蓝色小斑，斑点小于瞳孔。成鱼体侧斑点大而密。胸鳍为浅褐色，腹鳍为深褐色，其余各鳍为红褐色，均具蓝色细斑。背鳍鳍条部及尾鳍边缘为白色。

分布：国外分布于菲律宾、印度尼西亚和日本南部海域；中国南海、台湾海峡，西沙群岛海域有分布。

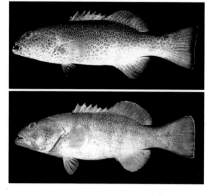
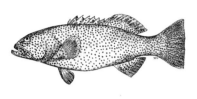

图 15.18　蓝点鳃棘鲈

（图片引自：http：//www.fishbase.org）

生态习性：为暖水性近岸底层食肉性鱼类，栖息于珊瑚礁及环礁内的浅海区，喜食底栖甲类、鱼类和头足类。

毒器：产于热带太平洋海域的大型个体的肉常含珊瑚礁鱼毒素。

危害类型：误食中毒。

危险等级：C 级。

伤害症状：出现四肢肌肉麻痹、呕吐、腹泻等症状。

预防及处置：按照本章概述中预防及处置方法来处理。

19. 中文名：点线鳃棘鲈（图 15.19）

学名：*Plectropomus oligacanthus*（Bleeker，1855）

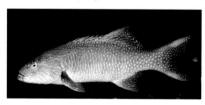
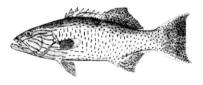

图 15.19　点线鳃棘鲈

（图片引自：http：//www.fishbase.org）

主要形态特征：体稍延长，侧扁，背腹缘为浅弧形。眼较小，吻长为眼径的 2.2 倍。口大，斜裂，体被细栉鳞。侧线完全，与背缘平行，伸达尾鳍基。背鳍鳍棘部和鳍条部连续，具 7 个鳍棘、12 条鳍条，鳍条部后缘内凹。臀鳍起点在背鳍第三鳍条下方，具 3 个鳍棘，8 条鳍条，鳍棘短小，鳍条部后缘内凹。尾鳍后缘为凹形。体为棕褐色，具许多蓝色的横行断续线纹和小点。头部和背部、胸鳍、背鳍和臀鳍的蓝色线纹纵向排列，体侧腹部和尾部散布蓝色小点。

分布：国外分布于热带太平洋和印度洋；中国南海，西沙群岛海域有分布。

生态习性：为暖水性近岸底层食肉性鱼类，栖息于珊瑚礁及环礁内的浅海区。

毒器：产于热带太平洋海域的大型个体的肉常含珊瑚礁鱼毒素，毒性强烈。误食后严重者能致死。在中国台湾曾有中毒事件的发生。

危害类型：误食中毒。

危险等级：B 级。

伤害症状：出现四肢肌肉麻痹、呕吐、腹泻等症状。

预防及处置：按照本章概述中预防及处置方法来处理。

20. 中文名：侧牙鲈（图 15.20）

学名：*Variola louti*（Forsskål，1775）

俗名：朱鲙、过鱼、石斑、粉条、花条

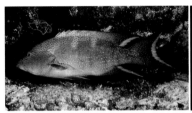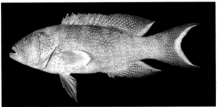

图 15.20　侧牙鲈

（图片引自：http://www.fishbase.org）

主要形态特征：体稍延长，侧扁，背、腹缘圆钝。头中等大，头长大于体高。眼中大，侧上位。体被细栉鳞，头部除吻、唇、眼间隔外，皆被鳞。侧线完全，在胸鳍上方呈弧形弯曲。背鳍鳍棘部与鳍条部相连续。鳍条部第十至十二鳍条延长，矛状突出。臀鳍与背鳍鳍条部相对。体呈赤黄色，散有淡红或紫蓝色斑点，鳍为红色，尾鳍后缘具黄色边缘。

分布：国外分布于印度洋非洲东岸至太平洋中部马绍尔群岛、印度尼西亚、日本和菲律宾海域；中国台湾岛和南海诸岛海域均有分布。

生态习性：为暖水性底层中、大型鱼类。栖息于珊瑚礁沿礁盘的浅水中，也有栖息于 60 m 深的海区，以底层鱼类为食。

毒器：栖息于礁区的大型个体，因食物链关系，其肉、肝脏、生殖腺、消化道常会积累珊瑚礁鱼毒素，其中内脏毒素较强。毒性在 −20℃ 下贮藏 50 d 可自行消失，但加热处理后冷冻可有效地保持其毒性。

危害类型：误食中毒。

危险等级：C 级。

伤害症状：症状为呕吐、行动障碍等。

预防及处置：按照本章概述中预防及处置方法来处理。

21. 中文名：叉尾鲷（图 15.21）

学名：*Aphareus furca*（Lacepède，1801）

俗名：小齿蓝鲷、黄加甲

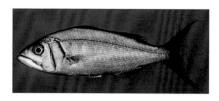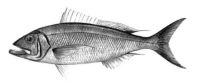

图 15.21　叉尾鲷

（图片引自：http://www.fishbase.org）

主要形态特征：体呈纺锤形，稍侧扁。头较尖突；长于体高。前鳃盖骨边缘较宽，裸露，具皱褶。背鳍连续，中间无缺刻，鳍条部最后鳍条延长，稍短于头长之半。臀鳍与背鳍鳍条部相对，最后鳍条延长，和背鳍最后鳍条同形。胸鳍尖，镰状，上缘鳍条延长，其长约等于头长。尾鳍深分叉，上、下叶尖。体呈浅紫蓝色，胸鳍及背鳍呈灰紫色，微黄，腹鳍及臀鳍为艳黄色。

分布：国外分布于印度洋塞舌尔群岛至太平洋夏威夷群岛海域，北至日本南部海域，南至澳大利亚海域；中国台湾岛南部沿岸海域及南海诸岛海域均有分布。

生态习性：为暖水性中小型底层鱼类。栖息于珊瑚礁海域及沿岸岩礁区，栖息水深自表层至 7~10 m 处。主食鱼类，偶食底栖甲壳类。

毒器：肉一般无毒，但栖息于礁盘的大型个体因食物链关系会在体内积累珊瑚礁鱼毒素，误食后会引起中毒。

危害类型：误食中毒。

危险等级：C 级。

伤害症状：症状为呕吐、行动障碍等。

预防及处置：按照本章概述中预防及处置方法来处理。

22. 中文名：蓝短鳍笛鲷（图 15.22）

学名：*Aprion virescens* Valenciennes，1830

俗名：蓝笛鲷、绿笛鲷、绿短臂鱼、赤笔仔、汕午、龙占舅

主要形态特征：体延长，呈纺锤形，侧扁。头中等大，头长大于体高。眼较小，上侧位；眼间隔宽而平坦。体被小栉鳞，背鳍鳍条部、臀鳍和头顶部无鳞。体为银色，背侧稍呈蓝绿色，腹部呈银白色，背鳍和臀鳍为红褐色；胸鳍和腹鳍为微黄色，端部为灰褐色。背鳍最后数鳍棘的鳍膜基底具紫色斑块。尾鳍后缘为黑色。

分布：国外分布于印度洋西部至马绍尔群岛、波利尼西亚、日本、澳大利亚和印度尼西亚海域；中国台湾岛和南海诸岛海域均有分布。

生态习性：为暖水性中底层洄游中大型鱼类。生活于珊瑚丛中的礁盘浅水域。也见水深 100 m 处。以鱼类为食。春夏季的月圆前后会洄游于礁区陡坡间产卵。

毒器：小型个体肉可供食用，但栖息于珊瑚礁中的大型个体其肉及内脏常含有珊瑚礁鱼毒素，肉毒性较轻，内脏毒性强。

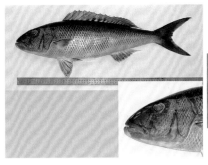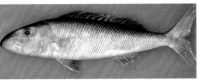

图 15.22　蓝短鳍笛鲷

（图片引自：http：//www.fishbase.org）

危害类型：误食中毒。

危险等级：C 级。

伤害症状：症状为呕吐、行动障碍等。

预防及处置：按照本章概述中预防及处置方法来处理。

23. 中文名：白斑笛鲷（图 15.23）

学名：*Lutjanus bohar*（Forsskål，1775）

俗名：海豚哥、红鱼曹、花脸

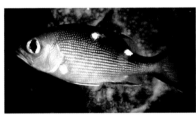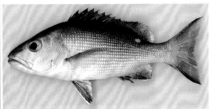

图 15.23　白斑笛鲷

（图片引自：http：//www.fishbase.org）

主要形态特征：体稍延长，呈长椭圆形，侧扁，背缘为浅弧形，腹部钝圆。体被中大栉鳞，头顶裸露，颊部及鳃盖部被鳞。体背侧为暗紫褐色，腹侧为红褐色。尾鳍为暗紫色，上下缘稍淡。背侧鳞的中央部为淡紫红色，淡紫红色的线纹斜向上后方。背侧在背鳍鳍棘部下方和鳍条部下方各隐具一块淡色圆斑块。

分布：国外分布于印度洋非洲东岸至太平洋中部波利尼西亚、日本、菲律宾和印度尼西亚海域；中国台湾岛和南海诸岛海域均有分布。

生态习性：为栖息于珊瑚礁区的潟湖及外礁的近海中下层鱼类，喜栖息于近底层或中层水深 10~70 m 的岩礁洞穴内。常单独巡游于岩礁四周寻找猎物，以刺尾鱼类、甲壳类幼体和腹足类为食。

毒器：栖息于珊瑚礁中的大型个体常含珊瑚礁鱼毒素，其肉及内脏有毒，毒性强弱与鱼体大小有关，体重 1 kg 以下者约 25%有毒，5 kg 以上者 100%有毒。性别、产卵期与毒性无关，一般内脏毒性大，肝脏、肠和精巢毒性大于肌肉。

危害类型：误食中毒。

危险等级：B级。

伤害症状：症状为呕吐、行动障碍等。中国台湾曾发生因进食有毒白斑笛鲷而中毒死亡的案例。

预防及处置：按照本章概述中预防及处置方法来处理。

24. 中文名：金焰笛鲷（图15.24）

学名：*Lutjanus fulviflamma*（Forsskål，1775）

俗名：红鸡仔、赤笔仔、黑点、乌点仔、海鸡母、红花仔、黄记仔

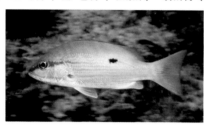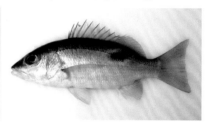

图15.24　金焰笛鲷

（图片引自：http：//www.fishbase.org）

主要形态特征：体呈长椭圆形，侧扁，背缘为浅弧形，腹部钝圆。侧线上方鳞片为斜行，下方鳞片与侧线成水平。体为浅红色，背侧为绿褐色，腹部为淡色，各鳍为黄色。侧线上方具斜行黄条纹，下方具8条纵行黄条纹。颊部及鳃盖部有黄色点。背鳍鳍条部下方之侧线上具一个黑斑，此黑斑约有2/3位于侧线下方。尾鳍和腹鳍末端有细黑边。

分布：国外分布于印度洋非洲东岸至日本、菲律宾、印度尼西亚、巴布亚新几内亚和澳大利亚海域；中国台湾岛、广东和南海诸岛海域均有分布。

生态习性：为暖水性底层中小型鱼类。生活于沿岸珊瑚礁附近海域水深3~35 m处。有时也进入咸淡水。

毒器：栖息于珊瑚礁中的大型个体常含珊瑚礁鱼毒素，肉有微毒，内脏毒性较强。

危害类型：误食中毒。

危险等级：C级。

伤害症状：症状为呕吐、行动障碍等。中国台湾曾发生因进食有毒金焰笛鲷而中毒死亡的案例。

预防及处置：按照本章概述中预防及处置方法来处理。

25. 中文名：隆背笛鲷（图15.25）

学名：*Lutjanus gibbus*（Forsskål，1775）

俗名：红鸡仔、海猪哥、红鱼仔、红鸡鱼、铁汕婆

主要形态特征：体呈长椭圆形，侧扁。头中等大，后头部隆突，头长小于体高。吻较

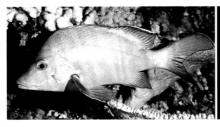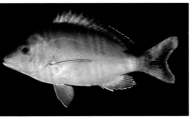

图 15.25　隆背笛鲷

（图片引自：http：//www.fishbase.org）

长，吻的背缘内凹。眼大，上侧位。背鳍一个，鳍条部与鳍棘部连续，中间略呈凹形，鳍棘细长，第三鳍棘最长；鳍条部后缘较失。臀鳍与背鳍鳍条部相对，同形，第二鳍棘强，鳍条部后缘较尖。体为深红色，背侧为红褐色，尾鳍为暗红色，其余各鳍为橘红色，边缘为灰红色。

分布：国外分布于印度洋非洲东岸至太平洋中部土阿莫土群岛海域；中国台湾岛及南海诸岛海域均有分布。

生态习性：为暖水性中小型底层鱼类。幼鱼栖息于珊瑚礁区浅水域，成鱼移向水深60 m泥底深水域，为夜行性鱼。摄食底栖无脊椎动物和鱼类。

毒器：栖息于珊瑚礁区的大型个体，因食物链关系，常会在体内蓄积珊瑚礁鱼毒素，毒素主要积累于肝脏，其次为消化道，鱼肉部分毒性最小。据记载，将鱼肉放入冷冻室长期保存可使毒性消失。

危害类型：误食中毒。

危险等级：B级。

伤害症状：成鱼毒性较幼鱼强，症状为下痢、呕吐和手足遇水似针扎感和麻痹。中国台湾曾发生因进食有毒驼背笛鲷而中毒死亡的案例。

预防及处置：按照本章概述中预防及处置方法来处理。

26. 中文名：金带齿颌鲷（图 15.26）

学名：*Gnathodentex aureolineatus*（Lacepède，1802）

俗名：黄点鲷、龙占、龙占舅

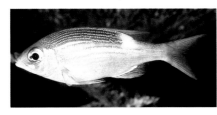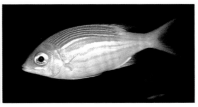

图 15.26　金带齿颌鲷

（图片引自：http：//www.fishbase.org）

主要形态特征：体呈长椭圆形，颇侧扁，背、腹缘稍隆起。侧线连续，侧上位，直达尾鳍基部。胸鳍中等长，后端伸达腹鳍末端。腹鳍起点在胸鳍基的稍后方，后端伸达肛门。尾鳍叉形。体色多变异，背部为紫褐色带黄绿色，头部为紫红色，腹部为淡色。各鳍为淡红色。体侧具多条金黄色纵线，眼下部有银白色纵线，背鳍鳍条部的末端下方有一块黄色斑。

分布：国外分布于印度洋非洲南部至太平洋中部波利尼西亚、日本、菲律宾、印度尼西亚和澳大利亚海域；中国台湾岛及南海诸岛海域均有分布。

生态习性：为暖水性中小型底层鱼类。多半成群游于珊瑚礁礁盘上缘，较少单独在礁区活动，游动慢而似静止，夜间则分散至外围砂地觅食。主要摄食底栖动物。

毒器：一般无毒，可食用，但栖息于珊瑚礁区的大型个体，因食物链关系，体内常会蓄积珊瑚礁鱼毒素，肉及内脏有强毒，不宜食用。

危害类型：误食中毒。

危险等级：B级。

伤害症状：动物试验中毒症状为神经麻痹和运动障碍，人误食中毒鱼后严重者亦会有肌肉疼痛、扭曲、麻痹、昏睡不醒等症状，最后因呼吸麻痹而死亡，死亡率在12%。

预防及处置：按照本章概述中预防及处置方法来处理。

27. 中文名：长吻裸颊鲷（图15.27）

学名：*Lethrinus miniatus*（Forster，1801）

俗名：猪哥仔、海猪哥、龙尖、龙占

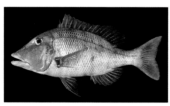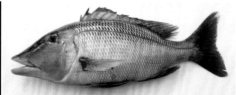

图15.27 长吻裸颊鲷

（图片引自：http：//www.fishbase.org）

主要形态特征：体呈长椭圆形，侧扁。头中等大，呈长形。吻特别尖长，吻长为眼径的2.5倍以上。体被弱栉鳞，头部仅鳃盖骨被鳞，其余部分裸露无鳞。尾鳍基具少数细鳞。背鳍中部鳍棘与侧线间有鳞约5行。体背部为黄绿色，体侧为棕褐色，散布许多不规则浅色暗斑。头为浅褐色，颊部有几条淡青色斜纹。背鳍为浅红色。臀鳍、胸鳍及腹鳍为黄色。尾鳍为棕红色，后缘为深红色。

分布：国外分布于印度洋非洲东岸至日本、菲律宾、印度尼西亚和澳大利亚海域；中国台湾、广东沿海和南海诸岛海域均有分布。

生态习性：为暖水性中小型底层鱼类。在珊瑚礁区内外水层中活动。产卵期间会集成大群。潜水观察时不易靠近鱼群。以底栖无脊椎动物为食。

毒器：一般供食用，但栖息于珊瑚丛及礁区的个体，其肉、肝脏、血液均有毒，毒随鱼体大小而异，个体较小者毒性轻微，个体大者有强毒，甚或剧毒，能致死。鲜肉及煮过鱼肉均有毒。

危害类型：误食中毒。

危险等级：B级。

伤害症状：动物试验中毒症状为神经麻痹和运动障碍，人中毒严重者出现腹痛、胸部不适、呼吸困难，继而呕吐、全身浮肿、口渴，最后手足麻痹，甚至死亡。

预防及处置：按照本章概述中预防及处置方法来处理。

28. 中文名：单列齿鲷（图15.28）

学名：*Monotaxis grandoculis*（Forsskål，1775）

俗名：大眼黑鲷、月白、大目黑格

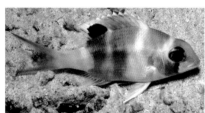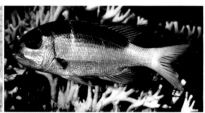

图15.28　单列齿鲷

（图片引自：http：//www.fishbase.org）

主要形态特征：体呈椭圆形，侧扁而高，背、腹缘浅弧形。头中等大，头上部外廓在眼前部向吻端倾斜较大，后头部至眼前部缓缓隆起。吻短而圆钝，背缘几垂直向前下方急剧倾斜，吻长稍大于眼径或相等。眼大，上侧位，位于头部的中央。体为蓝银灰色，腹部为灰白色，头背部为深紫灰色，唇为黄色，各鳍为橙色或带红色。幼鱼眼球上方有一个黑斑。

分布：国外分布于印度洋非洲东南部至太平洋热带海域和日本等海域；中国台湾海峡及南海诸岛海域均有分布。

生态习性：为暖水性中型底层鱼类。栖息于岩礁或珊瑚礁海域，成鱼栖息于水深60 m以内浅海中。幼鱼独居，夜间出游于外，于砂地觅食。性贪食，主食底栖无脊椎动物和鱼类。

毒器：一般供食用，但产于热带太平洋地区及生活于珊瑚丛和礁区的大型个体，大多数含珊瑚礁鱼毒素，其肉有毒。

危害类型：误食中毒。

危险等级：B级。

伤害症状：误食后出现腹痛、上吐下泻、肌肉疼痛及全身乏力等症状，有时亦有牙松动、惧光等情形。

预防及处置：按照本章概述中预防及处置方法来处理。

29. 中文名：灰鳍异大眼鲷（图 15.29）

学名：*Heteropriacanthus cruentatus*（Lacepède，1801）

俗名：红目鲢

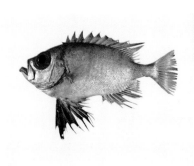
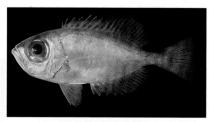
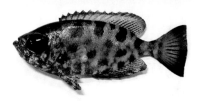

图 15.29　灰鳍异大眼鲷

（图片引自：http：//www.fishbase.org）

主要形态特征：体呈长椭圆形，较侧扁。前鳃盖骨边缘有细锯齿，隅角处有强扁平棘。背鳍连续，鳍棘部与鳍条部中间无缺刻。臀鳍与背鳍鳍条部相对，同形，以第三鳍棘最长。胸鳍小于腹鳍，下侧位。腹鳍发达。尾鳍为截形。体为红色，背鳍鳍条部、臀鳍及尾鳍上密布暗红色小斑点。

分布：国外分布于印度洋非洲东岸至太平洋中部夏威夷群岛海域，北至日本海域；中国台湾岛沿岸海域及南海诸岛海域均有分布。

生态习性：为暖水性中小型底层鱼类，喜栖息于砂泥底质环境及珊瑚礁海域。群栖性，随季节变化成群洄游。典型夜游性鱼类，夜间离礁成群至砂泥地或水层中觅食。肉食性，以小鱼、虾类及其他软体动物为食。

毒器：一般无毒。但栖息于珊瑚丛礁区的大型个体，因食物链的关系致使鱼体内脏积累珊瑚礁鱼毒素，甚至有的个体可以在体内积累鱼毒素长达 18 个月之久。

危害类型：误食中毒。

危险等级：C 级。

伤害症状：误食后出现腹痛、上吐下泻、肌肉疼痛及全身乏力等症状，有时亦有牙松动、惧光等情形。

预防及处置：按照本章概述中预防及处置方法来处理。

30. 中文名：黑尻鲹（图 15.30）

学名：*Caranx melampygus* Cuvier，1833

俗名：甘仔鱼、白浩仔、瓜仔

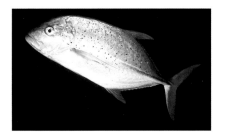
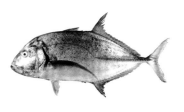

图 15.30　黑尻鲹

（图片引自：http：//www.fishbase.org）

主要形态特征：体呈椭圆形，稍延长，侧扁；尾柄宽大于高。头中等大，侧扁，头长小于体高。吻圆钝，眼小，后脂眼睑发达，伸达瞳孔后缘。背鳍两个，鳍的前部较长，形似镰刀状。臀鳍与第二背鳍相对，同形，呈镰刀状。胸鳍尖长，呈镰刀状，长于头长，几伸达臀鳍中部。尾鳍深叉。体为蓝绿色或褐色，腹部为浅蓝色并带有浅红色及淡黄色，眼为橙色。体侧无斑点，第二背鳍和臀鳍前部顶端以及尾鳍上、下叶末端呈蓝色，胸鳍为淡黄色，腹鳍为淡蓝色。幼鱼体侧具粗横带。

分布：国外分布于热带太平洋和印度洋；中国台湾岛及南海诸岛海域均有分布。

生态习性：为暖水性大中型底层鱼类。栖息于珊瑚丛中的礁盘区，以底栖无脊椎动物为食。

毒器：小型鱼（全长 300 mm 以下）无毒，可供食用，但生活于珊瑚丛中礁盘区大型鱼的肌肉和内脏偶含有珊瑚礁鱼毒素，个体越大，毒性越强。

危害类型：误食中毒。

危险等级：C 级。

伤害症状：中毒症状大多为知觉、运动神经麻痹。

预防及处置：按照本章概述中预防及处置方法来处理。

31. 中文名：低鳍鲀（图 15.31）

学名：*Kyphosus vaigiensis*（Quoy & Gaimard，1825）

俗名：白毛、白闷

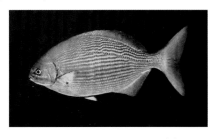
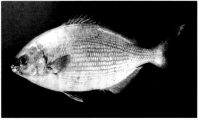

图 15.31　低鳍鲀

（图片引自：http：//www.fishbase.org）

主要形态特征：体侧扁，近卵圆形。背鳍鳍棘部与鳍条部相连，中间无缺刻，鳍条部基底稍长于鳍棘部基底，最长鳍条短于最长鳍棘。臀鳍起点在背鳍鳍条部下方，与背鳍鳍条部同形。体为灰绿色，微黄，背部为深褐色，腹部为浅色。体侧每一鳞片中央为灰黄色，各鳞片相连构成若干条金黄色纵带。臀鳍、腹鳍为黑褐色，其余各鳍为灰褐色。自吻端沿眼下缘有一银色带，向后延伸至胸鳍基。

分布：国外分布于印度洋非洲东部至太平洋中部海域，北至日本海域；中国台湾各地岩礁沿岸海域，西沙群岛和南沙群岛海域均有分布。

生态习性：为暖水性中型底层鱼类。栖息于各岩礁岸边及珊瑚丛中各浅礁，于中表层水域活动。草食性，啃食海藻。

毒器：一般无毒。但生活于珊瑚丛礁区的大型个体，因食物链的关系致使鱼体内脏积累珊瑚礁鱼毒素。

危害类型：误食中毒。

危险等级：C级。

伤害症状：中毒症状大多为知觉、运动神经麻痹。

预防及处置：按照本章概述中预防及处置方法来处理。

32. 中文名：无斑拟羊鱼（图 15.32）

学名：*Mulloidichthys vanicolensis*（Valencienne，1831）

俗名：秋姑、须哥、臭肉

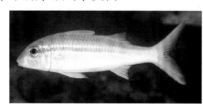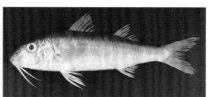

图 15.32　无斑拟羊鱼

（图片引自：http://www.fishbase.org）

主要形态特征：体呈梭形，略侧扁。头中等大，头长略大于体高。吻较钝，大于眼径。眼大，上侧位。眼间隔微凸。体被栉鳞，栉齿甚弱，鳞大，易脱落。侧线沿体侧中部至尾鳍基。背鳍两个，分离，第一背鳍大于第二背鳍，以第一鳍棘最长；第二背鳍位于臀鳍的上方。臀鳍与第二背鳍相对，同形。胸鳍宽短。腹鳍腹位，与胸鳍等长。尾鳍分叉。体呈浅黄色，腹部呈白色。各鳍呈黄色。

分布：国外分布于太平洋西部至中部夏威夷群岛海域，北至日本海域；中国台湾岛和西沙群岛海域有分布。

生态习性：为暖水性小型底层鱼类。栖息于热带珊瑚礁区外缘软泥或砂泥底质的浅水处。喜在水质清澄的海域活动，常集成小群，以其颌须探索砂泥地中的无脊椎动物为食。

毒器：一般无毒，但生活于热带礁区的个体，因食物链关系在体内积累珊瑚礁鱼毒素。尤以肝脏、胃、肠、生殖腺为甚。

危害类型：误食中毒。

危险等级：C 级。

伤害症状：中毒症状大多为知觉、运动神经麻痹。

预防及处置：按照本章概述中预防及处置方法来处理。

33. 中文名：丝蝴蝶鱼（图 15.33）

学名：*Chaetodon auriga* Forsskål，1775

俗名：人字蝶、白刺蝶、碟仔、白虱两鬓、金钟、米统仔

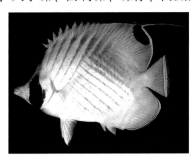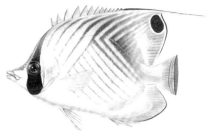

图 15.33　丝蝴蝶鱼

（图片引自：http://www.fishbase.org）

主要形态特征：体呈卵圆形，颇高；背缘尤为凸起，其侧扁，尾柄短而高。头中等大，长度大于高度。吻较长，向前突出，前端颇尖。体为淡黄色，腹面色淡，后部与奇鳍为橙黄色。体侧具 7~8 条"<"形紫色线纹，最后两个线纹宽。由颈部向下经眼至间鳃盖骨缘有一条黑色横带，眼下部分较窄。背鳍鳍条部的缘为黑色，近边缘处、在丝状突的下方有一块大于眼径的黑斑。臀鳍边缘为黄色，近边缘有一条细黑带。尾鳍后缘为紫色，近边缘有两条黑色横带。

分布：国外分布于印度洋非洲东岸至太平洋中部夏威夷及塔希提岛海域，南到澳大利亚海域，北到日本琉球群岛海域；中国台湾岛、海南岛及南海诸岛等海域均有分布。

生态习性：为暖水性小型鱼类。栖息于珊瑚礁碎石区或藻丛中。常三五成群或几十个一群翩翩游荡，稍受惊扰，即藏入礁石缝中。以珊瑚虫、多毛类、藻类及小虾、蟹为食。

毒器：丝蝴蝶鱼为典型的珊瑚礁鱼类，栖息于珊瑚礁礁区的个体，因食物链关系体内会积累珊瑚礁鱼毒素，内脏毒性较强。

危害类型：误食中毒。

危险等级：C 级。

伤害症状：误食后会引起中毒，毒素主要影响人的消化系统和神经系统，出现呕吐、腹痛、知觉、运动神经麻痹等症状。

预防及处置：按照本章概述中预防及处置方法来处理。

34. 中文名：横带唇鱼（图 15.34）

学名：*Cheilinus fasciatus*（Bloch，1791）

俗名：横带龙、三齿仔、汕散仔、横带鹦鲷

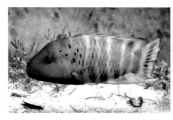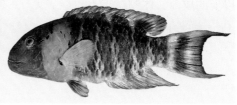

图 15.34　横带唇鱼

（图片引自：http：//www.fishbase.org）

主要形态特征：体延长，侧扁，背、腹缘呈浅弧形。体被大圆鳞，背鳍和臀鳍基底形成发达鳞鞘。体为黄灰色，体侧有 6~7 条暗褐色垂直横带，宽约 3 鳞，横带间距小于带宽。头部为暗褐色。眼的周围有红色放射状线纹。头部后方到胸部为红色。胸鳍和腹鳍为红色。背鳍、臀鳍和尾鳍为黄绿色，其上散布有红色小点和线纹。躯干部横带延伸至背鳍和臀鳍上。尾鳍后缘为暗色。

分布：国外分布于印度洋非洲东岸至太平洋中部，日本、菲律宾、印度尼西亚、巴布亚新几内亚和澳大利亚海域；中国台湾岛和南海诸岛海域均有分布。

生态习性：为暖水性中底层鱼类，栖息于沿岸珊瑚礁海域。主要以软体动物及小鱼为食。

毒器：一般无毒，但栖息于珊瑚礁区的大型个体，极易因食物链关系而在体内积累珊瑚礁鱼毒素，肉有微毒。

危害类型：误食中毒。

危险等级：C 级。

伤害症状：误食后会引起中毒，毒素主要影响人的消化系统和神经系统。

预防及处置：按照本章概述中预防及处置方法来处理。

35. 中文名：三叶唇鱼（图 15.35）

学名：*Cheilinus trilobatus* Lacepède，1801

俗名：三叶龙、石蚱仔、汕散仔、三叶鹦鲷、搭秉

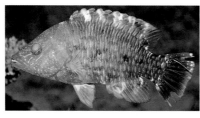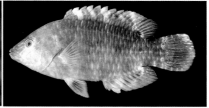

图 15.35　三叶唇鱼

（图片引自：http：//www.fishbase.org）

主要形态特征：体侧扁，呈长椭圆形，背、腹缘稍呈弧形。体被大圆鳞，沿背鳍和臀

鳍基底形成鳞鞘。体为绿褐色，体侧各鳞具红色垂直线。体侧具 4 条暗色不规则横带（体长 200 mm 以上的成鱼，体侧横带不明显或无），有时侧线中央具 3~4 个暗斑。头部具红色线纹和小斑。背鳍和臀鳍为绿色，边缘为红色。胸鳍为黄色。

分布：国外分布于印度洋非洲东岸及南部，东至太平洋中部马绍尔群岛、夏威夷、日本、菲律宾、印度尼西亚和巴布亚新几内亚海域；中国东海南部、台湾岛和南海诸岛海域均有分布。

生态习性：为暖水性中小型底层鱼类，栖息于热带、亚热带沿岸的珊瑚礁盘浅水区和礁盘边缘海域。以底栖无脊椎动物为食。白天出来觅食，晚上会在礁岩下阴暗处休息。

毒器：一般无毒，如产于福建南部沿海的个体可供食用。但据报道，生活于热带珊瑚礁的大型个体，极易因食物链关系而在体内蓄积珊瑚礁鱼毒素。毒性大小与鱼体大小有关，小型个体毒性仅为微毒，体长 400 mm 的大型个体为轻毒。

危害类型：误食中毒。

危险等级：C 级。

伤害症状：误食后会引起中毒，毒素主要影响人的消化系统和神经系统，出现呕吐、腹痛、知觉、运动神经麻痹等症状。

预防及处置：按照本章概述中预防及处置方法来处理。

36. 中文名：露珠盔鱼（图 15.36）

学名：*Coris gaimard*（Quoy & Gaimard，1824）

俗名：盖马氏鹦鲷、柳冷仔、红龙、丁斑、蟋蟀仔

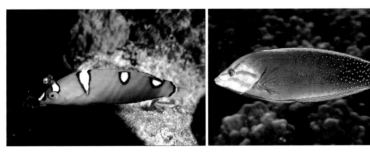

图 15.36　露珠盔鱼

（图片引自：http：//www.fishbase.org）

主要形态特征：体呈长方形，侧扁，背、腹缘呈浅弧形。背鳍一个，始于胸鳍基部前上方；前方第一和第二鳍棘延长，较柔软，第一鳍棘大于眼后头长。体为蓝绿色，各鳞具一个天蓝色点，头部具数条青绿色纵线。各鳍边缘为紫褐色。胸鳍为淡橘黄色，基部具蓝绿色斑块。背鳍和臀鳍基部为橙色，散布许多蓝色小点和红色条纹。腹鳍外侧鳍条呈蓝色，内侧呈绿色。尾鳍为黄色，后缘为橙色。

分布：国外分布于印度洋非洲南部至太平洋中部马绍尔群岛海域，日本、菲律宾、印度尼西亚、巴布亚新几内亚和澳大利亚海域；中国台湾岛及南海诸岛海域均有分布。

生态习性：暖水性中小型底层鱼类，栖息于珊瑚礁海域，较常见。摄食底栖无脊椎动

物。白天向海礁区潟湖及岩礁区等巡游、觅食，晚上则潜入砂中。

毒器：一般无毒，但生活于珊瑚礁区的大型个体，极易因食物链关系在体内蓄积珊瑚礁鱼毒素，肉有毒，是隆头鱼科中毒性较强的一种。

危害类型：误食中毒。

危险等级：C 级。

伤害症状：误食后会引起中毒，毒素主要影响人的消化系统和神经系统，出现呕吐、腹痛、知觉、运动神经麻痹等症状。

预防及处置：按照本章概述中预防及处置方法来处理。

37. 中文名：伸口鱼（图 15.37）

学名：*Epibulus insidiator*（Pallas，1770）

俗名：阔嘴郎

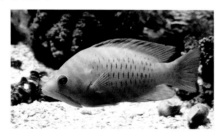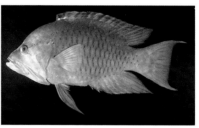

图 15.37　伸口鱼

（图片引自：http://www.fishbase.org）

主要形态特征：口中大，前位，斜裂，能明显向前伸出较长距离；下颚向后明显延长，后端伸越眼的后缘，伸越鳃盖膜边缘。背鳍一个，起点在胸鳍基部上方稍后。腹鳍起点在胸鳍基部下方，第二鳍条延长，伸达臀鳍第一鳍条处。尾鳍为截形，上、下叶延长。各鳍为暗褐色。背鳍第一鳍棘后方具一个暗褐色斑，鳍棘部有两条暗色纵带；幼鱼体侧有 4 条狭长的淡色带。

分布：国外分布于印度洋非洲东部至太平洋中部夏威夷、马绍尔群岛海域，日本、菲律宾、印度尼西亚和巴布亚新几内亚海域；中国台湾岛及南海诸岛均有分布。

生态习性：为暖水性中小型底层鱼类，多生活在珊瑚繁茂之海域，单独活动居多，夜间栖于礁穴中。

毒器：一般无毒，但栖息于珊瑚礁区的大型个体，因食物链关系在体内蓄积珊瑚礁鱼毒素，毒素常累积于肝、消化道和生殖腺等内脏中。肉有微毒。故在吃上述鱼类时最好将内脏丢弃。在中国台湾曾有误食珊瑚礁内含毒素的伸口鱼后在 10 min 死亡的案例。

危害类型：误食中毒。

危险等级：B 级。

伤害症状：误食后会引起中毒，毒素主要影响人的消化系统和神经系统，出现呕吐、腹痛、知觉、运动神经麻痹等症状。

预防及处置：按照本章概述中预防及处置方法来处理。

38. 中文名：青点鹦嘴鱼（图 15.38）

学名：*Scarus ghobban* Forsskål，1775
俗名：鹦哥、黄衣鱼、青衫（雄）、红蠔鱼（雌）、红衫、蠔鱼（雌）

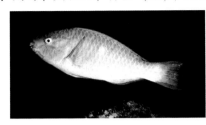 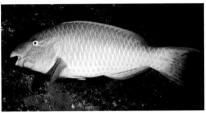

图 15.38　青点鹦嘴鱼

（图片引自：http://www.fishbase.org）

主要形态特征：体侧扁，呈长椭圆形。头大，背腹缘均匀圆凸。吻颇长，前端钝圆。体被大圆鳞，鳃盖与尾鳍上的鳞片尤大。体为蓝绿色，各鳞片具橙黄色边缘，或体呈橙黄色，具 5 条由蓝绿色斑点形成的横带。头部为橙黄色。在眼前上方有一条蓝绿色带横过眼间。眼下缘有一条绿色带纹伸向下颌。上唇为绿色，边缘为橙红色。头腹面尚有一条绿色带横过颏部。背鳍与臀鳍为橙红色，或臀鳍呈紫色，边缘和基部均各有一条蓝色纵带。胸鳍上部数鳍条蓝绿色，中间具一条较宽的蓝紫色纵带。腹鳍为橙黄色，上缘具一条绿色纵带。尾鳍纹蓝绿色，上、下叶内侧各有一条紫红色纵带。

分布：国外分布于印度洋非洲东岸至太平洋波利尼西亚海域，北达日本南部海域；中国台湾岛、广东、福建、海南岛和南海诸岛海域均有分布。

生态习性：为暖水性中型底层鱼类。栖息于珊瑚礁礁盘近岸处。夜间栖息于礁洞中，由口中吐出黏液泡囊保护自己。成鱼大部分独游于接近珊瑚礁旁的砂地，幼鱼大多成群在珊瑚礁海藻丛中觅食，以底栖无脊椎动物为食。

毒器：一般无毒，但栖息于珊瑚礁的个体，常因食物链的关系在体内积累足以造成食物中毒的珊瑚礁鱼毒素。

危害类型：误食中毒。

危险等级：B 级。

伤害症状：误食后轻则出现恶心、呕吐、下痢，重则导致肌肉疼痛、昏睡不醒、呼吸麻痹而死。

预防及处置：按照本章概述中预防及处置方法来处理。

39. 中文名：黑鹦嘴鱼（图 15.39）

学名：*Scarus niger* Forsskål，1775
俗名：鹦哥、青衫（雄）、蠔鱼（雌）、青蠔鱼、颈斑鹦哥鱼
主要形态特征：体呈长椭圆形，侧扁。头较大，头部在吻背缘微凹。体被大圆鳞，鳃

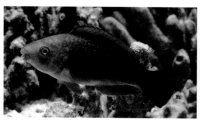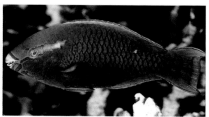

图 15.39 黑鹦嘴鱼

（图片引自：http：//www.fishbase.org）

盖及尾鳍上的鳞尤大。背鳍起点前方正中具鳞 6 个，向前可伸达眼的上方。体为棕褐微带血色，背侧为灰棕色。头部为红褐色，较鲜艳。体侧鳞片具 4 道深褐色条纹（尾柄鳞除外）。上唇上部、下唇边缘及颏部各有一条蓝绿色横带，下端为橙色。由口端至眼部有一条绿色斜线。眼周有辐射状之不规则条纹。各鳍为橙褐色，外缘具有蓝线。牙为绿色。靠鳃孔上角第一侧线鳞上有一个蓝色卵圆形斑，此斑至眼之间亦有几个蓝点。

分布：国外分布于印度洋非洲东部、红海至太平洋波利尼西亚海域，北达琉球群岛海域；中国台湾岛和南海诸岛海域均有分布。

生态习性：为暖水性中小型底层鱼类。栖息于热带珊瑚礁海区，通常单独在珊瑚生长茂盛的海域活动。大型雄鱼有其势力范围，除该鱼及一尾较大的雌鱼外，尚有数尾体型较小的雌鱼及小鱼组成家族集团，主要觅食藻类。

毒器：一般无毒，但栖息于珊瑚礁的个体，因食物链关系在体内积累珊瑚礁鱼毒素，尤以内脏为甚，误食可造成食物中毒。

危害类型：误食中毒。

危险等级：B 级。

伤害症状：误食后轻则出现腹痛、恶心、呕吐、下痢，重则导致肌肉疼痛、扭曲麻痹、昏睡不醒、呼吸麻痹而死。

预防及处置：按照本章概述中预防及处置方法来处理。

40. 中文名：宽尾鳞鲀（图 15.40）

学名：*Abalistes stellatus*（Anonymous，1798）

俗名：星点炮弹、宽尾板机鲀、剥皮竹、包仔、狄

主要形态特征：体呈长椭圆形，侧扁，背缘及腹缘为圆弧形。侧线显著，沿背侧呈弯弓状，伸达尾鳍基。尾柄细长，前部呈圆柱形，向后渐呈平扁状，尾柄宽大于高。在尾鳍基前缘的背、腹方各具一个凹陷，两侧具 3～4 行纵棱。体色多变。体背侧为灰褐色，微绿，第一背鳍后部鳍基及第二背鳍鳍基中部下方各有一块浅蓝色大斑，体背侧具许多淡蓝色小圆斑。头部有数条淡蓝色条纹。眼间隔附近常具黑褐色大斑。腹侧为淡黄色。第一背鳍为淡红色，有数个黑斑。其他各鳍为橙黄色。第二背鳍及臀鳍具 5～7 条蓝绿色纵纹。尾鳍后缘常具浅蓝色条纹。

分布：国外分布于印度洋非洲东部、红海至太平洋中部夏威夷、波利尼西亚海域，北

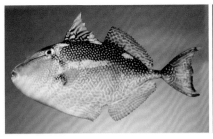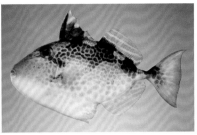

图 15.40　宽尾鳞鲀

（图片引自：http：//www.fishbase.org）

达日本海域，南至澳大利亚海域；中国台湾岛、广东和南海诸岛海域均有分布。

　　生态习性：为热带近海底层食肉性鱼类，主食软体动物和甲壳类。

　　毒器：内脏有弱碱毒。

　　危害类型：误食中毒。

　　危险等级：C 级。

　　伤害症状：误食内脏后会引起食物中毒，毒素主要影响人的消化系统和神经系统。

　　预防及处置：按照本章概述中预防及处置方法来处理。

41.　中文名：波纹钩鳞鲀（图 15.41）

学名：*Balistapus undulatus*（Park，1797）

俗名：黄带炮弹、钩板机鲀、剥皮竹、包仔、狄

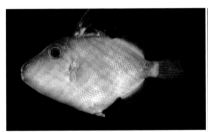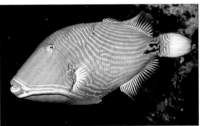

图 15.41　波纹钩鳞鲀

（图片引自：http：//www.fishbase.org）

　　主要形态特征：体呈长椭圆形，侧扁而高，背缘为圆弧形，第一背鳍鳍基处身体最高。头中等大，侧扁，侧视近似三角形，背缘在眼前方凹入。吻较长大，眼前方无纵凹沟。尾部两侧有两行向前的钩状棘，每行 3~4 个，棘较粗大。体呈茶褐色，有许多黄色波状条纹由背缘伸向腹后方，上唇为褐色，下唇中央有一条黄色横纹，口的上、下部都有黄色条纹伸向胸鳍下方。尾部钩状棘处有一个大黑斑。第一背鳍鳍膜上有一个红褐色斑，第二背鳍、臀鳍、胸鳍及尾鳍为黄色。

　　分布：国外分布于印度洋非洲东岸至太平洋中部海域，南至印度尼西亚海域，北至日本海域；中国台湾岛、海南岛和南海诸岛海域均有分布。

生态习性：为暖水性中小型底层鱼类。栖息于热带珊瑚丛中的礁盘海区，常独自在礁盘上水层活动，遇惊躲入礁洞。

毒器：栖息于珊瑚礁中的个体，因食物链关系在体内蓄积珊瑚礁鱼毒素，尤以内脏为甚。

危害类型：误食中毒。

危险等级：B级。

伤害症状：误食后引起上吐下泻、肌肉疼痛、口腔麻痹、皮肤出现红斑，甚至死亡。

预防及处置：按照本章概述中预防及处置方法来处理。

42. 中文名：花斑拟鳞鲀（图15.42）

学名：*Balistoides conspicillum*（Bloch & Schneider，1801）

俗名：小丑炮弹、花斑拟板机鲀、剥皮竹、包仔

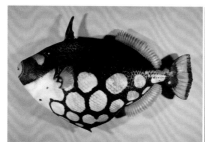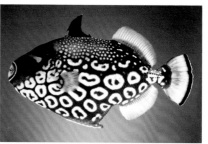

图15.42　花斑拟鳞鲀

（图片引自：http://www.fishbase.org）

主要形态特征：体呈卵圆形，侧扁，背、腹缘为浅弧形。头中等大，侧扁，头背缘平直。鳞中大，粗杂，略呈菱形。鳃孔后方有4个较大瘤形骨状鳞。尾柄细，侧扁，两侧各具2~3行逆行小棘，每行有6~7个小纵棱。体为黑褐色，下半部排列有3~4纵列黄白色大圆斑。第一背鳍下方呈淡色，散布许多小黑点。两眼前方具一条黄色带。口周围为橙黄色，其后有一圈轮状橙色的细条纹。尾鳍为黄褐色，基部和边缘为黑色。

分布：国外分布于印度洋非洲东岸、红海至太平洋中部波利尼西亚海域，北至朝鲜、日本海域，南至澳大利亚海域；中国台湾岛南部及南海诸岛海域均有分布。

生态习性：为暖水性中小型底层鱼类。栖息于珊瑚礁海域，以底栖无脊椎动物为食。

毒器：体有强毒，毒性不详，故不宜食用。

危害类型：误食中毒。

危险等级：C级。

伤害症状：不详。

预防及处置：按照本章概述中预防及处置方法来处理。

43. 中文名：褐拟鳞鲀（图15.43）

学名：*Balistoides viridescens*（Bloch & Schneider，1801）

俗名：黄褐炮弹、剥皮鱼、褐拟板机鲀、剥皮竹、包仔、黄边炮弹、坦克炮弹

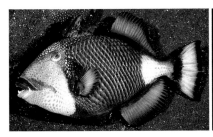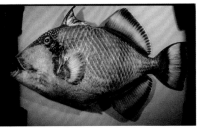

图 15.43　褐拟鳞鲀

（图片引自：http://www.fishbase.org）

主要形态特征：体呈卵圆形，侧扁，背缘及腹缘为圆弧形。头、体除上、下唇及吻端光皮外全体被鳞。体呈淡黄褐色，各鳞中央大部有灰黑色小斑，体侧中部微绿。自眼到胸鳍基附近有一条褐黑色横斜形宽带，眼间隔及其附近为灰褐色。上唇后方的光皮为红黑色，口角后方纵光皮的背缘呈红黑色。第一背鳍为淡红黄色，散布红黑色小斑，第二背鳍、臀鳍及尾鳍为黄色，边缘为浅蓝绿色，有许多淡绿色小圆斑。胸鳍为淡红色，鳍基前方有一些小黑斑。

分布：国外分布于印度洋非洲东岸、红海至太平洋中部诸岛海域，南至澳大利亚海域，北至日本海域；中国台湾岛、海南岛和南海诸岛海域均有分布。

生态习性：为暖水性中型底层鱼类。栖息于珊瑚丛中，常独游于礁区外缘近砂泥底处，夜间穴居。

毒器：栖息于珊瑚礁中的个体虽不具河豚毒素，但同其他有毒珊瑚礁鱼类相似，因食物链关系在体内积累珊瑚礁鱼毒素，尤以内脏含毒较多。

危害类型：误食中毒。

危险等级：B 级。

伤害症状：误食后 3~5 h 病发，除上吐下泻、肌肉疼痛、口腔麻痹、皮肤出现红斑外，还有全身痉挛，甚至死亡。

预防及处置：按照本章概述中预防及处置方法来处理。

44. 中文名：拟态革鲀（图 15.44）

学名：*Aluterus scriptus*（Osbeck，1765）

俗名：海扫手、乌连婆、扫帚鱼、剥皮鱼、粗皮狄、扫帚竹、连仔

主要形态特征：体延长，侧扁。背鳍两个。第一背鳍具一个弱鳍棘，其长略短于头长，位于眼中央上方，很短小，短于眼径；第二背鳍延长，始于肛门上方。臀鳍和第二背鳍同形，起点约在第二背鳍第五鳍条下方。胸鳍短小，呈扇形，位于鳃孔后方。腹鳍消失，无腹棘。尾鳍较长，为头长的 1.3 倍，后缘为圆形。体色多变异，一般为橄榄色，具许多小褐点和不规则蓝色细线纹。头部有一些波状条纹，尾鳍为暗色，其余各鳍为黄色。

毒器：生活于珊瑚礁之个体，因食物链关系在体内常积累珊瑚礁鱼毒素，尤以肠含毒

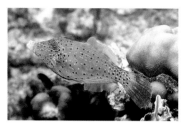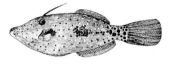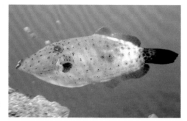

图 15.44　拟态革鲀

（图片引自：http：//www.fishbase.org）

量高，有猪吃此肠后死亡的报道。也有报道认为该鱼含苋葵毒素（palytoxin）。

分布：国外分布于印度洋非洲东岸、红海至太平洋中部各岛屿海域，也分布于热带大西洋各海区；中国台湾岛及南海诸岛海域均有分布。

生态习性：热带和亚热带近海鱼类，喜隐于海藻中。幼鱼体细长，有头向下倒立水底的奇异习性，与海藻很难区别。

危害类型：误食中毒。

危险等级：B 级。

伤害症状：误食后会引起食物中毒。

预防及处置：按照本章概述中预防及处置方法来处理。

45. 中文名：尖吻鲀（图 15.45）

学名：*Oxymonacanthus longirostris*（Bloth & Schneider，1801）

俗名：尖嘴炮弹、玉黍炮弹

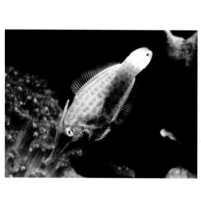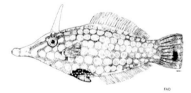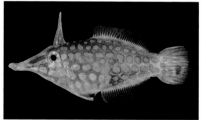

图 15.45　尖吻鲀

（图片引自：http：//www.fishbase.org）

主要形态特征：体延长，略呈叶状，侧扁，背腹缘呈浅弧形，尾柄短而高，侧扁。头中大，头吻部尖长，中部背缘稍凹入，前端延长呈管状。背鳍两个，第一背鳍具两个棘，第一棘始于眼中央上方，第二背鳍低而长，始于肛门前上方。臀鳍与第二背鳍相对，同形。胸鳍短小，呈圆形。腹鳍棘不能活动，上有许多粒状突起。尾鳍短，为圆形。体为绿色，体侧有许多橘黄色圆形、卵圆形或长条形斑点，排成7条纵行，腹部的圆斑几与眼径等大。头部有长条形斑纹，自吻端向后作辐射排列。第一背鳍为浅黄色，尾鳍为黄绿色，第五至第七鳍条外端有一条黑色斑纹，其余各鳍透明。

分布：国外分布于印度洋毛里求斯至太平洋中部斐济群岛海域，南至澳大利亚海域，北至日本海域；中国台湾南部及南海诸岛海域均有分布。

生态习性：为暖水性小型底层鱼类。常单独或成对于珊瑚礁区活动，以其长吻吸食珊瑚丛中的虾、蟹及珊瑚虫。

毒器：生活于珊瑚礁中的个体，常因食物链关系在体内蓄积珊瑚礁鱼毒素，最好不要食用。即使将鱼肉浸于盐水中30 min，且多次更换盐水，虽可减轻毒性，但非绝对安全。

危害类型：误食中毒。

危险等级：B级。

伤害症状：误食会引起中毒，严重时引发肌肉疼痛、昏睡不醒，最后呼吸麻痹而死。

预防及处置：按照本章概述中预防及处置方法来处理。

46. 中文名：黑头前角鲀（图15.46）

学名：*Pervagor melanocephalus*（Bleeker，1853）

俗名：红尾炮弹、红尾皮剥鲀

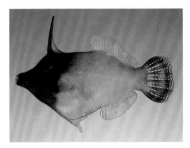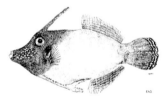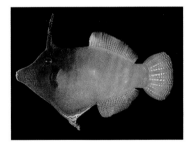

图15.46　黑头前角鲀

（图片引自：http://www.fishbase.org）

主要形态特征：体呈长椭圆形，腹缘呈圆弧形；尾柄短而侧扁，尾柄高为尾柄长的两倍。鳞片小而粗糙，尾柄部鳞片呈刚毛状。体前半部呈黑褐色，后半部为橙红色。鳃孔上方有一块大黑斑。第二背鳍及臀鳍均为灰褐色，鳍上有许多黑褐色斑点，连成6~7条纵行条纹。胸鳍为灰褐色。尾鳍为橘色，后缘为黄色，鳍的外缘有黑褐色斑点连成数条横行条纹。

分布：国外分布于印度洋、红海至太平洋中部斐济群岛等热带海区，南至澳大利亚海域，北至日本海域；中国台湾岛及南海诸岛海域均有分布。

生态习性：为暖水性小型底层鱼类。栖息于珊瑚礁或岩礁中。生性害羞，极具隐秘性。

毒器：栖息于珊瑚礁区的个体，常因食物链关系在体内常蓄积珊瑚礁鱼毒素。

危害类型：误食中毒。

危险等级：A 级。

伤害症状：误食会引起中毒，严重者上吐下泻、肌肉疼痛、昏睡不醒。在中国台湾曾有食用后 10 min 即死亡的案例。

预防及处置：按照本章概述中预防及处置方法来处理。

第十六章 血清毒鱼类

一、概述

某些鱼类如鳗形目中的鳗鲡属（*Anguilla*）、康吉鳗属（*Conge*）和裸胸鳝属（*Gymnothorax*），其血液（血清）含有毒素，称为鱼血清毒素（ichthyohemotoxin），它与鲀毒鱼类血中的毒素不同，可以被加热和胃液破坏。因此在一般情况下，鱼肉虽未洗净血液，但经煮熟后进食，不会引起中毒。鱼血中毒大多是通过胃肠道外引起的，大量生饮含有鱼血清毒素的鱼血而引起的中毒称为血清毒鱼类中毒（ichthyohemotoxic fish poisoning）。此外人体黏膜受损，接触有毒的鱼血也会引起炎症。这种血液有毒的鱼类，称为血清毒鱼类（ichthyohemotoxic fishes）。在中国民间少数地区有饮鲜鱼血以滋补身体的习俗，也发生过饮用生鱼血引起中毒的病例，应引起人们的关注。

（一）伤害症状

全身型中毒为生饮鱼血引起的全身性反应，异常罕见，其症状为腹泻、痢疾样粪便、恶心呕吐、口吐白沫、出皮疹、发绀、表情淡漠、全身软弱、脉搏不规则、感觉异常、麻痹和呼吸困难等，而且可能致死。局部型中毒是口腔、眼黏膜或损伤的皮肤直接接触到毒性鱼血所致。口腔症状为局部黏膜潮红、唾液过多及烧灼感；眼部症状为接触鱼血 5 ~ 20 min 后出现眼结膜充血、重度烧灼感、流泪和眼睑肿胀等症状，眼内异物感可持续数日之久。

（二）预防及处置

预防：宰杀此类鱼时要防止鱼血溅入眼内及手指皮肤损伤，以免其血通过伤口渗入组织，引起炎症。手指皮肤破损期间暂停操作或注意防护。

处置：无特效解毒药，局部反复接触可产生免疫，症状会减轻。

二、主要种类

1. 中文名：云纹蛇鳝（图 16.1）

学名：*Echidna nebulosa*（Ahl，1789）

俗名：钱鳗、薯鳗、虎鳗、糯鳗、节仔鳗

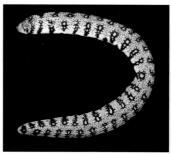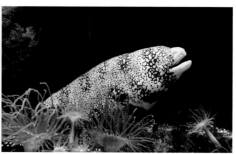

图 16.1　云纹蛇鳝

（图片引自：http://www.marinespecies.org）

主要形态特征：体呈长鳗状，稍侧扁。头较小，头长加躯干长为尾部长的 0.7~1.1 倍。两颌牙呈钝颗粒状。体完全无鳞，皮肤光滑。侧线孔不明显。背鳍、臀鳍、尾鳍较发达，互相连续，背鳍起点在鳃孔的前上方；臀鳍起点位肛门后方。无胸鳍。体侧具两块纵行不规则大型树枝状斑纹，其间具不规则网状纹。腹部具不规则的黑褐色斑。

分布：国外分布于西自红海及非洲东南岸海域，东到夏威夷及波利尼西亚群岛海域，南到澳大利亚海域，北到冲绳海域；中国台湾、海南岛和南海诸岛海域均有分布。

生态习性：栖息于潮间带及珊瑚礁海域，穴居。性情较温和，多以鱼类、头足类及甲壳类的虾、蟹为食。为夜行性，昼间偶会出洞捕食。

毒器：毒牙。血清中含有鱼血清毒素，生饮鱼血可造成食物中毒。

危害类型：误食中毒、咬伤。

危险等级：B 级。

伤害症状：误食引起中毒；被咬后引起剧痛。

预防及处置：按照本章概述中预防及处置方法来处理。

2. 中文名：豆点裸胸鳝

学名：*Gymnothorax favagineus*（Bloch & Schneider，1801）

危险等级：B 级。

其他详细介绍见第 242~243 页。

预防及处置：按照本章概述中预防及处置方法来处理。

3. 中文名：黄边裸胸鳝

学名：*Gymnothorax flavimarginatus*（Rüppell，1830）

详细介绍见第 243~244 页。

预防及处置：按照本章概述中预防及处置方法来处理。

4. 中文名：爪哇裸胸鳝

学名：*Gymnothorax javanicus*（Bleeker，1859）

详细介绍见第 244 页。

预防及处置：按照本章概述中预防及处置方法来处理。

5. 中文名：斑点裸胸鳝

学名：*Gymnothorax meleagris*（Shaw，1795）

详细介绍见第 245 页。

预防及处置：按照本章概述中预防及处置方法来处理。

6. 中文名：波纹裸胸鳝

学名：*Gymnothorax undulatus*（Lacepède，1803）

详细介绍见第 245~246 页。

预防及处置：按照本章概述中预防及处置方法来处理。

7. 中文名：花斑裸胸鳝

学名：*Gymnothorax pictus*（Ahl，1789）

详细介绍见第 246~247 页。

预防及处置：按照本章概述中预防及处置方法来处理。

第十七章 鲭毒鱼类和蛇鲭毒鱼类

第一节 鲭毒鱼类

一、概述

鲭鱼是重要的食用鱼。作为一种油性鱼类，它富含 ω-3 脂肪酸。鲭鱼的肉变质很快，特别是在热带地区，并且可能导致组胺中毒。类似鲭鱼中毒的情况，我们将食用变质鱼后出现组胺中毒症状的一类鱼统称为鲭毒鱼类。

通常导致组胺鱼中毒（histamine fish poisoning，HFP）的鱼类包括鲭鱼、金枪鱼、鲣鱼、秋刀鱼、沙丁鱼、凤尾鱼、鲱鱼、马林鱼、鲑鱼和非鲭鱼类等。鲭毒鱼类是鲭科为主的某些中上层鱼类，它们分布于温带和热带海域，大多生活在沿海或近海。其中鲭鱼是多产的产卵者，由于雌性卵漂浮在水面附近，繁殖必须靠近水面。它们的卵和幼鱼是浮游的，也就是说，它们在大海中自由漂浮。幼鲭鱼以浮游动物为食。成年鲭鱼有锋利的牙齿，捕杀小型甲壳类动物如桡足类，以及诱饵鱼、虾和鱿鱼。

（一）伤害症状

一般，当食入的鱼类每 100 g 含 200 mg 组胺时就会有中毒危险。从中毒患者发病情况来看，其特点是发病快，症状一般较轻，恢复得也快。通常进食后 15~90 min 内开始发病，但也有在数分钟内出现症状，而最长者在 12 h 以后才出现中毒症状。发病率较高，一般为 30%~50%（占进食人数）左右。中毒症状表现为颜面、颈部、胸部或全身皮肤潮红、发热感、出汗、口腔咽喉烧灼感。一部分人伴有恶心呕吐、腹泻与腹痛等胃肠症状。也有的人颜面肿胀、眼结膜充血、头晕、剧烈头痛、脉快、心悸等。有的患者有时出现荨麻疹、口渴、唇水肿，或发生口、舌、四肢发麻，全身乏力，烦躁等现象。个别患者出现气喘、吞咽或呼吸困难，眼花目眩和晕厥。严重时出现胸闷、支气管痉挛、呼吸窘迫。

（二）预防及处置

预防：①加强副食品卫生工作，做好水产品的质量管理。新鲜鱼在捕获后应尽快食用、冷冻或劈背加盐腌藏。避免鲜鱼在日光下曝晒。②购鱼时选择新鲜者食用，如遇鳃部苍白、鱼眼发红、凹陷或散发臭味的变质鱼应予处理。③组胺经加热不失其毒性，因此不仅是醋渍生鱼片，经煮、烧调理或晒成干品、腌渍品、罐头等加工品，也都有引起中毒的可能。因此，对于组胺中毒一向认为烧熟、煮透即安全的概念已不适用，也不能防止组胺中毒。

处置：一般患者症状较轻，在 1~12 h 内不治而愈。重症者用对症疗法，预后较好。病程最短者可在 30 min 内症状消失，最长者在 18~24 h 内康复，一般无死亡。

二、主要种类

1. 中文名：扁舵鲣（图 17.1）

学名：*Auxis thazard*（Lacepède，1800）
俗名：烟仔鱼、油烟、花烟、平花鲣、憨烟、平花烟、腩肚烟

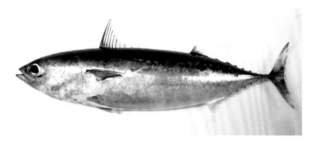

图 17.1　扁舵鲣

（图片引自：http://www.marinespecies.org）

主要形态特征：体呈纺锤形，横断面近侧扁。体在胸甲部被圆鳞，其余部分均裸露无鳞。侧线完全，沿背侧呈波状延伸，伸达尾鳍基。胸鳍小，呈三角形，中侧位。腹鳍小，位于胸鳍基底下方；腹鳍间突较大，约与腹鳍等长。尾鳍呈新月形。体背呈蓝黑色，腹部为浅灰色；体背侧在胸甲后方具不规则虫纹状黑斑，第一背鳍为灰褐色，其余各鳍为浅色。

分布：国外分布于各大洋热带海区；中国南海和东海，西沙群岛和南沙群岛海域有分布。

生态习性：为远洋暖水性中上层洄游性鱼类，游泳力强，速度快，集群性强。主食各种小型上层鱼类。

毒器：扁舵鲣肌肉含组胺酸较多，夏季易腐，保藏不善极易分解产生组胺，食后会引起过敏性食物中毒。

危害类型：误食中毒。

危险等级：C 级。

伤害症状：进食后 0.5~1 h 发病，症状为颜面或全身皮肤潮红，眼结膜充血，头晕、口干、心悸、四肢无力等，个别严重患者有晕厥，无死亡病例。

预防及处置：按照本章第一节概述中预防及处置方法来处理。

2. 中文名：鲣（图 17.2）

学名：*Katsuwonus pelamis*（Linnaeus，1758）

俗名：烟仔虎、烟仔、小串、柴鱼、肥烟、鲲、烟仔鱼

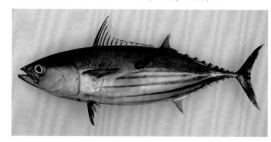

图 17.2　鲣

（图片引自：http://www.marinespecies.org）

主要形态特征：体呈纺锤形，横切面近圆形，尾柄细短，平扁，两侧中央各具一发达的中央隆起嵴，尾鳍基部两侧各具两条小的侧隆起嵴。体在胸甲部被圆鳞，其余部分裸露无鳞；在胸鳍基部及上方附近的鳞片特别大。侧线完全，沿背侧延伸，在第二背鳍起点下方呈波形弯曲，伸达尾鳍基。体背侧为蓝黑色，腹部为银白色，腹侧具 4~5 条黑色纵带。

分布：国外分布于印度洋、太平洋、大西洋的热带及亚热带海域；中国南海、台湾海峡，西沙群岛和南沙群岛海域有分布。

生态习性：为大洋性鱼类。喜栖于水色澄清海域，天气晴朗、水温高时常群集于上层。游泳速度快。摄食鱼类和甲壳类。

毒器：鱼体内组胺酸含量高，不新鲜时鱼肉内组胺酸易分解为组胺，食用后会引起过敏性食物中毒。

危害类型：误食中毒。

危险等级：C 级。

伤害症状：进食后 0.5~1 h 发病，症状为颜面或全身皮肤潮红，眼结膜充血，头晕、口干、心悸、四肢无力等，个别严重患者有晕厥，无死亡病例。

预防及处置：按照本章第一节概述中预防及处置方法来处理。

3. 中文名：平鳍旗鱼（图 17.3）

学名：*Istiophorus platypterus*（Shaw，1792）

俗名：破雨伞、雨笠仔、芭蕉旗鱼、破钟、雨伞鱼

主要形态特征：体呈长梭形，略侧扁。体被小圆鳞，侧线完全，自鳃孔后上方直达尾鳍基。背鳍两个，相互分离。第一背鳍高大，呈帆状，鳍棘柔软，不分支，各鳍棘折叠时可部分收藏于背沟内；第二背鳍很小。臀鳍两个，分离，较远。胸鳍长，呈镰刀状，位较低。腹鳍很长，位于胸鳍基下方。左右腹鳍仅各具一鳍棘，可折叠于腹部凹内。尾鳍上、下叶很长，呈新月形。体及头背部呈灰蓝黑色，腹部为银白色，体侧散布有许多白色小圆

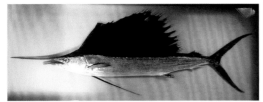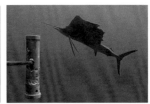

图 17.3　平鳍旗鱼

（图片引自：http：//www.marinespecies.org）

斑。除臀鳍为灰色外各鳍均为灰黑色，在第一背鳍鳍膜上散布有许多黑色小圆斑。

分布：国外分布于热带和亚热带海域；中国南海、东海，西沙群岛和南沙群岛有分布。

生态习性：为大洋性鱼类。喜栖于水色澄清海域，天气晴朗、水温高时常群集于上层。游泳速度快。摄食鱼类和甲壳类。

毒器：鱼体内组胺酸含量高，不新鲜时鱼肉内组胺酸易分解为组胺，食后会引起过敏性食物中毒。

危害类型：误食中毒。

危险等级：C 级。

伤害症状：进食后 0.5~1 h 发病，症状为颜面或全身皮肤潮红，眼结膜充血，头晕、口干、心悸、四肢无力等，个别严重患者有晕厥，无死亡病例。

预防及处置：按照本章第一节概述中预防及处置方法来处理。

4. 中文名：羽鳃鲐（图 17.4）

学名：*Rastrelliger kanagurta*（Cuvier，1816）

俗名：铁甲、妈鲨、姑婆头、肉鲢

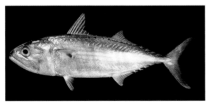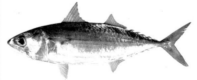

图 17.4　羽鳃鲐

（图片引自：http：//www.marinespecies.org）

主要形态特征：体呈纺锤形，侧扁，背缘和腹缘弧形，尾柄细短，横切面圆形，在尾鳍基部两侧各具两条小隆起嵴。背鳍两个，相距较远，第二背鳍起点在臀鳍起点的稍前上方，前部鳍条长于后部鳍条，后方具 5 个分离小鳍。臀鳍和第二背鳍同形，几相对，起点在第二背鳍起点的稍后下方，后方具 5 个分离小鳍。胸鳍短小，上侧位，呈三角形。腹鳍胸位，短小；腹鳍间突一个，甚小，呈鳞片状。尾鳍为深叉形。肛门位于臀鳍前方。体背部呈青绿色，具不规则黑色斑块，腹部为银白色。

分布：国外分布于印度洋非洲东岸至太平洋中部所罗门群岛海域，北至日本海域，南至澳大利亚海域；中国南海、台湾海峡、东海南部，西沙群岛和南沙群岛海域有分布。

生态习性：为大洋暖水性洄游鱼类。栖息于外海中上层水域，常和鲭、鲹等混栖。好集群，但厌强光，有垂直移动现象。摄食浮游端足类、桡足类、介形类、磷虾、蟹和虾等，也摄食底栖生物中的糠虾类、口足类、腹足类和海胆等。

毒器：鱼体内组胺酸含量高，不新鲜时鱼肉内组胺酸易分解为组胺，食后会引起过敏性食物中毒。

危害类型：误食中毒。

危险等级：C 级。

伤害症状：进食后 0.5~1 h 发病，症状为颜面或全身皮肤潮红，眼结膜充血，头晕、口干、心悸、四肢无力等，个别严重患者有晕厥，无死亡病例。

预防及处置：按照本章第一节概述中预防及处置方法来处理。

5. 中文名：鲯鳅（图 17.5）

学名：*Coryphaena hippurus* Linnaeus，1758
俗名：鳍鱼、飞鸟虎、鬼头刀、扁头刀

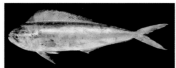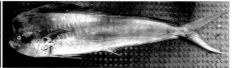

图 17.5　鲯鳅

（图片引自：http://www.marinespecies.org）

主要形态特征：体延长，侧扁，前部高大，向后渐变细。背鳍一个，基底长，几乎占全背缘；自眼上缘起，止于尾鳍基前，以第十至二十鳍条最长，其余鳍条顺序向后渐短小。背鳍和臀鳍均无真鳍棘，仅前方有数枚不分节的鳍条。胸鳍小，呈镰形。尾鳍呈深叉形。头及体背为褐色；体侧及腹面为浅灰色，具黑色小圆点。背鳍、臀鳍、腹鳍为黑色，尾鳍和胸鳍为灰色。

分布：国外分布于印度洋非洲东岸至太平洋中部各岛屿海域，亦见于地中海及大西洋温热海区；中国沿海和南沙群岛海域有分布。

生态习性：为温带与热带海洋洄游性中上层鱼类。常成群洄游到外海，游泳迅速，喜阴影，常聚集在浮木或漂流的海藻下面，具有趋向声源的习性。日行性，肉食性，性贪食，主要摄食沙丁鱼、飞鱼等。

毒性：鱼体内组胺酸含量高，不新鲜时鱼肉内组胺酸易分解为组胺，食后会引起过敏性食物中毒。

致害类型：误食中毒。

危险等级：C 级。

伤害症状：进食后 0.5~1 h 发病，症状为颜面或全身皮肤潮红，眼结膜充血，头晕、口干、心悸、四肢无力等，个别严重患者有晕厥，无死亡病例。

预防及处置：按照本章第一节概述中预防及处置方法来处理。

第二节　蛇鲭毒鱼类

一、概述

蛇鲭毒鱼在生物学分类中大多属于鲈形目、蛇鲭科，其肌肉、骨骼通常含油，这个种类的鱼含有能引起腹泻的油脂（又称蜡脂），因此，我们又称之为含蜡脂鱼类。

蛇鲭科分布于全世界热带至温带的深水海域。水深一般 100~700 m，其中异鳞蛇鲭在中国主要产于南海及台湾海峡，而大西洋、印度洋非洲东岸至太平洋美洲沿岸也有分布；棘鳞蛇鲭在中国主要产于台湾岛和南海诸岛海域，同时印度洋非洲东岸至印度尼西亚、菲律宾和日本海域也有分布；而粒唇鲻主要产于中国的台湾海峡、西沙群岛以及印度洋非洲东岸至太平洋中部土阿莫土群岛海域。我们发现，不同种类的蛇鲭毒鱼分布还是基本一致的。另外，它们的捕食、产卵等习性也有诸多相似之处。

（一）伤害症状

因进食蛇鲭毒鱼类的肉及其骨中所含的油脂，很快会产生腹泻，但无疼痛或痉挛；个别患者有呕吐、下痢等症状。

（二）预防及处置

预防：蛇鲭毒鱼类中毒，一般不是严重的问题，首先禁止贩卖和食用含多量蜡脂的鱼类。其次开展蜡脂鱼类的调查研究工作，为做好预防提供参考资料。

处置：无特效疗法，一般不需要治疗，腹泻 1~2 d 后会痊愈。

二、主要种类

1. 中文名：粒唇鲻（图 17.6）

学名：*Crenimugil crenilabis*（Forsskål，1775）

俗名：乌鱼、乌仔、乌仔鱼

主要形态特征：体延长，略侧扁，腹部稍圆。头亦略侧扁。体被较大的薄圆鳞，不易脱落。除第一背鳍外，各鳍的鳍条基部皆具细鳞鞘。第一背鳍起点距吻端为距尾鳍基的 0.9~1.0 倍，鳍棘较细长，前三鳍棘长约相等。第二背鳍起点在臀鳍起点后 1~2 横列鳞的上方，外缘内凹。液浸标本体为浅黄色，背部略呈棕色。除第一背鳍外，各鳍为浅色，胸

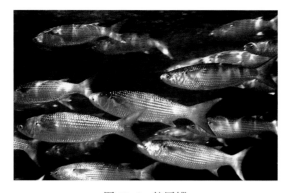

图 17.6　粒唇鲻

（图片引自：http://www.marinespecies.org）

鳍基部上方具一圆形小黑斑。

分布：国外分布于印度洋非洲东岸至太平洋中部土阿莫土群岛海域；中国台湾海峡和西沙群岛海域有分布。

生态习性：为暖水性中表层洄游性鱼类。每逢冬季前后沿台湾海峡南下产卵。主要栖息于沿岸砂泥底质地形的海域，包括潟湖、礁盘及潮池等海域，亦常侵入港区。以底泥中有机碎屑或水层中的浮游生物为食。群栖性，产卵前常成群洄游于沿岸，产卵期时，则在晚上洄游至潟湖陡坡处。

毒器：鱼体含过多蜡脂质，对胃肠消化能力较差的人会引起不适。

危害类型：误食中毒。

危险等级：C 级。

伤害症状：胃肠消化能力较差的人，食后易引起下痢、呕吐和皮脂溢出。虽无生命危险，但不宜食用。

预防及处置：按照本章第二节概述中预防及处置方法来处理。

2. 中文名：异鳞蛇鲭（图 17.7）

学名：*Lepidocybium flavobrunneum*（Smith，1843）

俗名：油鱼、细鳞仔、圆鳕、玉梭鱼、白玉豚

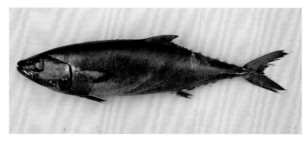

图 17.7　异鳞蛇鲭

（图片引自：http://www.marinespecies.org）

主要形态特征：体呈纺锤形，稍侧扁，背腹缘均圆凸，尾柄后端较细，每侧具一个强隆起。体被异形鳞，栉鳞与圆鳞相混杂，在普通鳞周围为有孔管状鳞所围绕。背鳍两个，第一背鳍鳍棘短小，中央鳍棘稍高；第二背鳍鳍条长大，其后有游离小鳍6个。臀鳍起点和第二背鳍基底后部相对，其后有游离小鳍5个。胸鳍较小，最长鳍条末端伸达第一背鳍的第五鳍棘下方。腹鳍较短，位于胸鳍基后下方。尾鳍较大，呈浅叉形。体为暗棕色，头部为黑棕色，腹部较淡，各鳍为浅棕黄色。

分布：国外分布于大西洋、印度洋非洲东岸至太平洋美洲沿岸海域；中国南海及台湾海峡，西沙群岛海域有分布。

生态习性：为暖水性深海鱼类，在南海约在4月性成熟。夜间游于海面，追食小鱼，通常在钓捕金枪鱼的渔场中可兼捕到。独游性。具有于夜间迁移至上层水域的习性，仔鱼及幼鱼则于日间停留于水表层。以甲壳类、头足类及各种鱼类等为食。

毒器：肌肉及内脏内含有大量蜡脂质，因其为高融点和不溶于水的固体有机物，不易被肠胃吸收。

危害类型：误食中毒。

危险等级：C级。

伤害症状：胃肠消化能力较差的人，食后易引起下痢、呕吐和皮脂溢出。虽无生命危险，但不宜食用。

预防及处置：按照本章第二节概述中预防及处置方法来处理。

3. 中文名：棘鳞蛇鲭（图17.8）

学名：*Ruvettus pretiosus* Cocco，1833

俗名：油鱼、黑皮牛、粗鳞仔、龙鳕、圆鳕

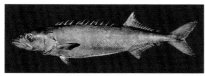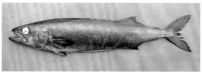

图17.8 棘鳞蛇鲭

（图片引自：http://www.marinespecies.org）

主要形态特征：体被稀疏结节状骨板和棘鳞，略呈斜行排列。侧线完全，位于体侧中部，多隐藏于皮下，不明显。在体腹部的腹鳍至肛门间，约有31个弱棱鳞，构成锯状隆起缘。臀鳍与第二背鳍相对，其起点稍后于第二背鳍起点，其后有游离小鳍两个。胸鳍宽短。腹鳍小，位于胸鳍基底下方。尾鳍呈浅叉型。生活时体呈棕褐色，胸鳍和腹尖端稍暗。

分布：国外分布于印度洋非洲东岸至印度尼西亚、菲律宾和日本海域；中国台湾岛和南海诸岛海域均有分布。

生态习性：为暖水性大洋深海鱼类，性凶猛，摄食鱼类及深海头足类。

毒器：肉含脂质高，近蜡状，食后会引起中毒。

危害类型：误食中毒。

危险等级：C级。

伤害症状：症状为急性腹泻、下痢。

预防及处置：按照本章第二节概述中预防及处置方法来处理。

一、概述

世界上已知约有 50 种海蛇，均为剧毒蛇。海蛇主要分布在非洲东北部、亚洲和中美洲的热带沿岸海域。少数几种海蛇，如长吻海蛇、青灰海蛇、环纹海蛇和青环海蛇等在温带海域中也经常见到，其中长吻海蛇在全世界海洋中分布最广，数量也最多。在中国沿海分布着扁尾海蛇亚科和海蛇亚科的 15 种海蛇：青环海蛇、长吻海蛇、平颏海蛇、环纹海蛇、黑头海蛇、淡灰海蛇、半环扁尾海蛇、青灰海蛇、小头海蛇、海蝰、蓝灰扁尾海蛇、扁尾海蛇、龟头海蛇、棘眦海蛇和棘鳞海蛇。这些海蛇主要生活在东海和南海，如北部湾、海南岛、台湾岛、广西、广东和福建等海域，而长吻海蛇在全国沿海均能见到。

（一）伤害症状

局部症状：轻微或无任何表现，病情发展较缓慢，容易被忽视，但是一旦出现全身吸收中毒症状就十分危重。因此，任何情况下的海蛇咬伤都是临床急症，绝不能掉以轻心。局部无任何红肿，也无疼痛，只感到咬伤局部有些麻木。

全身症状：通常被咬后 0.5~1 h 出现运动功能障碍、四肢无力、视力模糊、轻微呼吸困难、眼睑下垂、复视、嗜睡、恶心呕吐、全身不适等。通常在被咬伤 3~6 h 会出现肌红蛋白尿，中毒者不能自主呼吸，多数中毒者都死于窒息。有被海蛇咬伤致死的病例中，25% 是在咬伤 8 h 内死亡，50% 则在 8~24 h 内死亡，其余 25% 在两天内死亡，个别病例死亡时间是在两天以后。

（二）预防及处置

预防：海蛇常在海边浅水域活动，形如橡皮管等长条形棒状物，容易使人迷惑。因此，在海中潜水或在海边游泳、涉水时要提高警惕。大多数海蛇性情比较温顺，不主动侵犯人，只有在被捕捉、接触、刺激时，有些海蛇才会做出防御性攻击。海蛇在冬季交配时最具攻击性，避免激怒此季节的海蛇。研究和贩卖海蛇者，应绝对注意安全，不可直接用手捉蛇，必须使用夹子夹住毒蛇头部，按住头部不动后再做处置；可能遭海蛇咬伤的场合要事先准备抗毒血清和蛇药。

处置：被海蛇咬伤后切勿惊慌奔跑，以免加重蛇毒全身吸收。立即排出伤口内毒液和阻止毒液吸收入血及注射抗毒血清是最有效的急救措施。①排出毒液。在海蛇咬伤后立即用海水冲洗伤口。用1∶5000高锰酸钾溶液冲洗伤口，可在一定程度上减轻中毒程度。在海蛇咬伤后立即吸吮咬伤的局部，边用力吸出毒液边吐出，这样反复用力吸引，可减轻中毒程度。如有条件可用拔火罐法吸引排毒。还可使用吸乳器、电动吸引器或注射器在咬伤局部吸引5 min后，再应用"高压阻流技术"阻止蛇毒吸收入血，也可有效地减轻中毒程度。被海蛇咬伤后不能用刀具局部划开伤口再吮吸或机械吸引，划开局部伤口后会促进毒素吸收入血，加重中毒程度。②减少毒液吸收。应用"高压阻流技术"能有效减少或阻止蛇毒吸收到全身，这是一种简单易行的有效急救方法。如果被海蛇咬伤四肢，在咬伤后立即用布条、纱布绷带或粗绳子在伤口上方做环形结扎，必要时在结扎部位填入一些厚的垫物，保持合适压力，但应注意结扎布条的松紧程度，以不影响肢体深部动、静脉血流为宜。高压阻流应一直保持到入院治疗为止。③抗毒治疗。注射抗蛇毒素或抗蛇毒血清是当前最有效的急救治疗方法。在注射抗蛇毒血清之前，首先应确定是何种海蛇致伤，然后选用相应的抗蛇毒血清，这样疗效较好。但是，实际上受害者很少能认出是何种海蛇致伤，除非是有经验的渔民。因此，可根据不同海域海蛇的分布情况应用多价抗毒血清。实验结果表明，常见的几种抗海蛇毒血清都有多种抗毒作用。例如，分布最广的长吻海蛇抗蛇毒素，除了对长吻海蛇毒最有效外，对青环海蛇、平颏海蛇、海蝰、扁尾海蛇和半环扁尾海蛇毒素也有很好的中和作用。

二、主要种类

1. 中文名：棘鳞海蛇（图18.1）

学名：*Hydrophis stokesii*（Gray，1846）

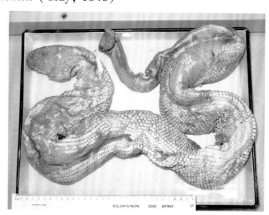

图18.1　棘鳞海蛇

（图片引自：http：//www.marinespecies.org）

主要形态特征：全长雄性（1030+170）mm，雌性（1410+190）mm。躯尾为浅黄色或灰褐色，具比较完整的黑色或暗褐色宽横斑，或背面具横斑而腹面呈点斑；宽横斑之间常有点斑或短横斑。头部为深橄榄色到浅黄色。头大，躯体短粗，颈部径粗约为躯干最粗部的一半；眼中等大小或略小；额鳞长等于或略大于其到吻端距；眶前鳞一枚，眶后鳞两枚；前颗鳞 2~3 枚；上唇鳞 8~10 枚，第 2 枚或有时第 3 枚与前额鳞相切，第 4~6 枚入眶；下唇鳞 10~12 枚；无颊鳞。背鳞颈部 37~47 行，躯干最粗部 47~59 行，覆瓦状排列，游离缘尖出，鳞片具棱，棱常断离为若干疣粒，躯干后部鳞片的游离端常呈齿尖。腹鳞 226~286 枚，前端少数完整，其余的完全纵分为两行，两半彼此略重叠，末端双叉或呈齿尖；肛鳞极扩大。腹鳞除前面少数外，均纵分为两长形、末端尖出的鳞片；最大径粗达 0.25 m 以上。

分布：国外分布于斯里兰卡、印度沿海经泰国湾向东到南海，印度尼西亚到巴布亚新几内亚及澳大利亚东部及北部海域；中国南海和台湾海峡，南沙群岛和西沙群岛海域有分布。

生态习性：栖息于海水中，主要摄食海洋无脊椎动物。卵胎生，每次产约 12 仔。

毒器：毒牙，神经毒素。

危害类型：棘刺毒害。

危险等级：A 级。

伤害症状：被海蛇咬伤时几乎不痛，亦无局部肿胀。由于毒性为神经毒，在 8~15 h 之后，感觉到肌肉僵硬与疼痛，并产生无力感，口唇与舌部麻痹，眼睑下垂等，手脚产生运动障碍且症状随时间延长而加剧，严重时，尿液呈红褐色，通常在 48 h 内会因呼吸麻痹与心律不齐而死亡。由重伤救回的患者在数月之后，肌肉无力，会产生肾脏受损的后遗症。蛇毒因具有过敏性抗原，若被咬伤过一次之后，第二次被咬可能会引起过敏性休克而死亡，若未死亡者则会产生结膜炎、鼻炎、气喘、荨麻疹等过敏症状，所以被毒蛇咬过的患者，必须注意不要再被咬第二次。

预防及处置：按照本章概述中预防及处置方法来处理。

2. 中文名：青环海蛇（图 18.2）

学名：*Hydrophis cyanocinctus* Daudin，1803

主要形态特征：体长，头大小适中，呈橄榄色或黄色；背为深灰色，有青黑色环纹达腹部，腹黄色；前颗鳞一般两枚；在第 2 枚或第 3 枚下唇鳞后的鳞缘常嵌有一列小鳞；腹鳞小，但通身清晰且大小基本一致；体鳞覆瓦状排列，躯干最粗部的体鳞略呈圆形。

分布：国外分布于由波斯湾经印度半岛沿海至日本及印度、澳大利亚海域；中国南沙群岛和西沙群岛海域有分布。

生态习性：栖息于大陆架和海岛周围的浅水中，在水深超过 100 m 的开阔海域中很少见，待在沙底或泥底的混水中或在珊瑚礁周围的清水里活动。以捕食蛇鳗为主。食物中绝大多数为尖吻蛇鳗，偶有其他鳗和鱼。食物主要从头部吞食。青环海蛇具有集群性，常常成千条在一起顺水漂游，便于捕捞。还具有趋光性，晚上用灯光诱捕收获更多。青环海蛇为卵胎生，海南岛的青环海蛇大概在 10 月间产仔蛇，每次产仔蛇 3~15 条。

毒器：毒牙，神经毒素和肌肉毒素，两者约占蛇毒总体的 60%。青环海蛇的一次毒液排放量为 43 mg/kg 体重。

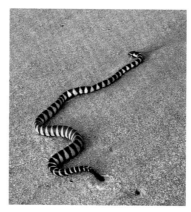

图 18.2　青环海蛇

（图片引自：http：//www.inaturalist.org）

危害类型：棘刺毒害。

危险等级：A 级。

伤害症状：同棘鳞海蛇。

预防及处置：按照本章概述中预防及处置方法来处理。

3. 中文名：环纹海蛇（图 18.3）

学名：*Hydrophis fasciatus*（Schneider，1799）

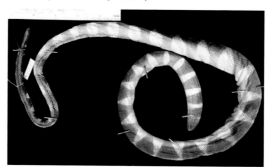

图 18.3　环纹海蛇

（图片引自：http：//www.marinespecies.org）

主要形态特征：头小，体前部细长，后部侧扁。体最大直径约为颈径的 2.5~4.0 倍。成体最大全长雌性［1100（1014+86）］mm。整个头部全为黑色，眼后及鼻后无黄色斑点；体前腹部、腹鳞及尾末端均为黑色；背为深灰色，其他部分为黄白色；全身具黑色的完全环纹 48+4~60+5 个，环纹在背部较宽，约占 8 鳞长，在体侧及腹面较窄，约占 5 鳞长，间隔 6~7 枚鳞，吻鳞大，宽大于高；鼻鳞长大，鼻孔开口于吻背，位鼻鳞后侧方；额鳞长为前额鳞长的两倍，约与其至吻鳞的距离相等。

分布：国外分布于印度、缅甸沿岸海域，泰国湾，以及菲律宾、印度尼西亚、巴布亚新几内亚沿岸海域；中国广西、广东、海南、福建沿岸海域，南沙群岛和西沙群岛海域有分布。

　　生态习性：生活于海洋中，食小鳗鱼和乌贼类。卵胎生。

　　毒器：毒牙，神经毒素。

　　危害类型：棘刺毒害。

　　危险等级：A 级。

　　伤害症状：同棘鳞海蛇。

　　预防及处置：按照本章概述中预防及处置方法来处理。

4. 中文名：小头海蛇（图 18.4）

学名：*Hydrophis gracilis*（Shaw，1802）

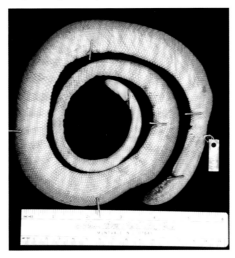

图 18.4　小头海蛇

（图片引自：http://www.marinespecies.org）

　　主要形态特征：头小，头部鳞片正常；吻端突出于下颌甚多；体前段细长，后段粗壮，略侧扁，体最粗部分直径为颈部直径的 4 倍以上；尾侧扁。全长雄性（930+90）mm（广东甲子），雌性（935+80）mm（海南东方）。头部为橄榄色至黄褐色，体背为灰黑色，腹面为灰白色；体最粗部分有明显的菱形灰黑色斑纹，在颈部较不明显，通身共有斑纹 47~65+2~7 个；幼体斑纹往往下延到腹面，形成环状。

　　分布：国外分布于由波斯湾向东经印度半岛、中南半岛海域到印度、澳大利亚海域至巴布亚新几内亚沿岸海域；中国福建、广东、海南、广西沿岸海域，南沙群岛和西沙群岛海域有分布。

　　生态习性：栖息于沿岸浅海海域，以小型鳗类或海鳗为食。

　　毒器：毒牙，神经毒素，毒性强于其他种类的海蛇。

　　危害类型：棘刺毒害。

　　危险等级：A 级。

　　伤害症状：同棘鳞海蛇。

预防及处置：按照本章概述中预防及处置方法来处理。

5. 中文名：淡灰海蛇（图 18.5）

学名：*Hydrophis ornatus*（Gray，1842）

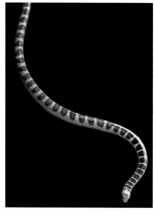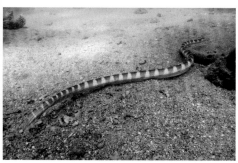

图 18.5　淡灰海蛇

（图片引自：http://www.inaturalist.org）

主要形态特征：体背为淡灰色或黄橄榄色，具黑灰色宽横纹，从侧面看，深色宽横纹较其间的浅色部分宽。腹部为淡黄色或米黄色，上颌在毒牙后具 8~13 枚小牙；头大，体较短且极侧扁；腹鳞小，通身清晰，体鳞呈六角形。

分布：国外分布于由波斯湾经印度半岛沿岸到印度、澳大利亚海域；中国山东、台湾、广东、香港、海南、广西沿岸海域，南沙群岛和西沙群岛海域有分布。

生态习性：栖息于海洋中。摄食蛇鳗，饲养中亦食死鱼。卵胎生。

毒器：毒牙，神经毒素。

危害类型：棘刺毒害。

危险等级：A 级。

伤害症状：同棘鳞海蛇。

预防及处置：按照本章概述中预防及处置方法来处理。

6. 中文名：平颏海蛇（图 18.6）

学名：*Hydrophis curtus*（Shaw，1802）

俗名：棘海蛇

主要形态特征：一般体长 700 mm 左右，体呈黄橄榄色，头背呈黄橄榄色至深橄榄色，具 29+4~50+5 个深橄榄色宽横斑，在脊部彼此相距 1~2 枚鳞宽；横斑在体侧下方尖出呈三角形，有的标本横斑渐细并向腹部延伸，形成完全的环纹；腹部为淡土黄色、头较大，吻突出于下颌；鼻孔位于吻背，左右鼻鳞彼此相切。

分布：国外分布于东印度洋向东到澳大利亚北部沿岸海域及菲律宾沿岸海域；中国山东、福建、台湾、香港、海南、广西沿岸海域，南沙群岛和西沙群岛海域均有分布。

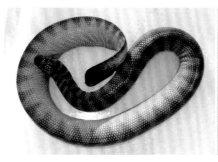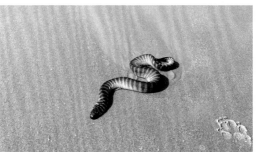

图 18.6 平颏海蛇

（图片引自：http：//www.inaturalist.org）

生态习性：栖息于海洋中，摄食鱼类。卵胎生。

毒器：毒牙，神经毒素。

危害类型：棘刺毒害。

危险等级：A 级。

伤害症状：同棘鳞海蛇。

预防及处置：按照本章概述中预防及处置方法来处理。

7. 中文名：长吻海蛇（图 18.7）

学名：*Hydrophis platurus*（Linnaeus，1766）

俗名：细腹鳞海蛇、黑背海蛇、黄腹海蛇、黑脊海蛇

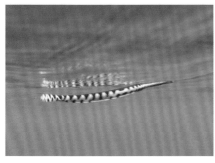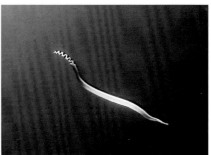

图 18.7 长吻海蛇

（图片引自：http：//www.inaturalist.org）

主要形态特征：一般全长 700 mm 左右。头背为黑色，可有黄斑，唇缘为黄色；体背为棕黑色或黑色，腹部为黄色，二色在体侧截然分开；尾端全黑色，尾部可有 5~10 块黑斑，黑斑或相连呈波状斑纹，或不规则。头长而窄，明显地大于宽，吻长；体极侧扁；体最大直径不到颈径的两倍。

分布：国外分布于印度洋、太平洋及其海岛沿岸，东达中美洲西海岸，西达非洲东部海域，北到日本海，南到澳大利亚西部、北部、东部沿海直至塔斯马尼亚岛海域；中国浙江、福建、台湾、山东、广东、海南沿岸海域，南沙群岛、中沙群岛和西沙群岛海域有

分布。

生态习性：生活于海洋中，能远离海岸，为海蛇中分布最广的种类。食各种小型鱼类，亦食甲壳类动物。卵胎生。

毒器：毒牙，神经毒素。

危害类型：咬伤。

危险等级：A级。

伤害症状：同棘鳞海蛇。

预防及处置：按照本章概述中预防及处置方法来处理。

8. 中文名：海蝰（图 18.8）

学名：*Hydrophis viperinu*（Schmidt，1852）

俗名：黑尾海蛇

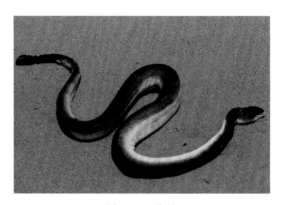

图 18.8　海蝰

（图片引自：http：//www. inaturalist. org）

主要形态特征：头短，与颈部区分不明显；体较粗短，略侧扁，尾侧扁。背面呈青灰色，腹面为灰白色或灰黄色，背腹两种颜色在体侧截然划分或渐趋过渡；大多数个体在背面可辨出深色菱形斑纹 33~43+3~6 个，菱斑一般不达腹面。

分布：中国辽宁、福建、台湾、广东、海南、广西沿岸海域，南沙群岛和西沙群岛海域有分布。

生态习性：终生栖息于海洋中，一般栖于浅海区，主要捕食鱼类。卵胎生。

毒器：毒牙，神经毒素。

危害类型：棘刺毒害。

危险等级：A级。

伤害症状：同棘鳞海蛇。

预防及处置：按照本章概述中预防及处置方法来处理。

第十九章 危险海洋动物

第一节 吻端尖锐鱼类

一、概述

吻端尖锐鱼类指海洋或咸淡交界处一些颌骨突出、延伸的鱼类，因其颌骨质地坚硬、外形尖锐，当这类鱼高速运动或剧烈挣扎时其锐利的颌骨可以刺伤人体四肢、躯干或其他部位，造成穿刺伤。常见吻端尖锐鱼类包括颌针鱼、鱵鱼、剑鱼与旗鱼。

（一）伤害症状

吻端尖锐鱼类大多性情凶猛、泳速极快，当这类鱼高速泳动、快速跳跃或剧烈挣扎时其锐利的颌骨可以刺伤人体四肢、躯干或其他部位，造成穿刺伤；颌骨离断后可能留置于人体各部位，造成伤口异物残留。

（二）预防及处置

预防：颌针鱼和鱵鱼对水下发亮物体和光源很敏感，应避免穿戴发亮物体下水。旗鱼和剑鱼形体大，性凶猛，在捕捞上船前需用木槌等工具将其击昏。钓获的旗鱼和剑鱼拖近钓船时，有可能用长吻疯狂冲击船舷，导致意外，需提前做好预防措施。

处置：①如果颌骨深深扎入并留置于伤者胸腔、腹部或颈部，此时可能伤及大血管或心脏，应让穿刺物留在原位，尽快将伤者安全送至医院处理。②须特别留意伤口感染和可能的血管损伤。③局部清创，彻底冲洗。④如果伤口较深，需预防性应用广谱抗生素。

二、主要种类

1. 中文学名：尾斑圆颌针鱼（图 19.1）

学名：*Strongylura strongylura*（van Hasselt 1823）
俗名：圆尾鹤鱵、青旗、学仔、白天青旗、水煎
主要形态特征：体延长，可达 100 cm，呈圆柱状或稍侧扁，被细小圆鳞。其双颌突出

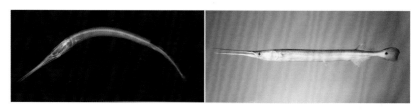

图 19.1 尾斑圆颌针鱼

（图片引自：http：//www. marinespecies. org）

如长喙，强而有力，具带状排列的细齿及一行稀疏犬齿；下颚略长于上颚，上颚平直，两颚间无缝隙。侧线近腹缘，至尾柄两侧成为突起的棱脊，尾柄几成方形。背鳍与臀鳍相对于体之后部，背鳍通常具 11~26 条软条，后方无游离小鳍；胸鳍及腹鳍短小；尾鳍分叉，呈截平或钝圆形。

分布：国外分布于朝鲜、日本西南部、越南、澳大利亚、新西兰及非洲南部海域；中国沿海，南沙群岛和西沙群岛海域有分布。

生态习性：为温带和热带海域的表层洄游性鱼类，大多数种类生活在海洋中，在热带地区的淡水或半淡咸水区也可见；体色类似一般洄游性鱼类，背部为典型的蓝黑色，腹部为银白色；多数在外海群游，少数则分散成小群或独游至沿岸；属肉食性，受到惊吓时，会和飞鱼一样跃出水面，且可用尾鳍击水而滑行一段距离。

毒器：吻端其双颌。

危害类型：刺伤。

危险等级：B 级。

伤害症状：被刺后引发剧痛，产生红肿，数天后方可恢复。

预防及处置：按照本章第一节概述中预防及处置方法来处理。

2. 中文学名：间下鱵（图 19.2）

学名：*Hyporhamphus intermedius*（Cantor，1842）

俗名：捕网师、水针、马步鱼、针鱼

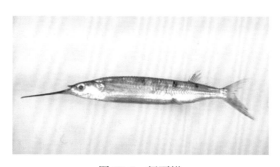

图 19.2 间下鱵

主要形态特征：上颌呈三角状，长与宽相等，下颌延长呈喙状，上、下颌长度相差甚多，这是与颌针鱼科最大的不同之处，两颌相对部分一般具有细齿。体型小而细长，略呈圆柱形。披细小圆鳞，背鳍与臀鳍相对，均位于体后方。成年鱼身长 35～40 cm，体重 200～230 g。

分布：国外分布于西北太平洋地区；中国沿海，南沙群岛和西沙群岛海域有分布。

生态习性：栖息于沿岸水域表层，成群洄游，可进入河口区及河川下游。以水层中的浮游动物为食。

毒器：吻端其双颌。

危害类型：刺伤。

危险等级：B 级。

伤害症状：被刺后引发剧痛，产生红肿，数天后方可恢复。

预防及处置：按照本章第一节概述中预防及处置方法来处理。

3. 中文学名：剑鱼（图 19.3）

学名：*Xiphias gladius* Linnaeus，1758
俗名：旗鱼舅、大目旗鱼、箭鱼

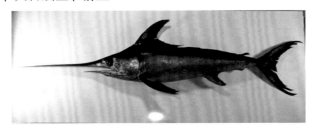

图 19.3　剑鱼

主要形态特征：其上颌向前延伸呈剑状而得名。身体短而壮，流线型，体表光滑无鳞，无侧线，吻部向前延长为扁而尖锐的剑状突出物；眼大，成鱼无齿，无鳃耙。剑鱼第一背鳍基底短，呈三角形，与第二背鳍分离甚远，第二背鳍小，位于体的后部；胸鳍低位；无腹鳍；尾鳍深分叉而有力，尾柄末端上、下具深凹。体背及体侧呈黑褐色，体腹侧呈淡褐色。

分布：分布于世界各温带和热带海域；中国南沙群岛和西沙群岛海域有分布。

生态习性：为大洋性中上层暖水性洄游鱼种，夏季向偏冷海域进行索饵洄游，秋季向偏暖海域进行产卵和越冬洄游，一般栖息于 18～22℃的暖水海域，但亦发现其耐温性佳，偶然可发现于水温 5～10℃之间的冷水海域。其活动范围很广，一般深度为 200～600 m，最深可达 800 m。一般鱼无法保持自身体温高于周围水的温度，但剑鱼有独特的肌肉和棕色脂肪组织为大脑和眼睛提供温暖的血液，使它能够到达极端寒冷的海洋深处。

毒器：吻端其双颌。

危害类型：刺伤。

危险等级：B 级。

伤害症状：被刺后引起剧痛，产生红肿，数天后方可恢复。

预防及处置：按照本章第一节概述中预防及处置方法来处理。

4. 中文学名：平鳍旗鱼

学名：*Istiophorus platypterus*（Shaw，1792）

毒器：吻端及双颌。

危害类型：刺伤。

危险等级：B级。

伤害症状：被刺后剧痛，产生红肿，数天后方可恢复。

预防及处置：按照本章第一节概述中预防及处置方法来处理。

其他详细介绍见第282~283页。

第二节　凶猛咬害海洋动物

一、概述

凶猛咬害海洋动物是对海洋中凶猛的食肉类动物的总称，主要属于海洋脊椎动物，也包括少数体型巨大、破坏性极强的无脊椎动物，目前已明确的有十余种。它们种属不同，形态各异，但都具有强大的咬害能力，攻击力十足，对人类特别是水上作业人员造成极大的威胁。凶猛咬害海洋动物主要包括鲨鱼类、鲟类、裸胸鳝类、鲸类等。

（一）伤害症状

机械性咬伤：根据鲨鱼等凶猛海洋动物咬伤部位大小和严重性的差别，可分为肢体局部咬伤和全身大范围咬伤。肢体局部咬伤会引起局部部位的肿胀、剧痛和麻木。另外，由于伤口创面大，直接暴露于致病微生物极其丰富的海水之中，很容易继发严重的感染，导致病情进一步恶化，伤口难以愈合、化脓、坏死，甚至会引起全身性感染而死亡。全身大范围咬伤可造成严重的撕裂伤和大量失血，会在短时间内引起休克，死亡率高达35%以上。

毒性咬伤：某些含有毒液的凶猛咬害类海洋动物如有毒腺鲨鱼等，除了能造成人体的机械性损伤外，其毒液可造成伤口局部和全身中毒性反应，严重威胁生命；局部症状表现为伤口剧痛，周围出现红斑和严重肿胀，伤口难以愈合；全身症状表现为乏力、胸闷、心悸及全身肌肉酸痛，散在皮肤出血及继发感染等，严重者恶心、呕吐、多汗、呼吸急促、肺水肿、少尿及血压下降、心律失常，最后出现运动失调、瞳孔散大、惊厥、昏迷，甚至因呼吸抑制而死亡。

（二）预防及处置

预防：大型凶猛咬害类海洋动物对人威胁极大，救治困难，死亡率极高，因此尽量避免与它们直接接触是预防这类损伤的最佳方法。①不在黄昏、夜晚游泳，设立防鲨网和驱鲨剂。②避免携带发亮物体下水，不潜入深海，避免打搅这些凶猛咬害海洋动物的洞穴。③正确辨别这些凶猛咬害海洋动物的种类、外形，发现时及时避开，不去招惹它们。④在捕鱼时，注意手足防护，防止咬伤和刺伤。

处置：（1）机械性咬伤。此类咬伤主要造成严重撕裂伤，局部大面积伤口，大量出血，短时间引起人体发生休克。救治步骤为，①及时结扎伤端，尽早减少出血，对于无法结扎部位，可人工按压止血。②紧急送至医疗点采取大量输液治疗，防止休克发生。③止痛，镇静，减少伤者的情绪波动。④监测生命体征，对伤口进行处理；损伤严重的伤口应尽早实施手术修复损伤，轻微伤口应用无菌生理盐水彻底冲洗，消毒后包扎。⑤应用抗生素预防可能存在的继发感染。（2）毒性咬伤。此类咬伤和刺伤主要是因毒液产生的中毒反应，救治步骤为：①及时止血，预防休克；止痛，镇静，减轻伤者的巨大痛苦。②立即用止血带包扎伤口，减少毒液的吸收。③用无菌生理盐水彻底清洗伤口及伤口周围，必要时用抗生素直接冲洗。④对特定毒液应用特定抗毒药物治疗。⑤全身生命体征实时监测，准备好强心剂、呼吸兴奋剂以预防急性症状的发生。

二、主要种类

1. 中文名：狭纹虎鲨（图 19.4）

学名：*Heterodontus zebra*（Gray，1831）
俗名：角鲨、虎头鲨、虎鲨

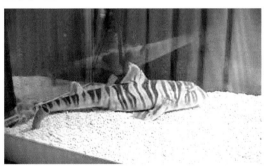

图 19.4　狭纹虎鲨

主要形态特征：体延长，前部粗大，后部渐细小，背面圆凸，腹面平坦。头高、短，略呈方形，头长为全长的 1/5（幼体）至 1/4；尾细长，比头和躯干长。吻宽大，钝圆，向前陡斜。眼呈椭圆形，侧上位，无瞬膜，距第一鳃孔比距吻端为近；眼间隔颇宽，稍凹入；眶上崤突显著。背鳍两个，各具一硬棘；第一背鳍中大，起点与胸鳍基底中部或后部相对，前缘圆凸，后缘深凹，上角钝尖，下角尖突；第二背鳍较小，形状与第一背鳍同，距臀鳍比距腹鳍为近。尾鳍宽大，呈帚形，几与头长相等；尾椎轴略上翘，上叶相当发达，下叶较大，前部与中部连合，作三角形突出。体为淡黄色，具深褐色横纹，常宽狭交迭，宽纹常分裂为一对，其中每条再次分裂，吻上中央"V"形一条，侧面各一条；眼间隔和眼下一对，在眼下部分再次分裂；眼后与第一至第二鳃孔间一对，每条的背面部分再次分裂。此外，在暗色成对与单条横纹间还常添上一条淡色横纹。胸鳍背面具横纹3条。

分布：中国东海南部和南海，南沙群岛和西沙群岛海域有分布。

生态习性：狭纹虎鲨为暖水性小型近海底层鲨类。适于隐蔽，不易被发觉，行动缓慢。狭纹虎鲨生活于暖温性海洋的中下层，游泳缓慢，以贝类和甲壳类为食。

毒器：牙齿。

危害类型：咬伤。

危险等级：B级。

伤害症状：被咬后引发剧痛。肢体局部咬伤会引起局部部位的肿胀、剧痛、麻木。另外，由于伤口创面大，直接暴露于致病微生物极其丰富的海水之中，很容易继发严重的感染，导致病情进一步恶化，伤口难以愈合，化脓，坏死，甚至引起全身性感染而死亡。

预防及处置：按照本章第二节概述中预防及处置方法来处理。

2. 中文名：大白鲨（图19.5）

学名：*Carcharodon carcharias*（Linnaeus，1758）

俗名：白鲨、食人鲛、白死鲨、白鲛、食人鲨

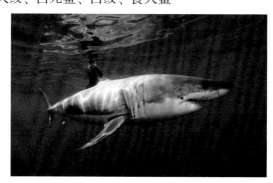

图19.5　大白鲨

（图片引自：http://www.marinespecies.org）

主要形态特征：体呈纺锤形，躯干粗大，头、尾渐细小。尾柄平扁，具一侧突，尾基上下方各具一凹洼。吻较短，钝尖稍突。眼中大，呈圆形，瞳孔竖直，无瞬膜，位于口端上方，距第一鳃孔颇远。口大，为弧形，口宽大于口前吻长，比口长约大两倍；唇褶短小，口闭时下唇褶被掩蔽。齿大，为三角形，直或稍斜，边缘具细锯齿。背鳍两个，第一背鳍颇大，几呈等边三角形，起点约对着胸鳍里缘中部，上角钝尖，后缘稍凹，下角尖突，未伸达腹鳍起点垂直线；第二背鳍很小，基底后端与臀鳍起点相对，上角钝圆，下角尖突。尾鳍宽短，呈叉形，尾椎轴上翘，上尾叉比下尾叉大1.3~1.4倍，由上叶、尾椎轴、下叶中后部组成；下尾叉单由尾鳍下叶前部的突出部分组成；下叶中后部间具一缺刻。臀鳍与第二背鳍同形同大，恰位于第二背鳍后面下方。腹鳍颇小，约位于背鳍间隔中

部下方，后缘稍凹，里角尖突。胸鳍大，呈镰形，后缘凹入，外角钝尖，里角钝圆。背面和上侧面为暗褐色，为青灰色，或近黑色；下侧面和腹面呈淡色至白色；胸鳍腋上具一黑色斑块；腹鳍为白色，前部具一青灰色斑块；胸鳍、背鳍和尾鳍后部暗色。

分布：中国东海和南海，南沙群岛和西沙群岛海域有分布。

生态习性：大白鲨属冷温和暖温区近海上层大型凶猛鲨，主要栖息于沿岸及近海大陆架水域，但也常游动于远离陆地及岛屿的大洋中。活动在表层下至大陆坡水深 1280 m 处。大白鲨是一种大型捕食者，白天活动。掠食各种鱼类、鲨鱼、魟、头足类、蟹类、海鸟、海龟、海豹、海豚、鲸等，有袭击船只及攻击人类的纪录。它最重要的猎物是海洋哺乳动物，包括海豹、海狮、象海豹、海豚和鱼类，包括其他鲨鱼和乌贼鱼。在未受刺激的情形下会对游泳、潜水、冲浪的人，甚至小型船只进行致命性攻击。

毒器：牙齿。

危害类型：咬伤。

危险等级：A 级。

伤害症状：被咬后引发剧痛，可形成穿刺伤。

预防及处置：按照本章第二节概述中预防及处置方法来处理。

3. 中文名：白真鲨（图 19.6）

学名：*Carcharhinus leucas*（Müller & Henle，1839）

俗名：牛鲨、公牛白眼鲛、公牛鲨、白真鲨、低鳍真鲨、大鲨

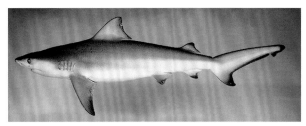

图 19.6　白真鲨

（图片引自：http://www.marinespecies.org）

主要形态特征：体呈纺锤形，躯干粗大，向头、尾渐细小。头宽扁，自胸鳍上方至吻端弧形倾斜，头长为全长的 1/4。尾稍侧扁，比头和躯干稍短，尾基上、下方具凹洼。吻短钝，吻端广圆。眼小而圆，具瞬膜，眼径为第一鳃孔宽的 1/2，为全长的 0.8%~1.8%。鼻孔小，斜而外侧位，距口比距吻端稍近；鼻间隔宽，约为鼻孔宽的 3.7 倍；前鼻瓣后部具一小三角形突出，后鼻瓣不分化。口圆弧形，口宽大于口前吻长，口长约等于口宽的 1/2，下颌较短，口闭时齿暴露，唇褶很短。背鳍两个，两背鳍中央无纵嵴。第一背鳍宽大，呈三角形，前缘直而斜，后缘凹入，上角钝尖，下角尖突，内缘直，其长为基底长的 1/3，起点在胸鳍基底后端上方。第二背鳍稍大，鳍高为第一背鳍高的 1/3，前缘斜直，后缘凹入，上角钝圆，下角尖突，内缘长为基底长的 1/2，起点在臀鳍起点之前或几相对。尾鳍宽长，大于头长，尾椎轴上翘，上叶弧形，下叶前部三角形突出，中部低平后延，中

部与后部间有一缺刻，后部小三角形突出，与上叶连接，尾端钝尖，后缘稍凹。臀鳍稍大于第二背鳍，起点稍后于第二背鳍，前缘圆凸，后缘深凹，外角钝尖，里角延长尖突。腹鳍呈三角形，大于第二背鳍和臀鳍，前缘近斜直，后缘稍凹，外角钝圆，里角钝尖，位于两背鳍间下方偏前。胸鳍宽大呈镰形，前缘长等于吻端至第二鳃孔距，前缘斜直，近外端弧形凸出，后缘凹入，外角钝尖，里角钝圆，内缘稍圆凸。鳍尖为深色，体侧具不明显白色带。

分布：国外分布于印度洋西岸、北海沿岸海域、太平洋海域；中国台湾东北及东部海域，南沙群岛和西沙群岛海域有分布。

生态习性：有迁徙性。在海底缓慢游动时显得行动迟缓，但它们能够快速爆发，从而捕获更小、更灵活的猎物。

毒器：牙齿。

危害类型：咬伤。

危险等级：B 级。

伤害症状：被咬后引起剧痛。

预防及处置：按照本章第二节概述中预防及处置方法来处理。

4. 中文名：云纹蛇鳝

学名：*Echidna nebulosa*（Ahl，1789）

详细介绍见第 277~278 页。

预防及处置：按照本章第二节概述中预防及处置方法来处理。

5. 中文名：豆点裸胸鳝

学名：*Gymnothorax favagineus* Bloch & Schneider，1801

危险等级：B 级

其他详细介绍见第 242~243 页。

预防及处置：按照本章第二节概述中预防及处置方法来处理。

6. 中文名：黄边裸胸鳝

学名：*Gymnothorax flavimarginatus*（Rüppell，1830）

详细介绍见第 243~244 页。

预防及处置：按照本章第二节概述中预防及处置方法来处理。

7. 中文名：爪哇裸胸鳝

学名：*Gymnothorax javanicus*（Bleeker，1859）

详细介绍见第 244 页。

预防及处置：按照本章第二节概述中预防及处置方法来处理。

8. 中文名：斑点裸胸鳝

学名：*Gymnothorax meleagris*（Shaw，1795）

详细介绍见第 245 页。

预防及处置：按照本章第二节概述中预防及处置方法来处理。

9. 中文名：波纹裸胸鳝

学名：*Gymnothorax undulatus*（Lacepède，1803）

详细介绍见第 245~246 页。

预防及处置：按照本章第二节概述中预防及处置方法来处理。

10. 中文名：花斑裸胸鳝

学名：*Gymnothorax pictus*（Ahl，1789）

详细介绍见第 246~247 页。

预防及处置：按照本章第二节概述中预防及处置方法来处理。

11. 中文名：大魣

学名：*Sphyraena barracuda*（Edwards，1771）

危险等级：B 级。

其他详细介绍见第 249 页。

预防及处置：按照本章第二节概述中预防及处置方法来处理。

12. 中文名：斑条魣

学名：*Sphyraena jello* Cuvier，1829

危险等级：B 级。

其他详细介绍见第 250 页。

预防及处置：按照本章第二节概述中预防及处置方法来处理。

13. 中文名：尖鳍魣（图 19.7）

学名：*Sphyraena acutipinnis* Day，1876

俗名：针梭、竹梭、巴拉库答、竹针鱼、细鳞竹梭

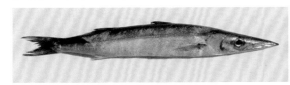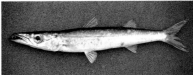

图 19.7 尖鳍魣

（图片引自：http://www.marinespecies.org）

主要形态特征：体延长，略侧扁，呈亚圆柱形。头长而吻尖突。口裂大，宽平；下颌突出于上颌骨末端及前鼻孔之下方；上下颌及腭骨均具尖锐且大小不一之犬状齿，锄骨无齿。具一个延长鳃耙。体被小圆鳞；侧线鳞数129~138。具两个背鳍，彼此分离甚远；腹鳍起点正好位于背鳍起点之下方；胸鳍短，末端不及背鳍起点；尾鳍全鳍为深叉形。体背部呈青灰蓝色，腹部呈白色；侧线下方具一暗色纵带，死后不显；腹鳍基部上方具一块小黑斑。尾鳍暗色；余鳍为灰白色或淡色。

分布：国外分布于印度—太平洋热带及亚热带海域，西起非洲东部海域，东至马克萨斯群岛及土阿莫土群岛海域，北至日本南部海域，南至澳大利亚东北部海域；中国西沙群岛和南沙群岛海域有分布。

生态习性：栖息于潟湖与临海礁石。也发现于海湾。群游种，夜行活跃。

毒器：生活于珊瑚礁的大型个体，其肉偶含有珊瑚礁鱼毒素，内脏毒性特强。

危害类型：咬伤、误食中毒。

危险等级：B级。

伤害症状：发生知觉麻痹与运动麻痹。被咬后引起剧痛。

预防及处置：按照本章第二节概述中预防及处置方法来处理。

14. 中文名：暗鳍魣（图19.8）

学名：*Sphyraena qenie* Klunzinger，1870

俗名：暗鳍金梭鱼

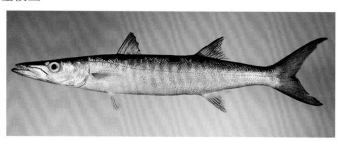

图19.8　暗鳍魣

（图片引自：http://www.marinespecies.org）

主要形态特征：口裂大，宽平；下颌突出于上颌骨末端及眼前缘之下方；上下颌及腭骨均具尖锐且大小不一之犬状齿，锄骨无齿。无鳃耙。体被小圆鳞；侧线鳞数120~130。具两个背鳍，彼此分离甚远；第二背鳍末端不延长；腹鳍起点位于背鳍起点之前；胸鳍略短，末端几达背鳍起点之下方；尾鳍于幼鱼时为深叉形，成鱼呈双凹形。体背部呈青灰蓝色，腹部呈白色；体侧具许多延伸至腹部之暗色横带，上半部横带倾斜，下半部则几垂直。尾鳍一致为暗色；余鳍皆为灰黑色。

分布：国外广泛分布于印度—太平洋海域，由红海、非洲东南部至墨西哥、巴拿马海域，北至日本南部海域，南至澳大利亚海域；中国南沙群岛和西沙群岛海域有分布。

生态习性：主要栖息于大洋较近岸的礁区、内湾、潟湖区或河口域，常成大群，一起于日间活动。游泳能力强，活动范围广，并无固定的栖所。肉食性，以礁区的鱼类及头足类为食。

毒器：生活于珊瑚礁的大型个体，其肉偶含有珊瑚礁鱼毒素，内脏毒性特强。

危害类型：咬伤、误食中毒。

危险等级：B级。

伤害症状：发生知觉麻痹与运动麻痹。被咬后引起剧痛。

预防及处置：按照本章第二节概述中预防及处置方法来处理。

15. 中文名：抹香鲸（图 19.9）

学名：*Physeter macrocephalus* Linnaeus，1758

俗名：巨抹香鲸、卡切拉特鲸

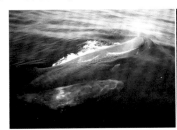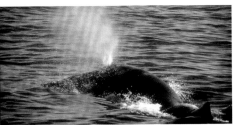

图 19.9 抹香鲸

（图片引自：http://www.marinespecies.org）

主要形态特征：雄性体长 11~20 m，雌性体长 8.2~18 m，成年体重 25~45 t；出生时幼体长 4 m，体重达 500 kg，是体型最大的齿鲸。与身躯比较，抹香鲸的头部显得不成比例的重而大，具有动物界中最大的脑，而尾部却显得既轻又小，这使得抹香鲸的身躯好似一只大蝌蚪。成年雄鲸的头部尤为突出，一般头部占身躯全长的 1/4~1/3，外表大致呈长方体。它的鼻孔就位于这个巨大的长方体顶部左前方的两侧。抹香鲸无背鳍；潜水能力极强，是潜水最深、潜水时间最长的哺乳动物。背面肤色深灰色至暗黑色，在明亮的阳光下呈现为棕褐色，腹部为银灰色发白，上唇与下颚近舌头部位为白色，侧腹处通常有不规则的白色区块。

分布：广泛分布于全世界不结冰的海域，由赤道一直到两极都可发现它们的足迹；中国南沙群岛和西沙群岛海域有分布。

生态习性：喜群居，往往由少数雄鲸和大群雌鲸、仔鲸结成数十头以上，甚至二三百头的大群，每年因生殖和觅食进行南北洄游，其游泳速度很快，每小时可达十几海里。浮在水面上睡眠，睡眠很沉，常在水面上静浮几个小时。船只夜间在海上停航、漂流中，常发现大鲸静静地睡在船的旁边。主食大型乌贼、章鱼和鱼类。

毒器：下颌虽小但骨骼结实且强有力。下颌颌面上生有数颗圆锥体牙齿，而上颌则不生牙齿，只有被下颌牙齿刺出的一个个圆锥形的小洞。

危害类型：咬伤。

危险等级：A 级。

伤害症状：被咬后引起剧痛，可形成穿刺伤。

预防及处置：按照本章第二节概述中预防及处置方法来处理。

16. 中文名：虎鲸（图 19.10）

学名：*Orcinus orca*（Linnaeus，1758）

俗名：逆戟鲸

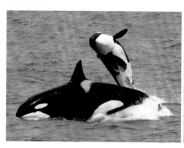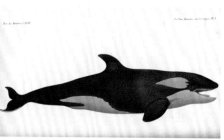

图 19.10　虎鲸

（图片引自：http://www.marinespecies.org）

主要形态特征：是一种大型齿鲸，属于海豚科虎鲸属动物。有记录的成年雄性身长最长是 9.75 m，体重 9524 kg。身体大小、鳍肢大小和背鳍高度有明显的性二型。雌性最长体长达 7.70 m，雄性体长达 9 m。雄性成体的背鳍直立，高可达 1.0~1.8 m，雌性的背鳍呈明显的镰刀形，高不及 0.7 m。头部略带圆，具有不明显的喙。椭圆形的鳍肢位于体全长的前 1/4 处。雄性的鳍肢长可达体全长的 20%，雌性的达 11%~13%。尾叶宽可超过体全长的 1/5。其体背面黑色，在背鳍后方有一个浅灰色的斑；尾叶的腹面白色或浅灰色，可能具黑色边缘；在每侧眼的后上方各有一个白色椭圆形斑。鞍斑在年幼时不明显，性成熟后更显著。

分布：广泛分布于几乎所有的海洋区域，从赤道到极地海域均有分布；中国南沙群岛和西沙群岛海域有分布。

生态习性：生境以极地和温带海域为主。对于水温、深度等因素似乎没有明显的限制。通常更喜欢 20~60 m 的深度，也可以沿着海岸线探访浅水区或潜入 300 m 寻找食物。

毒器：嘴很大，上、下颌上共有 40~50 枚圆锥形的大牙齿，牙齿锋利。

危害类型：咬伤。

危险等级：A 级。

伤害症状：被咬后引起剧痛，可形成穿刺伤。

预防及处置：按照本章第二节概述中预防及处置方法来处理。

参考文献

陈舜,李扬,李欢,等,2009. 南麂列岛海域浮游植物的群落结构研究[J]. 海洋环境科学,28(2):170-175.

陈武军,1994. 中国南海常见的海洋生物致伤及防治——97例临床分析[J]. 中华航海医学杂志,1(4):221-223.

陈志龙,张黎明,蔡建明,等,2002. 中国东南沿海常见海洋生物伤及其防治[J]. 海军医学杂志,23(3):337-339.

付凯飞,马聪,2008. 致病海洋微生物种类及其致病性研究概况[J]. 中华航海医学与高气压医学杂志,15(6),379-382.

管华诗,王曙光,2009.《中华海洋本草》(第三卷)[M]. 上海:上海科学技术出版社,1-8,561-643.

何玉华,虞以新,2002. 海洋有害生物防护的探讨[J]. 医学动物防制,18(5):264-265.

洪惠馨,李福振,林利民,等,2004. 中国常见的有毒海洋腔肠动物[J]. 集美大学学报(自然科学版),(1):32-41.

洪惠馨,2002. 水母和海蜇[J]. 生物学通报,(2):13-16.

贾永清,贾力子,1997. 有毒鱼类的鉴别[J]. 肉品卫生,(2):16-18.

江天久,陈菊芳,邹迎麟,等,2003.中国东海和南海有害赤潮高发区麻痹性贝毒素研究[J]. 应用生态学报,14(7):1156-1160.

李凤兰,1995. 中国近海芋螺科的研究[J]. 海洋科集刊,(36):245-266.

李凤兰,1999. 中国近海芋螺科研究增补[J]. 海洋科学集刊,(41):221-237.

李钧,2005. 中国沿海贝类中的生物毒素研究[D]. 青岛:中国科学院海洋研究所.

李思忠,王惠民,1995. 中国动物志:硬骨鱼纲,鲽形目[M]. 北京:科学出版社.

李扬,吕颂辉,江天久,等,2009. 2006年春夏期间浙江南麂海域浮游植物群落结构特征[J]. 亚热带植物科学,38(1):1-6.

李展荣,杨清闵,2013. 常见的有毒海洋生物[M]. 屏东:中国台湾海洋生物博物馆出版社.

林光宇,张福绥,马绣同,等,1986.《中国动物图谱》软体动物(第三册)[M]. 北京:科学出版社,1-97.

林厚文,易杨华,2001. 中国产海兔抗肿瘤活性成分研究(I)[J]. 中国海洋药物,20(3):3-6.

林两德,1984. 蓝斑背肛海兔人工育苗试验报告[J]. 福建水产,(1):49-53.

林龙山,李渊,张静,等,2016. 南海中南部和北部湾口游泳动物调查研究与鱼类图鉴[M]. 厦门:厦门大学出版社.

林龙山,张静,宋普庆,等,2013. 东山湾及其邻近海域常见游泳动物[M]. 北京:海洋出版社.

林燕棠,贾晓平,杨美兰,等,1999. 中国沿岸染毒贝类的麻痹性毒素[J]. 热带海洋,18(1):90-95.

刘金华,杨阳,2007. 东南沿海有毒海洋生物的危害方式和防治研究[C]. 第九届全军流行病学·第八届全军防生物危害医学专业学会学术会议论文集:105-107.

刘萍，张学雷，宋洪军，等，2013. 中国海域常见有毒水母的分类检索[J]. 海洋科学进展，31(2)：290-294.

刘全华，2007. 东南沿海有毒海洋生物的危害方式和防治研究[C]. 全军防生物危害医学专业学术会议，105-107.

刘伟斌，杜琦，1997. 国外软骨藻酸的研究概况[J]. 海洋湖沼通报，(1)：67-70.

马聪，韩善，郝秀红，等，2005. 东南沿海海域细菌谱及其优势菌伤口感染能力的研究[J]. 第二军医大学学报，26：1365-1367.

裴祖南，1998. 中国动物志：腔肠动物门，海葵目，角海葵目，群体海葵目[M]. 北京：科学出版社.

钱宏林，梁松，齐雨藻，2000. 广东沿海赤潮的特点及成因研究[J]. 生态科学，19(3)：8-16.

沈嘉瑞，戴爱云，1964.《中国动物图谱》甲壳动物(第二册)[M]. 北京：科学出版社，1-142.

世界海洋生物记录. http://www.marinespecies.org.

世界海洋生物资料库. http://www.sealifebase.se.

世界爬行动物数据库. http://www.reptile-database.org.

世界鱼类资料库. http://www.fishbase.org.

世界自然保护联盟濒危物种红色名录. http://www.iucnredlist.org.

台湾鱼类资料库. http://fishdb.sinica.edu.tw.

汤海峰，2001. 叶托马尾藻、铁钉菜和蓝斑背肛海兔的生物活性成分研究[D]. 沈阳药科大学.

王经胜，2013. 科普知识博览动植物百科 巨毒动物[M]. 北京：联合出版公司，10：92.

王如才，等，1998. 中国水生贝类原色图鉴[M]. 杭州：浙江科学技术出版社，110-120.

王祯瑞，1997. 中国动物志：软体动物门，双壳纲，贻贝目[M]. 北京：科学出版社.

吴绍栋，1994. 海洋中有毒鱼类[J]. 中国渔业经济研究，(8)：16-17.

伍汉霖，钟俊生，2008. 中国动物志：硬骨鱼纲，鲈形目，虾虎鱼亚目[M]. 北京：科学出版社.

伍汉霖，2002. 中国有毒及药用鱼类新志[M]. 北京：中国农业出版社.

夏雨，1988a. 谨防有毒鱼和水生动物的伤害(一)[J]. 中国水产，6：26-26.

夏雨，1988b. 谨防有毒鱼和水生动物的伤害(二)[J]. 中国水产，7：26-26.

夏雨，1988c. 谨防有毒鱼和水生动物的伤害(三)[J]. 中国水产，8：24-26.

夏雨，1988d. 谨防有毒鱼和水生动物的伤害(四)[J]. 中国水产，9：25-25.

邢湘臣，2013. 有毒鱼类简介[J]. 东方食疗与保健，(8)：15-17.

邢湘臣，2014. 有毒鱼类举例[J]. 东方食疗与保健，(2)：17-20.

阎红，2008. 白棘三列海胆的化学成分及药理活性研究[D]. 吉林农业大学.

叶澍，2016. 如何区分有毒鱼类[J]. 海洋世界，(8)：6-7.

张凤瀛，廖玉麟，吴宝铃，等，1964. 中国动物图谱：棘皮动物[M]. 北京：科学出版社，1-142.

张黎明，陈志龙，吕挺，等，2001. 南海及北部湾海域海洋生物伤及其防治调查[J]. 中国公共卫生，17(9)：833-834.

张黎明，陈志龙，2002. 常见海洋生物防治指南[M]. 上海：第二军医大学出版社.

张黎明，2016. 海洋生物毒素与生物伤防治[M]. 上海：第二军医大学出版社.

张黎明，2019. 有毒与危险海洋生物[M]. 北京：科学出版社.

张玺，1962. 中国经济动物志(海产软体动物)[M]. 北京：科学出版社，74-78.

张智，李玥，聂菲，等，2010. 主要致命性海洋生物伤的防治[C]// 全国首次青年航海医学工作者学术会议. 中华医学会，46-49.

赵尔宓,1998. 中国动物志:爬行纲,第三卷,有鳞目蛇亚目[M]. 北京:科学出版社.

赵瑞生,严文钰,1983. 某些鱼类引起的中毒[J]. 国外医学(卫生学分册),(2):18-22.

赵肃清,张焜,方岩雄,等,2006. 雪卡毒素中毒的现状及检测分析概况[J]. 南方水产,2(2):68-70.

赵云,李东哲,2014. 海洋动物图鉴[M]. 长春:吉林科学技术出版社,232.

郑小东,2013. 中国水生贝类图谱[M]. 青岛:青岛出版社.

中国动物主题数据库. http://www.zoology.csdb.cn.

中国科学院中国动物志委员会,2016a. 中国动物志:棘皮动物门,海参纲[M]. 北京:科学出版社.

中国科学院中国动物志委员会,2016b. 中国动物志:腔肠动物门,珊瑚虫纲,石珊瑚目,造礁石珊瑚[M]. 北京:科学出版社.

中国科学院中国动物志委员会,1988. 中国动物志:软体动物门,头足纲[M]. 北京:科学出版社.

中国科学院中国动物志委员会,2002a. 中国动物志:无脊椎动物,刺胞动物门,水螅虫纲,管水母亚纲,钵水母纲[M]. 北京:科学出版社.

中国科学院中国动物志委员会,2002b. 中国动物志:无脊椎动物,节肢动物门,甲壳动物亚门,短尾次目,海洋低等蟹类[M]. 北京:科学出版社.

中国科学院中国动物志委员会,2010. 中国动物志:硬骨鱼纲,鳗鲡目,背棘鱼目[M]. 北京:科学出版社.

中国科学院中国动物志委员会,2001a. 中国动物志:硬骨鱼纲,鲟形目,海鲢目,鲱形目,鼠鱚目[M]. 北京:科学出版社.

中国科学院中国动物志委员会,2011. 中国动物志:硬骨鱼纲,银汉鱼目,鳉形目,颌针鱼目,蛇鳚目,鳕形目[M]. 北京:科学出版社.

中国科学院中国动物志委员会,2006. 中国动物志:硬骨鱼纲,鲉形目[M]. 北京:科学出版社.

中国科学院中国动物志委员会,2001b. 中国动物志:圆口纲,软骨鱼纲[M]. 北京:科学出版社.

钟文,谢国乾,曾国强,2008. 南海海域落水人员继发海洋生物伤害的分析[J]. 中华航海医学与高气压医学杂志,15(3):175-177.

自然爱好者社区. http://www.inaturalist.org.

ARNOTT, G H,1998. Toxic marine microalgae: a worldwide problem with major implication for seafood safety[J]. Advancing Food Safety, 1(4):24-34.

BLANCO J, ACOSTA C P, PUENTE M B, 2002. Depuration and anatomical distribution of the amnesic shellfish poisoning (ASP) toxin domoic acid in the king scallop *Pecten maximus*[J]. Aquatic Toxicology. 60(1-2):111-121.

CHAERUN S K, TAZAKI K, ASADA R, et al. ,2004. Bioremediation of coastal areas 5 years after the Nakhodka oil spill in the Sea of Japan: isolation and characterization of hydrocarbon-degrading bacteria[J]. Environment International, 30:911-922.

FENNER P,2005. Venomous jellyfish of the world[J]. South Pacific Underwater Medicine Society Journal, 35 (3):131.

FENNER P,2004. Venomous marine animals[J]. South Pacific Underwater Medicine Society Journal, 34.

HALSTEAD B W,1970. Poisonous and venous marine animals of the world[M]. Washington:Government Publishing Office.

JENSEN P R, DWIGHT R, FENIEAL W,1991. Distribution of actinomyeetes in near-shore tropical marine sediments[J]. Applied and Environmental Microbiology, 57:1102-1108.

JONG E C,2016. Fish and shellfish poisoning: toxic syndromes[EB/OL]// Sanford C A,Pottinger P S,Jong E C.

Travel and tropical medicine manual(fifth edition). Washington:Elsevier,451-456.

KELLMANNR, NEILANB,2007. Biochemical characterization of paralytic shellfish toxin biosynthesis in vitro[J]. Journal of Phycology, 43(3): 497-508.

KITA-TSUKAMOTO K, OYAIZU H, NANBA K, et al. ,1993. Phylogenetic relationships of marine bacteria, mainly members of the family Vibrionaceae, determined on the basis of 16S rRNA sequences[J]. International Journal of Systematic and Evolutionary Microbiology, 43: 8-19.

NOONBURG G E,2005. Management of extremity trauma and related infections occurring in the aquatic environment[J]. Journal of the American Academy of Orthopaedic Surgeons, 13: 243-253.

PERCZ C M, VASQUEZ P A, PERRET C F,2001. Treatment of ciguatera poisoning with gabapentin[J]. New England Journal of Medicine, 344: 692-693.

POTTIER I, VERNOUX J P, LEWIS R J,2001. Ciguatera fish poisoning in the Caribbean islands and Western Atlantic[J]. Reviews of Environmental of Contamination Toxicology, 168: 99-141.

QUOD J P, TURQUET J,1996. Ciguatera in Reunion Island(SW Indian Ocean):Epidemiology and clinical patterns[J]. Toxicon, 34(7): 779-785.

RUSSELL F E,1965. Marine Toxins and Venomous and Poisonous Marine Animals[M]. Advances in Marine Biology, Academic Press: 3, 255-384.

RUSSELL F E,1984. Marine Toxins and Venomous and Poisonous Marine Plants and Animals (invertebrates) [M]. Advances in Marine Biology, Academic Press, 21: 59-217.

SCHNORF H, TAURARII M, CUNDY T,2002. Ciguatera fish poisoning: A double-blind randomized trial of mannitol therapy[J]. Neurology, 58 (6): 873-880.

SOUTHCOTT R V,1977. Australian venomous and poisonous fishes[J]. Clinical Toxicology, 10(3): 291-325.

TU A T,1974. Sea Snake Investigation in the Gulf of Thailand[J]. Journal of Herpetology, 8(3): 201-210.

UNDERWOOD G,1979. Classification and distribution of venomous snakes in the world[M]. Snake venoms. Berlin, Heidelberg: Springer Berlin Heidelberg: 15-40.